T0091909

Erfolgskonzepte Zahnarztpraxis & Management

EBOOK INSIDE

Die Zugangsinformationen zum eBook inside finden Sie
am Ende des Buchs.

Erfolgs-Konzepte für Ihre Zahnarztpraxis
Als Zahnarzt sind Sie auch Führungskraft und Manager: Teamführung, Qualitätsmanagement, Abrechnungsfragen, Erfüllung gesetzlicher Vorgaben, patientengerechtes Leistungsspektrum, effiziente Abläufe, leistungsgerechte Kostensteuerung …

Zusätzliche Kompetenzen sind entscheidend für Ihren Erfolg.

Agieren statt reagieren

Gestalten Sie zielgerichtet die Zukunft Ihres Unternehmens - als Organisator, Stratege und Vermarkter.

Weitere Bände in dieser Reihe: http://www.springernature.com/series/8782

Thomas Sander
Michal-Constanze Müller
Hrsg.

Meine Zahnarztpraxis – Ökonomie

Finanz-, Liquiditäts- und Investitionsplanung,
Honorare, Steuern, Gewinn

2., vollständig aktualisierte und erweiterte Auflage

Mit 40 Abbildungen und 39 Tabellen

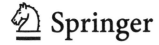 Springer

Herausgeber
Thomas Sander
OE 7705 Praxisökonomie
Medizinische Hochschule Hannover
Hannover, Deutschland

Michal-Constanze Müller
Zahnarztpraxis Dr. Müller
Hannover, Deutschland

Erfolgskonzepte Zahnarztpraxis & Management
ISBN 978-3-662-54560-7   ISBN 978-3-662-54561-4 (eBook)
https://doi.org/10.1007/978-3-662-54561-4

Die Deutsche Nationalbibliothek verzeichnet diese Publikation in der Deutschen National-bibliografie; detaillierte bibliografische Daten sind im Internet über ▶ http://dnb.d-nb.de abrufbar.

Springer
© Springer-Verlag GmbH Deutschland 2012, 2018
Das Werk einschließlich aller seiner Teile ist urheberrechtlich geschützt. Jede Verwertung, die nicht ausdrücklich vom Urheberrechtsgesetz zugelassen ist, bedarf der vorherigen Zustimmung des Verlags. Das gilt insbesondere für Vervielfältigungen, Bearbeitungen, Übersetzungen, Mikroverfilmungen und die Einspeicherung und Verarbeitung in elektronischen Systemen.
Die Wiedergabe von Gebrauchsnamen, Handelsnamen, Warenbezeichnungen usw. in diesem Werk berechtigt auch ohne besondere Kennzeichnung nicht zu der Annahme, dass solche Namen im Sinne der Warenzeichen- und Markenschutz-Gesetzgebung als frei zu betrachten wären und daher von jedermann benutzt werden dürften.
Der Verlag, die Autoren und die Herausgeber gehen davon aus, dass die Angaben und Informationen in diesem Werk zum Zeitpunkt der Veröffentlichung vollständig und korrekt sind. Weder der Verlag noch die Autoren oder die Herausgeber übernehmen, ausdrücklich oder implizit, Gewähr für den Inhalt des Werkes, etwaige Fehler oder Äußerungen. Der Verlag bleibt im Hinblick auf geografische Zuordnungen und Gebietsbezeichnungen in veröffentlichten Karten und Institutionsadressen neutral.

Umschlaggestaltung: deblik Berlin
Fotonachweis Umschlag: © alimyakubov/de.fotolia.com, ID: 84397150

Gedruckt auf säurefreiem und chlorfrei gebleichtem Papier

Springer ist ein Imprint der eingetragenen Gesellschaft Springer-Verlag GmbH Deutschland und ist Teil von Springer Nature
Die Anschrift der Gesellschaft ist: Heidelberger Platz 3, 14197 Berlin, Germany

Vorwort zur 1. Auflage

Neben der fachlichen Qualität wird im zahnärztlichen Berufsalltag auch eine betriebswirtschaftliche Orientierung zunehmend bedeutsam. Mit unserem zweiten Buch der Reihe „Meine Zahnarztpraxis" möchten wir Praxisgründern und -entwicklern dabei helfen, das notwendige Wissen zu erlangen, um auch diese Anforderung professionell meistern zu können. Dabei ist uns besonders wichtig, dass der Leser sein unternehmerisches Vorhaben im Vorfeld intensiv reflektiert und dann die notwendigen Schritte selbstbewusst und mit dem nötigen Grundwissen verantwortungsvoll angeht.

Auch wenn Zahnärzte häufig eher geringe ökonomische Kenntnisse und Neigungen haben, tragen sie als Praxisinhaber unweigerlich immer die volle betriebswirtschaftliche Verantwortung für ihr Unternehmen. Ein eventuelles betriebswirtschaftliches Nicht-Wissen schützt hierbei nicht vor dem „Verantworten-Müssen" der eigenen Entscheidungen und ihrer Folgen.

Nach unserer Auffassung braucht ein Zahnarzt dabei allerdings nicht alles zum Thema „Betriebswirtschaft in der Praxis" im Detail zu wissen und zu verstehen. Deshalb soll dieses Buch nicht nur zielgerichtet das aus unserer Sicht notwendige Wissen vermitteln, sondern insbesondere das Problembewusstsein zur Thematik vertiefen und dabei auch die Grenzen aufzeigen, ab denen die Einbindung von Fachleuten sinnvoll ist. Wesentlich ist, dass der Zahnarzt genügend Kompetenz erlangt, um mit Banken, Steuerberatern und anderen Geschäftspartnern und Beratern auf Augenhöhe zu kommunizieren. Dies ist auch wichtig zum Schutz und Erhalt der Handlungs- und Entscheidungsautonomie der zahnärztlichen Profession. Diese gerät sonst aus Sicht der

Autoren immer mehr in Gefahr, sich zu sehr in Abhängigkeit von externen, nicht zahnmedizinischen betriebswirtschaftlichen Leistungsanbietern, wie z. B. Controllern oder Beratungsnetzwerken der Dentaldepots, zu begeben. Externe Ratschläge und Empfehlungen können eine wichtige Unterstützung sein – sie ersetzen aber niemals die verantwortungsvolle Entscheidung durch den Zahnarzt und Unternehmer selbst.

Dieses Buch ist „aus der Praxis für die Praxis" geschrieben. Das bedeutet, dass sämtliche Kapitel aus dem praktischen Diskurs mit zahnärztlichen Unternehmern und deren Expertise sowie insbesondere auch den eigenen Erfahrungen beider Autoren in Unternehmensaufbau, -führung und -entwicklung entstanden sind.

Bei der Erarbeitung hat uns – wie schon beim ersten Buch „Meine Zahnarztpraxis – Marketing" – Frau Bettina Arndt als Lektorin in unentbehrlicher Weise geholfen. Sie hat den Text mit großem Interesse, vielen Anregungen und größtmöglicher Sorgfalt zu dem gemacht, wie er jetzt vorliegt. Frau Kerstin Barton hat uns von der Planung bis zur Realisierung dieses Buchprojekts sehr engagiert begleitet und kompetent unterstützt. Beiden sei an dieser Stelle ganz herzlich gedankt.

Wir wünschen den Lesern bei der Lektüre dieses Buches und auch beim gelegentlichen Nachschlagen oder Lernen viel Erfolg im Hinblick auf die positive Entwicklung der eigenen Praxis.

Prof. Dr. Thomas Sander
Dr. Michal-Constanze Müller
Hannover, im Januar 2012

Vorwort zur 2. Auflage

Im Vorwort der ersten Auflage haben wir geschrieben, dass dieses Buch „aus der Praxis für die Praxis" entstanden ist, also dass sämtliche Kapitel aus dem praktischen Diskurs mit zahnärztlichen Unternehmern und deren Expertise sowie insbesondere auch den eigenen Erfahrungen beider Autoren in Unternehmensaufbau, -führung und -entwicklung entstanden sind.

Die Überarbeitung des Buches für die 2. Auflage stand ganz in diesem Zeichen – und es gab in den letzten Jahren wieder vielfältige neue Impulse, die hierbei umfänglich Eingang in das Buch gefunden haben.

So ist zum Beispiel die Entscheidung, ► Kap. 4 um das neue Unterkapitel „Technische Planung" intensiv zu erweitern, aufbauend auf die aktuellen Entwicklungen und Anforderungen in diesem Bereich aus der persönlichen Erfahrung der Autoren gefallen. Besonderer Dank gilt an dieser Stelle dem Elektrotechniker und Spezialisten für Sicherheits- und Steuerungstechnik, Herrn Hakan Meyvahos, den Dental-Servicetechnikern Herrn Andreas Bartel, Herrn Gerhard Eisele und Herrn Andreas Taeger sowie dem IT-Techniker Herrn Bernd Roessler für ihre ausführlichen Erläuterungen und die zahlreichen guten praktischen technischen Anregungen, die umfangreich Eingang in dieses Kapitel gefunden haben.

Auch das ► Kap. 7 wurde aufgrund der steigenden Relevanz der Thematik noch einmal umfangreich erweitert um den Bereich rechtlich vorgeschriebener Prüfungen und deren inzwischen nicht mehr unerheblichen unter „Sonstiges" zu subsumierenden Kosten erweitert. Ebenfalls wurde der kritische Diskurs zu diesem Thema noch einmal weiter vertieft.

Zusätzlich zu der von den Autoren entwickelten Exceldatei für die Erstellung der Finanzplanung einer Praxis enthält die neue Auflage des Buches nun auch noch eine für die Projektentwicklung speziell entwickelte EDV-gestützte Planungsmatrix, mit deren Hilfe ein Gründungs-/ Umbau- oder Entwicklungsvorhaben in Form von Meilensteinen und Zeiträumen übersichtlich strukturiert geplant werden kann.

Bei der Überarbeitung des Buches zur 2. Auflage haben uns wieder Frau Kerstin Barton und Herr Hinrich Kuester in bewährter Weise sehr engagiert begleitet und kompetent unterstützt. Beiden sei an dieser Stelle wiederum ganz herzlich für die erneute und gute Zusammenarbeit gedankt.

Wir wünschen den Lesern bei der Lektüre dieses Buches und auch beim gelegentlichen Nachschlagen oder Lernen viel Erfolg im Hinblick auf die positive Entwicklung der eigenen Praxis.

Prof. Dr. Thomas Sander
Dr. Michal-Constanze Müller
Hannover, im September 2017

Inhaltsverzeichnis

1	**Einleitung**	1
	Thomas Sander und Michal-Constanze Müller	
2	**Selbstständigkeit und Praxisentwicklung – die Entscheidung**	5
	Thomas Sander und Michal-Constanze Müller	
2.1	**Sich selbst finden – was will ich?**	6
2.2	**Existenzgründung – Chancen und Risiken der Selbstständigkeit**	9
2.3	**Bin ich ein Unternehmertyp?**	11
2.3.1	Es muss passen – Welche Eigenschaften sind für einen Unternehmer wichtig?	11
2.3.2	Unternehmeralltag kennen (lernen)	13
2.3.3	Das eigene Unternehmerprofil	13
2.4	**Alternativen zur Selbstständigkeit für Zahnärzte**	14
2.5	**Allein oder gemeinsam?**	16
2.6	**Der Entwicklungszahnarzt**	16
2.7	**Zusammenfassung**	18
3	**Unternehmer sein – was ist wichtig zu wissen?**	21
	Thomas Sander und Michal-Constanze Müller	
3.1	**Die Praxis als Teil der Gesellschaft**	23
3.1.1	Rechtsordnung kennen und mit ihr leben	23
3.1.2	Verantwortung übernehmen	26
3.1.3	Professionelle Selbstverantwortung wahrnehmen	28
3.2	**Verträge abschließen und einhalten**	28
3.2.1	Rechtsgeschäftlich tätig werden	28
3.2.2	Wirksamkeit von Rechtsgeschäften und Verträgen	28
3.2.3	Haftung aufgrund vertraglicher Verbindlichkeiten	30
3.2.4	Verträge, die Sie als einzelner Unternehmer mit Geschäftspartnern schließen	32
3.2.5	Vertragsentwurf – ein Vertrag entsteht	33
3.2.6	Vertragsverhandlungen führen	36
3.2.7	Von der Sicherheit, Dynamik und Haltbarkeit von Verträgen	39
3.2.8	Der Streitfall: Verbindlichkeiten einfordern – Forderungen abwehren	40
3.3	**Gemeinsam etwas unternehmen**	42
3.3.1	Eine Gesellschaft gründen	42
3.3.2	Rechte und Pflichten der Gesellschafter	43
3.3.3	Vertragsfreiheit und ihre Grenzen	45
3.3.4	Kommunikation zwischen Vertragspartnern	45
3.3.5	Vorsicht Falle: Scheinselbstständigkeit	46
3.3.6	Risiken einer gemeinsamen Unternehmung	47
3.3.7	Auflösung eines gemeinsamen Unternehmens	48
3.4	**Risikoabsicherung privat und beruflich**	48
3.4.1	Möglichkeiten und Grenzen von Versicherungen	48
3.4.2	Handlungsfähigkeit des Unternehmens sichern	49
3.4.3	Persönliche Vorsorge	49
3.4.4	Familiäre Vorsorge	50

3.4.5   Absicherung der betrieblichen Vermögenswerte 50
3.4.6   Unabhängigkeit des Vermögenswertes Ihres Unternehmens sichern 50
3.5   **Fachliche Unterstützung für Unternehmer** 51
3.5.1   Eigene fachliche Grundorientierung 51
3.5.2   Persönliches Beraternetzwerk und Umgang mit Beratungen 52
3.5.3   Coaching/Begleitung – Erfahrung anderer Unternehmer nutzen 52
3.5.4   Die richtigen Leute finden und was sie kosten (dürfen) 52
3.6   **Selbstständiger Zahnarzt in Deutschland** 54

4   **Praxis (neu) planen – Von der Idee zum Konzept** 57
        Thomas Sander und Michal-Constanze Müller
4.1   **Ökonomische Rahmenbedingungen** 59
4.2   **Geschäftsidee entwickeln** 64
4.2.1   Alleinstellungsmerkmal (USP) 65
4.2.2   Positionierung und Spezialisierung 65
4.3   **Kooperationen und deren Rechtsformen** 66
4.3.1   Vor- und Nachteile von Kooperationen 66
4.3.2   Kooperationsformen 67
4.3.3   Vorgespräche und Vertrag 69
4.4   **Standort** 70
4.5   **Mietobjekt oder Kauf – die Entscheidung** 70
4.6   **Raumplanung** 71
4.6.1   Raumaufteilung 71
4.6.2   Design 73
4.7   **Technische Planung** 75
4.7.1   Erforderliches Unternehmerwissen 75
4.7.2   Rechtliche Rahmenbedingungen 79
4.7.3   Ganzzeitliche vorausschauende Leitungsplanung 80
4.7.4   Elektrische Versorgungsleitungen 81
4.7.5   Leitungen für Telefon und IT 83
4.7.6   Klingelanlage und Hausrufsysteme 85
4.7.7   Automatisierungs- und Steuerungstechnik 85
4.7.8   Sicherheitstechnik 86
4.7.9   Wasser, Abwasser und Absauganlage 88
4.7.10 Druckluft/Kompressor 89
4.7.11 Technikraum 90
4.7.12 Lüftung/Klimatisierung 90
4.7.13 Dentalgeräte 91
4.7.14 EDV Anlage 92
4.7.15 Konzepte technischer Betriebssicherheit 92
4.8   **Praxiskonzept** 94
4.9   **Corporate Identity** 95
4.10   **Finanzplanung Praxis** 96
4.10.1 Einführung 96
4.10.2 Begriffe 96
4.10.3 Der große Irrtum von der Absetzbarkeit 100
4.10.4 Finanzplanung für die neue Praxis 100
4.10.5 Darlehen und Kredite 109

4.10.6 Vorsicht vor der Steuer.. 112
4.10.7 Besonderheiten von KFO und MKG 113
4.10.8 Investitionsplanung und Wirtschaftlichkeit für die etablierte Praxis................................ 114
4.11 **Persönliche Finanzziele definieren**... 116
4.12 **Businessplan**.. 118
4.13 **Erfolgsaussichten** 119

5 **Die Planung umsetzen – Vom Konzept zum Objekt**.................................... 123
Thomas Sander und Michal-Constanze Müller
5.1 **Meilensteine und Projektplanungsmatrix**.. 125
5.2 **Geeignete Partner suchen** 125
5.2.1 Existenzgründungs- bzw. Praxisberater 125
5.2.2 Steuerberater 131
5.2.3 Anwalt 132
5.2.4 Architekt 132
5.2.5 Marketingberater und Mediengestalter.. 134
5.2.6 Depot.. 134
5.2.7 Bank 135
5.2.8 Fördermittel.. 136
5.2.9 Einzelne Gewerke oder ein Generalunternehmer für alles?... 136
5.2.10 Bauplanung und Bau-„Controlling" – die wichtigsten Punkte.. 137
5.2.11 Personalaquisition 138
5.3 **Preise und Preisverhandlungen**.. 140
5.3.1 Beratungskosten 140
5.3.2 Material- und Gerätekosten.. 140
5.3.3 Baupreise.. 141
5.3.4 Mietpreise 142
5.4 **Praxiswert und seine Ermittlung** 142
5.4.1 Goodwill und materieller Wert 142
5.4.2 Unternehmensbewertung... 142
5.4.3 Praxisbewertung speziell Bereich Medizin.. 144
5.5 **Unternehmensanmeldungen** 150
5.6 **Konkretisierung Business- und Zeitplan** 151
5.6.1 Systematische Projektplanung.. 151
5.6.2 Konkretisierung des Businessplans... 151

6 **Die Betriebswirtschaftslehre in der Zahnarztpraxis** 153
Thomas Sander und Michal-Constanze Müller
6.1 **Erlöse, Umsätze, Kosten und Gewinn** 154
6.2 **Einnahmen und Ausgaben**.. 155
6.3 **Betriebswirtschaftliche Auswertung (BWA)**.. 155
6.4 **Abschreibungen**... 156
6.5 **Anmerkung zu Wirtschaftlichkeit und Effizienz** 158
6.6 **Controlling** 159
6.6.1 Controlling für die kleine Praxis 161
6.6.2 Vertieftes Controlling 162

6.7   Der Zahlungsfluss in der Zahnarztpraxis 167
6.7.1   Preiselastizität 168
6.7.2   Synergiepotenziale 171

7   Qualitätsmanagement und Wirtschaftlichkeit.................................... 173
Thomas Sander und Michal-Constanze Müller
7.1   **Geschichte**.. 174
7.2   **Grundgedanken**.. 174
7.3   **Wichtige Begriffe**.. 176
7.4   **Qualitätsmanagement in der Medizin** 176
7.4.1   Qualitätsmanagementsysteme 178
7.5   **Kritische Diskussion** 179
7.5.1   Was QM leistet und was es nicht leisten kann... 179
7.5.2   QM und die gesetzlich vorgeschriebenen Prüfungen 181
7.5.3   Probleme und Unklarheiten mit Prüfungen und Protokollen 184
7.5.4   Kosten... 185

8   Die steuerliche Gestaltung der Praxis.. 187
Carsten Summa
8.1   **Einleitung** 188
8.2   **Der Beginn der Selbstständigkeit** 188
8.3   **Grundsätze der Buchführung** 188
8.3.1   Betriebseinnahmen... 189
8.3.2   Betriebsausgaben.. 189
8.4   **Steuerliche Gestaltung**.. 192
8.4.1   Einkommensteuer 192
8.4.2   Lohnsteuer.. 192
8.4.3   Sozialversicherung 193
8.4.4   Umsatzsteuer 193
8.4.5   Gewerbesteuer 194
8.5   **Was ist steuerlich zu beachten?** 194
8.5.1   Bei Praxisgründung... 194
8.5.2   Bei Praxisverkauf.. 195

9   Marketing – die Praxis zum Erfolg führen 197
Thomas Sander und Michal-Constanze Müller
9.1   **Begriffsbestimmung**.. 198
9.2   **Die acht Grundpfeiler des zahnärztlichen Marketings** 199
9.2.1   Emotionen – Patientensicht einnehmen und positionieren........................ 199
9.2.2   Marktführerschaft – der Beste sein und die Nr. 1 werden.......................... 200
9.2.3   Beständigkeit – konsequent handeln und nicht nachahmen 201
9.2.4   Systemwechsel – anders sein und Systemwechsel einleiten........................ 202
9.2.5   Geduld haben und Geld ausgeben – Erfolg kann nicht erknausert werden ... 202
9.2.6   Authentizität – ehrlich sein und Schwächen zum Vorteil machen 203
9.2.7   Zahlengefahr – Controlling richtig machen und Zahlen vergessen.............. 204
9.2.8   Augen auf! Vorsicht vor Prognosen... 204

9.3 **Das Marketingkonzept** 205
9.3.1 Aufgabenstellung 205
9.3.2 Ausgangssituation 206
9.3.3 Konzeptgrundlagen 206
9.3.4 Praxispositionierung 207
9.3.5 Aktuelles 208
9.3.6 Weiteres Vorgehen 208
9.3.7 Werbekonzept 208
9.4 **Empfehlungsmarketing und Patientenbindung** 209
9.5 **Die besondere Bedeutung der Website** 210
9.6 **Werbekonzept** 213
9.7 **Erfolgsmessung (Werbe-Controlling)** 214
9.8 **Besonderheiten des Zuweisermarketings** 216
9.9 **Soziale Netzwerke** 216

10 **Berechnungstabellen und Checklisten** 217
Thomas Sander und Michal-Constanze Müller
10.1 **Berechnungstabellen** 218
10.1.1 Berechnung der Gleichheit von Tilgungsdarlehen und Annuitätendarlehen 218
10.2 **Checklisten und Annuitätentabelle** 220
10.2.1 Honorarplanung (◘ Tab. 10.4) 220
10.2.2 Planung des Honorarumsatzes (◘ Abb. 10.1) 220
10.2.3 Investitionskosten für eine Zahnarztpraxis 222
10.2.4 Investitionsplanung (◘ Tab. 10.6) 223
10.2.5 Planung: private Ausgaben (◘ Tab. 10.7) 224
10.2.6 Typische Praxiskosten und -erlöse einer KFO-Einzelpraxis (◘ Tab. 10.8) 225
10.2.7 Praxiskosten für verschieden große Praxen (◘ Abb. 10.2) 225
10.2.8 Annuitätentabelle (◘ Abb. 10.3) 225

Serviceteil 229
Glossar 230
Literatur 233
Stichwortverzeichnis 235

Über die Herausgeber

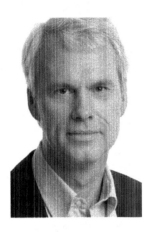

Thomas Sander

Thomas Sander ist Professor für Infrastrukturökonomie. Er hat Ingenieurwissenschaften studiert und beschäftigt sich seit 1990 mit praktischen Fragen der wirtschaftlichen Optimierung infrastruktureller Einrichtungen. 1999 erhielt er den Ruf an die Fachhochschule Hannover, wo er seine wissenschaftlichen Arbeiten zum Thema Infrastrukturökonomie intensivieren konnte.

Seit 2001 beschäftigt sich Professor Sander auch mit Fragen der Ökonomie von Arzt- und Zahnarztpraxen. Im Auftrag der Zahnärztekammer Schleswig-Holstein hat er an der Entwicklung eines der ersten Qualitätsmanagementsysteme für Zahnarztpraxen mitgewirkt. Seine Erfahrungen konnte er seitdem in zahlreichen Vorträgen und Workshops für Ärzte und Zahnärzte weitergeben und in der Auseinandersetzung mit den Praxen erweitern.

2005 wechselte Professor Sander an die Medizinische Hochschule Hannover (MHH), wo er neben projektbezogenen Tätigkeiten für die MHH das Lehrgebiet Praxisökonomie aufbaute. Die Schwerpunkte seiner Forschungsaktivitäten liegen im Bereich des Praxismarketings und der Praxiswertermittlung für Zahnärzte.

Bereits 1997 gründete Professor Sander die Sander Concept GmbH, die Praxen in ganz Deutschland in allen Fragen der Praxisökonomie betreut. Themenschwerpunkte sind:
- Marketing für Zahnarztpraxen
- Internetauftritte, SEO und SMM
- Praxisfilme
- Logos, Flyer, Broschüren etc.
- Existenzgründungsberatung
- Abgabestrategien
- Praxiswertermittlung

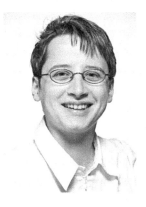

Dr. med. dent. Michal-Constanze Müller, M.A.

Michal-Constanze Müller ist niedergelassene Zahnärztin in einer allgemeinzahnärztlich ausgerichteten Praxis in Hannover. Sie studierte von 1995–2001 Zahnmedizin an der Medizinischen Hochschule Hannover. Nach ihrer zahnärztlichen Approbation im Jahr 2001 erfolgte 2003 die Promotion zur Dr. med. dent. Zahnärztlich tätig ist Frau Dr. Müller seit 2002. Ihre Niederlassung folgte in 2004.

Von 2007–2009 hat sie berufsbegleitend das Masterstudium „Integrierte Zahnheilkunde – Wissensentwicklung und Qualitätsförderung in der Zahnmedizin" an der Akademie für zahnärztliche Fortbildung Karlsruhe und an der Universität Magdeburg absolviert und mit dem Master of Arts „Integrated Practice in Dentistry" abgeschlossen. Von 2015–2017 hat sich Frau Dr. Müller, ebenfalls berufsbegleitend, zur Fachkraft für Friedensarbeit entsprechend der Standards der Aktionsgemeinschaft Dienst für den Frieden (AGDF) qualifiziert.

Neben ihrer zahnärztlichen Tätigkeit ist Frau Dr. Müller in freier Mitarbeit tätig an der Medizinischen Hochschule in Hannover: Sie wirkt mit bei der Studierendenausbildung und Betreuung und Gestaltung von Forschungsprojekten in den Abteilungen Neuroanatomie/Zahnmedizinische Anatomie (Prof. Dr. C. Grothe) sowie Praxisökonomie (Prof. Dr. Th. Sander). In ihrer Praxis hospitieren zudem regelmäßig Zahnmedizinstudierende aus den klinischen Fachsemestern.

Autorenverzeichnis

Thomas Sander
Prof. Dr.-Ing.
Hannover, Deutschland
sander.thomas@sander-concept.de

Carsten (StB) Summa
Geestland, Deutschland
mail@stb-summa.de

Michal-Constanze Müller
Dr. med. dent
Hannover, Deutschland
drmichalmueller@web.de

Einleitung

Thomas Sander und Michal-Constanze Müller

© Springer-Verlag GmbH Deutschland 2018
T. Sander, M.-C. Müller (Hrsg.), *Meine Zahnarztpraxis – Ökonomie*, Erfolgskonzepte Zahnarztpraxis &
Management, https://doi.org/10.1007/978-3-662-54561-4_1

1

Das vorliegende Buch richtet sich an Zahnärzte, die ihre Existenzgründung planen oder schon begonnen haben, und gleichermaßen an bereits niedergelassene Zahnärzte, die sich mit den Grundlagen der Betriebswirtschaftslehre (BWL) der Praxis auseinandersetzen oder die Praxis neu aufstellen und sie weiterentwickeln wollen. Weiterhin werden die persönlichen Voraussetzungen für den Schritt in die Selbstständigkeit oder die Praxisentwicklung diskutiert und die rechtlichen Voraussetzungen um die Praxisgründung sowie den Praxisbetrieb erörtert.

Im ersten Buch der Reihe „Meine Zahnarztpraxis" haben wir uns mit dem aktuellen Wissensstand zum Thema „Zahnärztliches Marketing" beschäftigt (Sander und Müller 2011, 2. Auflage 2017). Dieser Punkt wird auch in diesem Buch aufgegriffen und aus der rein praktischen Sicht beleuchtet: Was muss der Praxisinhaber konkret im Zusammenhang mit Marketing beachten und tun, um die Wirtschaftlichkeit seiner Praxis positiv zu entwickeln bzw. weiter zu entwickeln?

Beim Schreiben des Buches haben wir die Inhalte so aufbereitet, dass sie von einem Zahnarzt ohne Kenntnis der rechtlichen und betriebswirtschaftlichen Grundlagen verstanden werden können. Es wird ein Programm vorgestellt, mit dem sämtliche Gründungs- und Entwicklungsvorhaben betriebswirtschaftlich begleitet werden können. Mit diesem Programm haben beide Autoren langjährige Erfahrungen beim Schulen von Studierenden, von Assistenzärzten vor der Niederlassung und von „alten Hasen", die ihre Praxis neu positionieren wollen.

Diese Erfahrungen haben auch zur Grenzziehung geführt, was der Zahnarzt betriebswirtschaftlich selbst wissen bzw. können und ab wann er einen Experten zu Rate ziehen sollte. Wir haben die Inhalte entsprechend nicht überladen und ab einem gewissen Punkt auf weitergehende Literatur bzw. auf Fachleute verwiesen. Aus unseren Lehr- und Praxiserfahrungen wissen wir, dass der Stoff gut vermittelbar ist.

Neben den rechtlichen Fragen, dem Marketing und den Zahlen der Praxis haben wir uns mit den notwendigen Fragestellungen vor und während der Gründung auseinandergesetzt: Fragen, die ein Zahnarzt an sich selbst richten sollte, aber auch Fragen, die von anderen zu beantworten sind. Hier stellt das Buch einen Leitfaden dar, um die richtigen Fragen und Ansprechpartner zu finden. Weiterhin wird beleuchtet, in welchem rechtlichen und unternehmerischen Umfeld sich eine Zahnarztpraxis in Deutschland bewegt. Wir geben Hinweise zur konkreten Projektplanung und -durchführung bis hin zum richtigen Einsatz des Controllings für die Praxis. Beim Lesen des Buches werden Sie begleitet von Lena und Tom.

Lena und Tom

Lena ist eine junge Zahnärztin, die gerade die Hälfte ihrer Assistenzzeit hinter sich hat. Sie plant sich in der Stadt, in der sie jetzt lebt, niederzulassen. Lena ist Existenzgründerin.
Tom ist 45 Jahre alt und bereits selbstständig. Er ist allerdings mit seiner jetzigen Situation nicht zufrieden und möchte sich daher verändern. Tom ist ein Praxisentwickler.

Anhand der individuellen Situationen beider und ihrer Erfahrungen und denen ihrer Kollegen werden manche Zusammenhänge für den Leser konkreter fassbar.

Der Bedarf an zahnmedizinischer Versorgung wird weiter wachsen (Reich 2010), wobei sich der Trend zum Erhalt der Zähne fortsetzen wird. In Verbindung mit der demografischen Entwicklung steigt auch der Bedarf zur Vernetzung mit anderen medizinischen Fachdisziplinen. Insgesamt

» … müssen Praxisgründungen und -übernahmen in Zukunft stärker auf die betriebswirtschaftliche Situation abgestimmt werden. Auch müssen die betriebswirtschaftlichen Steuerungsmöglichkeiten von Praxisinhabern stärker genutzt werden. Eine schon deutlich zu beobachtende Tendenz sind die vielfältigen Kooperationsmöglichkeiten für Zahnärzte. (Reich 2010)

Auch in diesem Sinne versteht sich das vorliegende Buch:

> ❯ Den Praxisgründer bzw.
> Praxisentwickler betriebswirtschaftlich
> in notwendigem Maß auszubilden und
> zu unterstützen mit dem Versuch einer
> klaren Grenzziehung, ab welchem Punkt
> Fachleute hinzugezogen werden
> sollten.

Selbstständigkeit und Praxisentwicklung – die Entscheidung

Thomas Sander und Michal-Constanze Müller

2.1   Sich selbst finden – was will ich? – 6

2.2   Existenzgründung – Chancen und Risiken der Selbstständigkeit – 9

2.3   Bin ich ein Unternehmertyp? – 11
2.3.1   Es muss passen – Welche Eigenschaften sind für einen Unternehmer wichtig? – 11
2.3.2   Unternehmeralltag kennen (lernen) – 13
2.3.3   Das eigene Unternehmerprofil – 13

2.4   Alternativen zur Selbstständigkeit für Zahnärzte – 14

2.5   Allein oder gemeinsam? – 16

2.6   Der Entwicklungszahnarzt – 16

2.7   Zusammenfassung – 18

© Springer-Verlag GmbH Deutschland 2018
T. Sander, M.-C. Müller (Hrsg.), *Meine Zahnarztpraxis – Ökonomie*, Erfolgskonzepte Zahnarztpraxis & Management, https://doi.org/10.1007/978-3-662-54561-4_2

2

2.1 Sich selbst finden – was will ich?

Bereits in der Vorphase einer eventuell geplanten Existenzgründung oder einer beruflichen Veränderung/Weiterentwicklung aus bereits bestehender Selbstständigkeit heraus ist es sehr wichtig, zunächst sich selbst bewusst und aktiv einem Selbsteinfühlungs- und Entscheidungsprozess zu widmen: Was genau möchte ich in meinem Leben privat und beruflich eigentlich in Zukunft verwirklichen?

» Wichtig ist zunächst, zu wissen, was man erreichen möchte, worauf es einem ankommt. Was sind meine Bedürfnisse? Auf welche Weise kann ich sie erfüllen? Das ist etwas anderes als zu wissen, was man nicht will. (Rechtsanwalt Klemeyer, in: Müller und Sander 2008)

Nur wenn Sie Klarheit darüber haben, was Ihnen wichtig ist und was Sie für sich persönlich brauchen, damit es Ihnen gut geht, können Sie Ihr Vorhaben wirklich stimmig für Sie selbst gestalten.

Wir halten diesen Selbstfindungsprozess nach den Erfahrungen unserer Arbeit im Vorfeld eines Vorhabens wie Praxisgründung oder -entwicklung für essenziell. Daher möchten wir Sie gleich zu Beginn hierzu anregen und bitten, sich die erforderliche Zeit dafür zu nehmen.

Im Zahnmedizinstudium wird das zahnärztlich Fachliche vermittelt – die wichtige Phase einer Selbst-Findung für die berufliche Zukunft und alles, was damit zusammengehört, wird allerdings weder angeregt noch im erforderlichen Ausmaß unterstützt oder gar vermittelt. Eher wird durch die Art und Struktur der zahnärztlichen Ausbildung noch verstärkt, was Sie auch schon in Ihrer Schulzeit gelernt haben, nämlich auf Ihre eigenen Bedürfnisse, Wünsche und Vorstellungen eher keine Rücksicht zu nehmen, sondern sich dem bestehenden System so gut wie möglich anzupassen, wenig zu hinterfragen und äußeren Anforderungen und Empfehlungen zu folgen.

Wenn Sie aber mit Ihrer Entscheidung für Ihre berufliche Zukunft wirklich das erreichen wollen, was für Sie stimmig ist, mit dem Sie zufrieden oder noch besser: glücklich sind, ist es entscheidend, hierbei anders vorzugehen. Eben nicht einfach unhinterfragt das Nächstbeste oder Nächstliegende zu tun, sondern sich für diese Entscheidung genügend Raum und Zeit zu geben. Es geht darum, gerade hierbei nicht nur mit dem Kopf zu planen, sondern auch die Gefühle mit einzubeziehen, für sich zu klären, womit Sie sich wirklich wohlfühlen. Denn letztlich ist diese Selbst-Erkenntnis „Was bin ich, was möchte ich und was kann ich" das Fundament für alle weiteren Schritte. Sei es, dass Sie das erste Mal eine Existenz gründen möchten oder dass Sie eine umfängliche unternehmerische (Neu-)Ausrichtung Ihres bereits bestehenden Unternehmens planen.

❯ Was Sie auch tun und wie Sie entscheiden – es muss für Sie selbst stimmig sein.

Deutlich gewarnt sei davor, sich ausschließlich von Ratschlägen Ihnen bekannter Personen, z. B. Familie oder Freunde, leiten zu lassen. Oft raten diese, sich für „die Vernunft" zu entscheiden: es sei ohnehin die einzige Lösung, es folge einer Tradition in der Familie, oder der Trend gebe eine bestimmte Richtung vor, der man eben folgen müsse.

Möglicherweise finden Sie z. B. als Existenzgründer mit Hilfe dieser Selbstfindungsphase sogar heraus, dass Sie eigentlich doch gar nicht wirklich eine eigene Existenz aufbauen möchten oder zumindest zum jetzigen Zeitpunkt noch nicht, oder dass Sie vielleicht lieber zunächst einmal eine Weile als angestellter Zahnarzt arbeiten möchten. Vielleicht stellen Sie aber auch fest, dass dieser Schritt das einzig Richtige für Sie ist. Nehmen Sie sich in jedem Fall ganz bewusst Zeit für die Klärung dieser Frage.

Außerdem ist es entscheidend, dass Sie auch einen Überblick über die möglichen beruflichen Alternativen mit deren Vor- und Nachteilen bekommen, damit Sie wissen, welche Wahlmöglichkeiten Sie haben und was diese für Sie in der Praxis bedeuten.

Je besser Sie sich dabei selbst kennen und je klarer Sie wissen, was Sie möchten, desto stimmiger können Sie für sich selbst Entscheidungen treffen. Das ist notwendig, wenn Sie mit sich selbst auf Dauer im Einklang leben möchten. Wenn Sie z. B. neben dem ausgeprägten eigenen Bedürfnis nach Autonomie viel Freiheit in Ihren beruflichen und unternehmerischen Entscheidungen brauchen, kann es sein, dass Sie als angestellter Zahnarzt früher oder später in den Konflikt kommen mit dem Praxiskonzept, so wie Sie es entsprechend den Weisungen Ihres Arbeitgebers leben müssen. Vielleicht vertreten Sie ja ganz andere fachliche oder ethische Auffassungen dazu. Das kann schnell dazu führen, dass Sie sich mit einer Vielzahl von Dingen, die Sie im Alltag machen müssen, sehr unwohl fühlen, weil Sie hierbei nicht mehr mit sich verbunden bleiben können bei dem, was Sie tun. Wenn Sie frei so leben und entscheiden wollen, wie Sie es für richtig halten, wird für Sie wahrscheinlich eher eine eigene Existenz auf Dauer zu Zufriedenheit führen als der Status eines Angestellten.

Sind Ihnen Gemeinschaft und Unterstützung durch andere Menschen sehr wichtig, kann es sein, dass Sie sich dafür entscheiden, eher nicht allein, sondern lieber mit mehreren Kollegen zusammen zu arbeiten. Allerdings wäre dabei für Sie wieder zu berücksichtigen, dass damit auch Ihre alleinige Gestaltungsfreiheit als Unternehmer, beispielsweise durch den Zusammenschluss mit anderen Menschen, in gewissem Grad eingeschränkt wird.

Brauchen Sie bei Ihrer Berufstätigkeit sehr viel Sicherheit und finden es sogar angenehm, eher geringen eigenen Gestaltungsfreiraum zu haben, weil Ihnen das noch mehr Sicherheit für den Alltag gibt, dann ist für Sie eine eigene Unternehmensgründung möglicherweise überhaupt nicht geeignet. Sie wären vielleicht viel zufriedener, wenn Sie im Angestelltenverhältnis ein Praxiskonzept bei guter existenzieller Sicherheit einfach mittragen und unterstützen können.

Letztlich können Sie nur für sich selbst herausfinden, was für Sie im Einzelnen derzeit

stimmig ist. Die nachfolgende Übung soll Anregung und ein Einstieg für einen solchen Selbsteinfühlungsprozess sein. Oft kann aber auch eine Unterstützung in Form eines gezielten Coachings zu dieser Fragestellung sehr hilfreich sein.

■ **Übung zur Unterstützung bei der Selbstklärung**

Was möchte ich und was brauche ich, damit es mir gut geht? Klären Sie für sich, wie wichtig Ihnen auf einer Skala von 1–10 die in ◘ Tab. 2.1 genannten Bedürfnisse im beruflichen Alltag sind. Und für Praxisentwickler: Klären Sie zusätzlich **anschließend**, wie gut das jeweilige Bedürfnis nach Ihrem persönlichen Empfinden in Ihrer aktuellen beruflichen Situation tatsächlich gerade erfüllt ist (10 = sehr wichtig/voll erfüllt, 1 = unwichtig/gar nicht erfüllt).

◘ **Tab. 2.1** Bedürfniserklärung

Bedürfnis	Punkte (1–10)
Finanzielle Sicherheit (geregeltes Einkommen)	
Planungssicherheit (feste Arbeitszeiten)	
Ordnung/Struktur (geregelte Abläufe in der Praxis/feste Regeln	
Unabhängigkeit/Freiheit	
Selbstverwirklichung im beruflichen Wirken (persönliche Werte und Vorstellungen leben)	
Autonomie/Selbstverantwortung (selbst entscheiden und verantworten)	
Gemeinschaft Unterstützung (zusammen arbeiten, sich gegenseitig unterstützen)	
Ruhe/Abstand (zum Beruf, Feierabend haben)	
Entwicklung (Veränderung/ Abwechslung)	

2

Lena

Lena bereitet der Beruf viel Freude. Besonders gern kommuniziert sie mit den Patienten und berät sie auch gern. Sie weiß, dass ihr jetziger Chef viele Dinge in der Zahnmedizin und beim Umgang mit den Patienten anders sieht als sie; und das wurmt sie. Sie träumt davon, ihre Vorstellungen in der eigenen Praxis zu verwirklichen. Lena macht den Test (◘ Tab. 2.2).

Das Testergebnis verdeutlicht, wie hoch im Vergleich zu den anderen Eigenschaften die Werte Unabhängigkeit bzw. Freiheit für unsere Lena wiegen. Wie geht sie mit dieser Erkenntnis vor?

Lena

Lena wird mit dem Ausfüllen der Tabelle klar, wie wichtig es ihr ist, allein die Verantwortung für ihre berufliche Zukunft zu übernehmen. Sie ist sich darüber im Klaren, dass es die absolute finanzielle Sicherheit nicht gibt. Auch mit der Freizeit wird es – zumindest am Anfang – knapp. Aber das ist ihr nicht so wichtig wie die Autonomie in einer eigenen Praxis. Die Möglichkeit, hier etwas zu entwickeln, was genau zu ihr passt, wiegt alle Nachteile auf. Zusammen mit anderen muss nicht sein, sie hat bisher auch alles allein hinbekommen. Lena ist sich sicher:

◘ Tab. 2.2 Lenas Selbstfindung

Bedürfnis	Punkte
Finanzielle Sicherheit (geregeltes Einkommen)	4
Planungssicherheit (feste Arbeitszeiten)	3
Ordnung/Struktur	8
Unabhängigkeit/Freiheit	10
Selbstverwirklichung	9
Autonomie/Selbstverantwortung	8
Gemeinschaft/Unterstützung	6
Ruhe/Abstand	5
Entwicklung	9

„Die Selbstständigkeit in der Einzelpraxis ist das richtige für mich." Sie bespricht das auch mit Freunden und Familie. Wichtig sind ihr dabei die Äußerungen von Menschen, die viel berufliche Erfahrung haben und sich auch schon mal kritisch äußern. Nur Onkel Kurt will sie nicht fragen: Der sieht nämlich immer alles negativ.

Eine Freundin rät Lena, bereits jetzt einen Praxisberater zu kontaktieren. Sie kennt einen, der nicht nur am Beraterhonorar interessiert ist und deshalb auch schon mal jungen Zahnärzten von der Selbstständigkeit abgeraten hat. An den will Lena sich wenden.

Wenden wir uns zum Thema Selbstfindung nun Toms beruflicher Ausgangssituation zu:

Tom

Tom ist vor 5 Jahren in die bereits seit 15 Jahren bestehende Praxis des Kollegen Tim eingestiegen und hat mit ihm eine Berufsausübungsgemeinschaft gegründet. Die Entscheidung war damals spontan gefallen. Tim wuchs die Arbeit über den Kopf und er hatte inseriert, dass er einen Juniorpartner suche. Tom hatte gerade die Vorbereitungsassistentenzeit absolviert und wollte in jedem Fall nicht allein, sondern mit einem anderen Kollegen zusammenarbeiten – über eine Anzeige kam die berufliche Partnerschaft innerhalb eines halben Monats zum Abschluss.

Schon nach einiger Zeit der Zusammenarbeit stellte Tom allerdings fest, dass er sich das in vielen Punkten anders vorgestellt hatte. Insbesondere pochte Tim häufig auf seine Vorrechte als ursprünglicher Praxisgründer. Es dauert nicht lange, und Tom wurde mit der Situation höchst unzufrieden. Je mehr die Zeit voranschritt, desto mehr nervte ihn alles: dass sein Partner nicht bei all den neuen Ideen, die er hatte, mitzog, dass die Art der Organisationsstruktur der Praxis unmöglich war, dass es alles zu langsam ging, dass sein Büro zu klein war usw. – man hätte das alles so viel besser machen können. Wie genau es Tom für sich anders gestalten würde, wusste er allerdings auch noch nicht so recht – auch nicht, was er denn eigentlich genau möchte.

◼ Tab. 2.3 Toms Selbstfindung

Bedürfnis	Anspruch	Aktuelle Wirklich-keit
Finanzielle Sicherheit	4	8
Planungssicherheit (feste Arbeitszeiten)	3	3
Ordnung/Struktur	8	2
Unabhängigkeit/ Freiheit	10	2
Selbstverwirklichung	9	3
Autonomie/ Selbstverantwortung	8	4
Gemeinschaft/ Unterstützung	6	8
Freiraum/Abstand	5	4
Entwicklung	9	3

Auch für Tom ist es daher hilfreich, sich an dieser Stelle einmal bewusst Zeit zu nehmen und in sich hineinzuspüren, was ihm selbst wichtig ist. Tom arbeitet ebenfalls ◼ Tab. 2.1 durch. Nachdem er sie ausgefüllt hat, schaut er, wie gut die einzelnen Bedürfnisse tatsächlich nach seinem Empfinden innerhalb seiner aktuellen beruflichen Tätigkeit erfüllt sind (◼ Tab. 2.3). Die Diskrepanzen zwischen dem, was Tom wichtig ist, und der aktuellen Praxissituation sind deutlich: Tom ist an vielen Punkten, die für ihn sehr bedeutsam sind, zurzeit erheblich unzufrieden.

Die Zahlen zeigen aber auch deutlich, was Tom bei einer Neuausrichtung der Existenz besonders wichtig ist. Insbesondere der Schutz seiner persönlichen Freiheit und Selbstverwirklichung wird eingehend zu berücksichtigen sein, damit sich Tom mit dem neuen Projekt wirklich wohlfühlt.

▪ **Gedanken zur privaten Lebensplanung**

Machen Sie sich bitte auch Gedanken über die aktuellen Vorstellungen Ihrer außerberuflichen, privaten Zukunftsplanung. Gegebenenfalls ist es sinnvoll, dass Sie diese mit in Ihre Planung integrieren, denn nur selten lassen sich berufliche und familiäre Vorstellungen getrennt voneinander betrachten. Insbesondere ist auch die Frage zur Familienplanung und der Verbindung von Familie und Beruf wichtig.

Natürlich liefert das nur eine Momentaufnahme – Einstellungen und Lebenswünsche unterliegen einer kontinuierlichen Dynamik – und es macht Sinn, sich diese Fragen auch zu einem späteren Zeitpunkt wiederum neu zu stellen. Aber der aktuelle Stand der Dinge legt zunächst einmal wichtige Entscheidungsweichen fest. Müssen Sie beispielsweise als Existenzgründer von Anfang an eine Familie durch Ihr Einkommen ernähren und brauchen hierfür eine gewisse finanzielle Sicherheit? Dann ist es wichtig, dass dies bei der Planung Ihres Vorhabens auch angemessen mit berücksichtigt wird.

▪ **Übung: persönliche Reflexion und vor Existenzgründung**

Machen Sie sich Gedanken über folgende Leitfragen zur persönlichen Reflexion und Stellungnahme vor einer Existenzgründung:
⸺ Wo möchte ich leben?
⸺ Wo möchte ich arbeiten?
⸺ Wie viel möchte ich arbeiten – wie viel Freizeit möchte ich haben?
⸺ Plane ich, eine Familie zu gründen/Kinder zu haben?
⸺ Welche Lebensansprüche möchte ich finanziell für mich verwirklichen?

2.2 Existenzgründung – Chancen und Risiken der Selbstständigkeit

Eine eigene Praxis zu gründen bzw. zu betreiben bedeutet, selbstständig zu sein und auch je nach Praxisgröße und Zielsetzung neben der eigentlichen zahnärztlichen Tätigkeit immer mehr als Unternehmer zu agieren, denn mit abnehmender staatlicher Regulierung und zunehmender Privatisierung des Leistungsangebotes wird es für den Zahnarzt immer wichtiger, sich und seine Leistungen am Markt aufzustellen (Sander 2017).

2

Selbstständig und Unternehmer zu sein – dies alles hat eine Menge Konsequenzen für Ihr Leben, und es ist wichtig, dass Sie für sich prüfen, ob diese Rolle für Sie und Ihr Leben passt. Selbstständigkeit bietet eine Menge Chancen, aber mit der Entscheidung dafür nehmen Sie auch eine beträchtliche Menge an Risiken und Unsicherheiten in Ihre Verantwortung. Und es ist wichtig, dass Sie sich dennoch mit Ihrer Entscheidung wohl fühlen und Ihnen die Vorteile der Selbstständigkeit es wert sind, die damit verbundenen Risiken auch mit zu tragen.

Klare Vorteile der Selbstständigkeit sind, dass Sie selbst Ihre Vorstellungen und Werte, das was Ihnen am Herzen liegt und Ihnen wichtig ist, wirklich leben und verwirklichen können. Sie haben es selbst in der Hand und die Freiheit zu entscheiden, wie Ihre Praxis aussehen soll, welche Regeln gelten sollen, welche Behandlungsmethoden im Vordergrund stehen, wie die Unternehmensführung gestaltet werden soll. Selbstständig sein heißt aber auch, dass Sie viel Verantwortung übernehmen. Sie handeln autonom und im eigenen Namen, stehen aber auch für alle Entscheidungen, die Sie treffen, persönlich gerade. Sie können sich nicht auf eine höhere Instanz berufen, etwa dergestalt, dass Sie das oder jenes nur so entscheiden konnten, weil es eben nicht anders ging oder es vorgeschrieben wurde.

> **Machen Sie es sich bewusst: Sie tragen die Konsequenz für Ihr Handeln, egal wie Sie sich entschieden haben.**

Auch bedeutet Selbstständigkeit das, was das Wort ausdrückt, nämlich selbst und ständig. Sicherlich in unterschiedlichem Ausmaß, je nach Praxisplanung und den unterschiedlichen Gegebenheiten – aber eine Zeitplanung nach Stechuhr und feste Dienstzeiten sind mit einer echten Selbstständigkeit nur selten vereinbar oder zu verwirklichen. Es kann immer Unvorhergesehenes dazwischenkommen, was zusätzliche Arbeit erforderlich macht. Gerade in der Betriebsgründungszeit sind durchschnittliche Wochenarbeitszeiten von bis zu 60 Stunden eher die Regel als die Ausnahme. Und

es muss für Sie möglich sein, Ihre Kraft möglichst vollständig und gezielt Ihrer Praxis zu widmen. Umfangreiche Nebentätigkeiten werden neben einer Selbstständigkeit zunächst einmal kaum möglich sein.

Auch die wirtschaftliche und soziale Verantwortung, die Sie mit einer Selbstständigkeit – gerade bei der Gründung einer Zahnarztpraxis – übernehmen, ist möglicherweise für Sie von erheblicher Bedeutung: Sie investieren und haben Verbindlichkeiten gegenüber der Bank und Ihren Angestellten. Ihre Person ist dabei der Dreh- und Angelpunkt des Unternehmens. Gerade in den professionellen Selbstständigkeiten, d. h. den Berufsgruppen, in denen die zu erbringende Leistung wesentlich vom Wissen und Können des Professionsträgers abhängt, ist für den Großteil Ihres praktischen Wirkens Ihre persönliche Anwesenheit zwingend notwendig. Auch wenn Sie eine Menge von Aufgaben delegieren können – letztlich bleibt es dabei: Wenn Sie nicht anwesend sind, können Sie keine Patienten behandeln und damit in Ihrem Unternehmen auch keine Einnahmen erzielen. Besonders brisant stellt sich das in einer Einzelpraxis dar, aber auch durch das Eingehen von beruflichen Kooperationen oder die Anstellung von Zahnärzten ist diese Tatsache nur bedingt und für einen bestimmten Zeitraum zu relativieren.

Ihre Einnahmen hängen von Art und Umfang Ihrer Tätigkeit ab. Zeiten geringer Nachfrage im Patientenbuch, Arbeitsausfälle wegen persönlicher Erkrankungen, die eigene Urlaubszeit, Abwesenheiten aufgrund eigener Fortbildung oder sonstiger familiärer Verbindlichkeiten sind mit direkten Einkommenseinbußen verbunden. Sie haben für diese Zeiten im Gegensatz zum Angestellten keine automatischen leistungsunabhängigen finanziellen Sicherheiten in Form einer Lohnfortzahlung. Dagegen haben Sie eine Menge finanzieller Verbindlichkeiten, die auch dann weiterlaufen, wenn Sie nicht arbeiten, beispielsweise die Gehälter der Angestellten, die Zahlungen an die Bank oder auch die Miete der Praxis.

Weiterhin zu bedenken ist, dass hinter jeder Praxisgründung letztlich das allgemeine unternehmerische Risiko steht, das Sie auch dann bereit sein müssen zu tragen, falls sich die Dinge nicht so entwickeln sollten wie geplant. Etwas zu unternehmen ist immer ein gewisses Wagnis, das bedeutet, sich mutig auf die damit verbundene Entwicklung einzulassen in dem Bewusstsein, dass nicht alles mit letzter Sicherheit und punktgenau für die kommenden Jahre planbar ist. Eine Garantie, dass alles auf Dauer nach Plan funktionieren wird, kann Ihnen keiner geben. Auch wenn Sie eine noch so genaue Umfeldanalyse des Marktes machen – Sie haben keine letzte Sicherheit, dass nicht genau Ihnen gegenüber nach einem Jahr eine weitere Praxis eröffnet und Sie völlig umdenken müssen. Ebenso können Änderungen der allgemeinen Wirtschaftslage, der gesetzlichen Bestimmungen oder finanziellen Vergütungen und vieles Weitere mehr die gesamte bisherige inhaltliche und finanzielle Planung Ihrer Praxis wieder neu in Frage stellen. Sie sind als Selbstständiger mit einem kleinen Unternehmen in dauerhafter dynamischer Interaktion mit den wirtschaftlichen und gesellschaftlichen Prozessen Ihrer Umgebung.

2.3   Bin ich ein Unternehmertyp?

2.3.1   Es muss passen – Welche Eigenschaften sind für einen Unternehmer wichtig?

Die oben im Detail geschilderten Chancen und Risiken der Selbstständigkeit haben Ihnen hoffentlich einen ersten Einblick vermittelt, was eine Entscheidung für die Selbstständigkeit bedeutet. Um erfolgreich als Unternehmer sein zu können, ist es hilfreich, wenn Sie für sich prüfen, ob Sie für sich die notwendigen persönlichen und fachlichen Voraussetzungen hierfür mitbringen:

Bei den Persönlichkeitsvoraussetzungen gehören hierzu zunächst einmal eine hohe Einsatz- und Leistungsbereitschaft, denn ohne diese werden Sie das erhebliche Arbeitsaufkommen, insbesondere in den ersten Jahren des Unternehmensaufbaus, nicht bewältigen können.

Sie müssen auch bereit sein, am Wochenende und abends Arbeiten zu erledigen, wenn dies betrieblich erforderlich ist.

Weitere wichtige Eigenschaften sind Durchhaltevermögen, Stress- und Frustrationstoleranz. Immer wieder werden Sie erleben, dass Dinge nicht so oder zumindest nicht so schnell so laufen, wie Sie es sich eigentlich vorgestellt haben. Hierbei ist wichtig, dass Sie dennoch nicht aufgeben, sondern den Kurs beibehalten bzw. ihn entsprechend möglicherweise geänderter Anforderungen auch wieder neu korrigieren müssen. Auch Zusatzbelastungen durch unvorhergesehene Ereignisse sind eher Regel als Ausnahme und müssen neben dem normalen Alltag mit bewältigt werden können.

Darüber hinaus brauchen Sie auch als Entscheidungsträger ein gutes Maß an Selbstsicherheit, und es ist gut, wenn Sie sich nicht leicht durch das Spannungsfeld verschiedener Meinungen und Auffassungen zu einem Thema oder durch Kritik in Ihrem Tun verunsichern lassen (von Collrepp 2007).

Des Weiteren sollten Sie beherzigen, dass Sie Ihre persönlichen Leistungsgrenzen bei allem Einsatz für Ihr Unternehmen nicht übersehen dürfen, damit Sie sich nicht kurz- oder langfristig überfordern – deshalb sei an dieser Stelle als weitere wichtige Unternehmereigenschaft die Selbstsorgefähigkeit genannt. Ohne diese Fähigkeit geraten Sie sonst nämlich schnell in Gefahr, dass Ihre Arbeitskapazität langfristig aufgrund fortdauernder körperlicher, geistiger und emotionaler Überbelastung und zunehmender Erschöpfung nicht aufrechterhalten werden kann. Seine Grenzen zu erkennen und sich nicht zu überfordern, kann manchmal gar nicht so einfach sein, insbesondere wenn der Druck der Banken als hoch empfunden wird oder man es eigentlich aufgrund eines hohen perfektionistischen Selbstanspruches gewohnt ist, von sich selbst stets das Maximum und Optimum zu fordern (Winter 2011).

Ebenso entscheidend für das Gelingen eines Unternehmens ist das Vorhandensein eines funktionsfähigen sozialen Netzwerkes. Wenn sich durch die Entscheidung für die Selbstständigkeit für Sie z. B. kontinuierliche

Spannungen im familiären Bereich ergeben und Sie dort keine wirkliche Unterstützung Ihres Vorhabens bekommen, kann das zu einer erheblichen Belastung werden, die von Ihnen – bewusst oder unbewusst – eine Menge an zusätzlichen Kraftreserven fordert.

Auch Verhandlungssicherheit und Kommunikationsgeschick sind wichtige Voraussetzungen für Ihren Erfolg als Unternehmer. Bedenken Sie, dass Sie regelmäßig mit verschiedenen Geschäftspartnern Verhandlungen führen müssen. Hierzu ist es wichtig, dass Sie in der Lage sind, sich und Ihre Interessen angemessen zu vertreten und Ihre Position zu halten.

■ **Übung: Unternehmereigenschaften**

Reflektieren Sie für sich, inwieweit die nachfolgenden Aussagen, die Unternehmereigenschaften beschreiben, für Sie zutreffen und welche Sie davon mit gutem Gefühl bejahen können und welche nicht. Ziel ist, dass Sie hierdurch ein Bild davon bekommen, welche Voraussetzungen Sie bereits gut erfüllen und an welchen Punkten noch Handlungs- oder Entwicklungsbedarf besteht, bevor Sie ein Unternehmen gründen. Niemand wird alle der genannten Aussagen als für sich vollständig zutreffend bezeichnen. Schauen Sie sich aber insbesondere diejenigen Aussagen, denen Sie nicht mit dem Herzen spontan folgen können, genau an, denn sie können ein wichtiges Signal dafür sein, an diesen Punkten in der Selbstständigkeit oder auf dem Weg dahin an sich arbeiten zu müssen und sich noch weiterzuentwickeln:

■ **Aussagen**

Bereich „Eigene Leistungsfähigkeit":

- Ich kann problemlos auch mal eine außergewöhnlich lange Belastungsphase durchhalten, wenn ich hinterher genügend Erholungszeit habe.
- Ich bin bereit, für mein Unternehmen überdurchschnittlich viel zu arbeiten, auch abends und am Wochenende.
- Ich bin bereit, wenn nötig in den ersten Jahren auf einen längeren Urlaub zu verzichten.

Bereich Fähigkeit zur Selbstsorge/Selbstachtsamkeit:

- Ich bin gesund und körperlich fit und achte darauf, dass ich fit bleibe.
- Ich kenne meine persönlichen Grenzen und meine individuelle Leistungsfähigkeit und bin in der Lage, auf mich selbst zu achten.

Bereich „Familie"/soziales Netzwerk//Unterstützer:

- Ich habe mit meiner Familie gesprochen, was sich für mich durch die Selbstständigkeit ändern wird.
- Meine Familie hält mir bei meinem Tun den Rücken frei.
- Ich habe durch meine Familie für mein Vorhaben positive Unterstützung und Verständnis.
- Ich verfüge über persönliche Kontakte, die ich für meine berufliche Selbstständigkeit nutzen kann.

Bereich Stresstoleranz:

- Ich bewahre einen kühlen Kopf, auch wenn es hektisch zugeht.
- Ich kann mich von Stresssituationen schnell erholen.

Bereich Durchhaltevermögen/Frustrationstoleranz/Durchsetzungsvermögen:

- Ich setze selbst gesteckte Ziele ohne zusätzlichen Anstoß von außen eigenständig um.
- Ich packe auch unangenehme Themen beherzt an und versuche, sie zu lösen.
- Ich sehe Rückschläge und Enttäuschungen als Herausforderungen an, es beim nächsten Mal besser zu machen, und wachse an meinen Aufgaben.

Bereich „Selbstsicherheit":

- Ich nehme Kritik an, ohne mich dadurch verunsichern zu lassen.
- Ich bin bereit, zu meinen Entscheidungen zu stehen, die Verantwortung dafür zu tragen und aus möglichen Fehlern zu lernen.
- Beratungen sind gut und wichtig, aber letztlich folge ich bei Entscheidungen meinem Herzen.

Bereich „Risikobereitschaft":

- Ich bin bereit, die typischen mit einer Unternehmungsgründung zusammenhängenden wirtschaftlichen Risiken und sozialen Verantwortlichkeiten zu tragen.
- Ich bin in der Lage, das Für und Wider dieser Risiken einzuschätzen und auf dieser Grundlage zu entscheiden.

Bereich Kommunikation:

- Ich gehe gern auf Menschen zu.
- Ich habe den Eindruck, dass ich meine Gesprächspartner von meinen Argumenten gut überzeugen und von meinen Ideen begeistern kann.
- Ich kann mich gut in andere Menschen hineinversetzen.
- Ich bin gut in der Lage, meine Interessen gegenüber anderen zu vertreten.
- Ich kann gut verhandeln und meine Position in Verhandlungen angemessen halten.

Bereich „Finanzen":

- Ich kann auch bei der Vorstellung, kein festes Einkommen mehr zu haben, ruhig schlafen.
- Ich bin bereit und in der Lage, mich gerade in der ersten Zeit finanziell stark einzuschränken.
- Ich kann diszipliniert mit Geld umgehen und Reserven (z. B. für Kredittilgung, Steuern) anlegen, auch wenn ich dabei auf Neuanschaffungen (z. B. neues Auto, neuer Schreibtisch) zunächst verzichten muss.

Bereich: Fachliche Voraussetzungen/unternehmerisches Know-how:

- Ich verfüge bereits über kaufmännisches oder betriebswirtschaftliches Know-how.
- Ich weiß, welche behördlichen/formalen Auflagen ich erfüllen muss.
- Ich habe bereits Vorerfahrungen mit der Anleitung und Führung von Personal.
- Ich bin mit den Grundlagen des Marketings vertraut.

- Ich habe bereits intensive Kenntnis von Art und Umfang der Verwaltungsabläufe in einer Zahnarztpraxis.
- Ich habe gute Kenntnisse in der Abrechnung zahnärztlicher Leistungen.

(Liste nach Anregungen der Broschüre Starthilfe vom Bundesministerium für Wirtschaft und Technologie 2008 und von Collrepp 2007)

2.3.2 Unternehmeralltag kennen (lernen)

Fragen Sie sich darüber hinaus auch, ob Sie bereits eine realistische Vorstellung davon haben, wie ein Unternehmeralltag aussieht. Vielleicht erleben Sie das bereits im unmittelbaren familiären Umfeld und wissen daher, was auf Sie zukommt – möglicherweise betreten Sie aber auch Neuland und sind auf die Erfahrungen von Freunden oder Bekannten als Unternehmer angewiesen.

> **Tipp**
>
> Falls Sie noch keine konkrete Vorstellung vom Unternehmeralltag bzw. dem Alltag eines Selbstständigen haben, verabreden Sie sich gezielt mit verschiedenen Selbstständigen bzw. Unternehmern aus Ihrem Bekanntenkreis und bitten Sie diese, Ihnen aus ihrem Alltag zu erzählen und ob sie Ihnen etwas mit auf den Weg geben möchten.

2.3.3 Das eigene Unternehmerprofil

Arbeiten Sie auf Basis der o. g. Aussagen für sich heraus, welche Unternehmereigenschaften Sie gut erfüllen und wo am ehesten Schwachpunkte sind, die das „Unternehmer-Sein" langoder kurzfristig gefährden können.

Hierfür bietet das Schema der SWOT-Analyse (Strengths, Weaknesses, Opportunities, Threats; also Stärken, Schwächen, Chancen, Risiken) eine strukturierte ganzheitliche Arbeitsgrundlage.

2

Was sind Ihre Stärken, was sind Ihre Schwächen? Wo gibt es Entwicklungsmöglichkeiten und -bedarf für Sie? Welche Risiken bestehen?

Hierbei sollten Sie die einzelnen Faktoren aber nicht nur für sich selbst reflektieren. Mindestens ebenso wichtig ist die Einschätzung der Menschen, die Sie gut kennen und mit denen Sie bislang zusammenarbeiten bzw. zusammengearbeitet haben.

Die SWOT-Analyse sollte sich hierbei zunächst einmal auf Ihre persönliche Eignung als Unternehmer beziehen – für die Praxisschwerpunktfindung können Sie zu einem späteren Zeitpunkt nach der gleichen Systematik noch einmal arbeiten, um Ihre fachliche und praxiskonzeptionelle Schwerpunktfindung zu unterstützen.

▪ **Übung: SWOT-Analyse**

Notieren Sie sich für alle Kategorien der SWOT-Analyse Ihre persönlichen Wertungen und bitten Sie Menschen, die Sie in Ihrem privaten bzw. beruflichen Umfeld kennen, ebenfalls um eine solche Einschätzung. Präziser, aber auch aufwändiger, kann eine solche SWOT-Analyse in Form eines Workshops durchgeführt werden, der von einem neutralen

Berater moderiert wird und dem ggf. Mitglieder seines vertrauten Teams und/oder auch Freunde bzw. Familienangehörige beiwohnen (Sander und Müller 2011). Aber auch die „kleine Variante" macht Sie schon mit der Methode vertraut und gibt Ihnen erste wichtige Informationen (◨ Tab. 2.4).

2.4   Alternativen zur Selbstständigkeit für Zahnärzte

Bis vor kurzem gab es für den größten Teil der Zahnärzte mit dem Wunsch, nach der Assistenzzeit ihre Tätigkeit schwerpunktmäßig am Patienten auszuüben, eigentlich nur die Möglichkeit, sich auf die Dauer allein oder mit anderen Zahnärzten niederzulassen und damit in die Selbstständigkeit zu gehen (wenn man mal von der eingeschränkten Möglichkeit eines Einsatzes als Entlastungsassistent absieht).

Seitdem angestellte Zahnärzte nach der Änderung der Zulassungsverordnung hingegen aber ein eigenes Budget bekommen haben, hat sich die Situation auf dem Markt radikal geändert. Inzwischen ist das Angebot

◨ Tab. 2.4   SWOT-Analyse

Kategorien	Einschätzung durch mich	Einschätzung durch andere
Meine Stärken als Unternehmer		
Meine Schwächen als Unternehmer		
Meine Entwicklungschancen als Unternehmer		
Meine Risiken als Unternehmer		

für Zahnärzte in Anstellung weit gefächert, so dass auch die Anstellung für einen Zahnarzt nach erfolgreichem Abschluss der Vorbereitungsassistentenzeit eine interessante und ernst zu nehmende Alternative bei der persönlichen Entscheidungsfindung darstellt.

Grundsätzlich ist bei einer Anstellung als Zahnarzt in einer ambulanten Praxis neben dem Vorteil, jetzt zunächst einmal die Sicherheiten eines Angestelltenverhältnisses genießen zu können (Lohnfortzahlung im Krankheitsfall, Urlaub etc.), dringend zu beachten, dass wesentliche Elemente der professionellen Autonomie und der Freiberuflichkeit ggf. ganz oder zumindest teilweise im Gegenzug aufgegeben werden müssen, insbesondere, wenn das anstellende Unternehmen sehr hierarchisch geführt wird (Freier Verband NRW eV 2009).

Dass im Anstellungsverhältnis fast immer kein Mitbestimmungsrecht in unternehmerischen Fragen wie Personaleinsatz, Investitionen etc. bestehen wird, ist vermutlich eher weniger in Frage gestellt oder wird sogar erwartet und ist gewollt. Anders sieht es hingegen mit der Wahrung der persönlichen fachlichen Autonomie des angestellten Zahnarztes aus. Je nach Praxiskonstellation droht der Konflikt, dass der angestellte Zahnarzt entsprechend ausgesprochener Weisungen seines Arbeitgebers bestimmte Handlungen durchführen „muss", die er für sich eigentlich selbst so nicht verantworten kann und möchte. Beispielsweise könnte der Arbeitgeber verlangen, dass seine Therapiekonzepte und Kostenvorstellungen unhinterfragt konsequent durchgeführt werden müssen. Das Anstellungsverhältnis bleibt auch hierbei letztlich für einen Zahnarzt eine klassisch weisungsgebundene Tätigkeit und steht damit doch deutlich im Gegensatz zu der an sich die Profession entscheidend kennzeichnenden Entscheidungs- und Handlungsautonomie im ärztlichen Alltag. Jeder Einzelne muss für sich prüfen, wie es für ihn ist, wenn er sich an Vorschriften zur Kostenaufklärung, Vorgaben zur Indikationsstellung und Abrechnung von Leistungen und Therapiekonzepten halten muss, hinter denen er vielleicht fachlich so nicht steht.

Natürlich muss eine Anstellung als Zahnarzt das nicht in jedem Fall so drastisch bedeuten. Es gibt viele Anstellungsverhältnisse, bei denen dem angestellten Zahnarzt die vollständige berufliche Entscheidungsfreiheit gewährt wird. Aber die Möglichkeit zum Beschneiden der Freiheit hierzu besteht – und gerade in letzter Zeit wird zunehmend dem Arbeitgeber-Zahnarzt sogar empfohlen – konsequent auf die Umsetzung **seiner** Standards und **seines** Konzeptes bei seinen angestellten Zahnärzten durch klare Ansage zu achten, damit eben sein ursprüngliches Praxiskonzept nicht verwässert (Klapdor 2011). Eine unternehmerisch sehr verständliche Haltung, die aber ggf. für den einzelnen angestellten Zahnarzt – abhängig vom Einzelfall – nicht mit gutem Gefühl mitgetragen werden kann.

Lena

Lenas Chef hat ein Cerec-Gerät gekauft und verlangt von ihr, dass sie künftig alle Patienten mit Amalgamfüllungen darauf ansprechen soll, ob sie nicht lieber weiße Füllungen haben möchten. Außerdem soll sie dann nur das Cerec-Gerät als einzige Möglichkeit anbieten. Kunststofffüllungen gingen zwar auch, aber das Gerät müsse sich rechnen. Lena fühlt sich dabei gar nicht wohl, denn sie hat das Gefühl, die Patienten unfair behandeln zu müssen. Ihr Wunsch zur Selbstständigkeit wird verstärkt.

Wie geht es Ihnen, wenn Sie das hören? Möglicherweise fühlen Sie sich damit wohl und sagen: „Okay, das ist nicht meine Welt, aber das geht mich jetzt auch nichts an, ich bin hier nur angestellt und werde dafür bezahlt, zu tun, was er sagt." Gegebenenfalls regt sich spätestens hier bei Ihnen aber auch der Widerstand, da Sie selbst entscheiden wollen, wie sie behandeln und wie nicht. Letztlich müssen Sie wissen, womit Sie auf Dauer gut leben können.

Zu beachten ist aber, dass auch der angestellte Zahnarzt ggf. trotz seiner Position in Anstellung bei Aufklärungs- oder Behandlungsfehlern in Haftung genommen werden kann. Das heißt, dass er trotz des abhängigen Beschäftigungsverhältnisses geradestehen muss für seine Entscheidungen (Ries et al. 2008, S. 160).

2

Die volle Verantwortung für eine Handlung abzugeben in dem Sinne, es so getan haben zu müssen, „weil der Chef das so wollte", wird nur schwer möglich sein.

Zudem wächst ein angestellter Zahnarzt mit zunehmender Beschäftigungsdauer vom reinen Erfüllungsgehilfen des Arbeitgeber-Zahnarztes häufig auch immer mehr zum selbst behandelnden Zahnarzt heran, der von den Patienten als „Partner" wahrgenommen wird und seinen eigenen Patientenstamm entwickelt. Bislang wird nur aus steuerrechtlicher Sicht diskutiert, wie weit diese Position dann noch mit der eines klassischen Angestellten vergleichbar und so steuerrechtlich zu bewerten ist (Ries et al. 2008b, S. 258). Wie weit sich das in Zukunft auch auf weitere rechtliche Bereiche ausweiten kann, bleibt abzuwarten.

2.5   Allein oder gemeinsam?

Bitte überlegen Sie sich den Schritt zu einer beruflichen Partnerschaft sehr genau, vor allem auch, welche Beweggründe Sie dazu führen: Eine Berufsausübungsgemeinschaft (BAG) wesentlich mit dem Ziel der Erhöhung der persönlichen finanziellen und sonstigen Sicherheit zu gründen, ist unserer Erfahrung nach eine sehr riskante Motivation. Auch wenn sicherlich einige der laufenden Kosten geteilt werden können und sich somit auch ein gewisser finanzieller Vorteil dadurch ergibt – letztlich wird per se eine BAG nicht Ihre Erwartung dahingehend erfüllen können, dass Sie sie persönlich langfristig wirklich existenziell auf Kosten der anderen Partner absichert. Sicherlich werden Sie einander, wenn es gut läuft, entsprechend unterstützen, aber eine langfristig erfolgreiche Zusammenarbeit in einer BAG mit wirklich gleichberechtigten Partnern wird nur dann funktionieren, wenn Sie das volle Unternehmerrisiko bereit sind, verantwortlich mit zu tragen. Eine echte gleichberechtigte berufliche Partnerschaft unternehmerisch ausgerichtet zu leben, ist nicht einfacher als das Betreiben einer Einzelpraxis. Man könnte es eher umgekehrt sagen: Eine berufliche Partnerschaft erfolgreich

zu entwickeln und zu leben, ist vielleicht eine sogar noch viel höhere unternehmerische Herausforderung als das Führen einer Einzelpraxis.

Wenn Sie sich mit dem Gedanken tragen, lieber mit anderen zusammen als allein ein Unternehmen zu starten, regen wir an, sich intensiv mit den Konsequenzen dieser Entscheidung zu befassen, und verweisen hierzu auch besonders auf ▶ Abschn. 3.3.

2.6   Der Entwicklungszahnarzt

Beim Entwicklungszahnarzt setzen wir voraus, dass er bereits über gewisse persönliche berufliche Erfahrungen verfügt und auch schon eine bestimmte Zeit selbstständig ist. Es gibt verschiedene Bereiche, für die sich der Wunsch zu einer beruflichen Weiterentwicklung und nach einer Veränderung des Bestehenden entwickeln kann.

Es kann nun einfach darum gehen, dass ein Zahnarzt in eigener Praxis diese in einzelnen fachlichen Bereichen, z. B. in Form einer Spezialisierung (▶ Abschn. 4.2) weiter entwickeln möchte.

Tom

Thilo, Toms Kommilitone, hat sich in den letzten 3 Jahren auf Parodontologie spezialisiert und in diversen Fortbildungen seinen Titel als „Master of Science in Parodontologie" erfolgreich erworben. Thilo merkt genau, dass er eigentlich überhaupt keine Lust mehr hat, noch die ganzen anderen zahnärztlichen Behandlungen mitzumachen – er würde sich am liebsten nur noch seinem Schwerpunktgebiet widmen. Thilo plant, eine reine Schwerpunktpraxis Parodontologie zu eröffnen. Toms Onkel Leo ist seit Jahren Einzelkämpfer in seiner Praxis. Er macht alles, möchte sich aber eigentlich viel lieber auf sein Lieblingsgebiet, die Parodontologie, spezialisieren und ausschließlich in diesem Gebiet weiter arbeiten. Leo plant daher, seine Tätigkeit als Alleinunternehmer bewusst aufzugeben und die Praxis mit mehreren Kollegen an anderem Standort als BAG mit Schwerpunktspezialisten neu zu gründen.

Eine weitere Möglichkeit für die Entwicklungssituation wäre, wenn ein Zahnarzt seine Praxis bislang ohne ein klares unternehmerisches Konzept betrieben hat und jetzt gezielt eine Positionierung und unternehmerische Ausrichtung aufbauen und seine Praxis professionell als Unternehmer führen möchte.

Tom

Lia war Toms Behandlungspartnerin im Kons-Kurs. Sie hatte nach dem Ende der Assistenzzeit die Praxis ihrer Tante übernommen. Das war schon abgesprochen, als Lia im 1. Semester war. Allerdings hat ihre Tante die Praxis inzwischen 30 Jahre lang betrieben und es zum Schluss ausgesprochen ruhig angehen lassen. Dennoch: Lia hatte erst einmal das Beste draus gemacht, die Praxis übernommen, weitergebohrt und das Bestehende erhalten – aber mehr war und ist eben auch nicht drin. Die Stammpatienten werden immer weniger und neue Patienten von der ewig nicht renovierten Praxis mit leicht vergilbten Vorhängen aus Brüsseler Spitze auch nicht mehr angelockt. Lia merkt schnell, dass es so auf Dauer nicht weitergehen wird. Die wirtschaftliche Situation ist auch nicht wirklich erfreulich. Außerdem fühlt sich Lia in dem alten Kasten nicht mehr richtig wohl. Lia plant, die Praxis völlig neu zu gestalten und auszurichten, um endlich einen Schritt nach vorn zu machen.

Weitere denkbare Schritte sind die Entwicklung aus einer Einzelpraxis hin zu einer beruflichen Partnerschaft oder aus einer solchen heraus in die Einzelpraxis. Oder der neue berufliche Zusammenschluss von Zahnärzten, die bislang noch nicht zusammengearbeitet haben.

Tom

Karl, ein weiterer ehemaliger Studienkollege von Tom, ist seit längerer Zeit bereits selbstständig in einer BAG mit zwei Partnern – allerdings ist er mit der aktuellen Situation zunehmend unzufrieden. Die Werte seiner Mitgesellschafter stimmen immer weniger mit seinen eigenen Vorstellungen überein. Es kommt häufiger zu Auseinandersetzungen über den Umgang mit Patienten und Personal sowie über fachliche Fragen. Karl überlegt, seine Existenz noch einmal komplett neu auszurichten. Er ist hierzu bereits mit zwei befreundeten Zahnärzten im Gespräch.

Stella, mit der Tom viele Kurse gemeinsam an der Uniklinik besucht hat, ist seit 4 Jahren Partnerin in einer BAG. Obwohl ihr damals fest versprochen wurde, dass sie alsbald nach gewisser Probezeit vollwertige Partnerin werden würde, ist Stella im Alltag mehr Angestellte als eigenverantwortliche Partnerin mit gleichen Rechten wie die anderen. Die Bedingungen werden immer schlechter, seit einem Jahr ist es ganz schlimm: Stella bekommt nur noch die Patienten, die die anderen Kollegen nicht wollen. Sie macht einen sehr hohen Umsatz, bekommt davon aber nur einen verschwindend geringen Prozentsatz ausgezahlt. Als Stella dann nicht mal mehr inhaltlich so behandeln darf, wie sie es seit Jahren zur Zufriedenheit aller gemacht hat, reicht es Stella – sie möchte jetzt eine eigene Praxis gründen. Im gleichen Stadtviertel wird gerade ein großes Ärztehaus gebaut. Lea ist zwar noch etwas mulmig zumute, aber sie sagt sich: jetzt oder nie. Aber eines weiß sie genau: wenn, dann nur noch allein!

Darüber hinaus gibt es auch immer mehr Zahnärzte, die sich weg von der eigentlichen behandlerischen Tätigkeit zunehmend nur noch rein unternehmerisch ausrichten wollen. Angestellte Zahnärzte sollen dann im abhängigen Arbeitsverhältnis möglichst umfangreich den gesamten Unternehmensumsatz und auch den Unternehmergewinn mit erarbeiten. Dabei werden oftmals mehr oder weniger pfiffige rechtliche Konstruktionen entwickelt, denn die Möglichkeit besteht eigentlich nur in der Anstellung von maximal zwei Zahnärzten. In jedem Fall ist zu beachten, dass der Vertragszahnarzt, auch wenn er rein unternehmerisch tätig sein möchte, auch bei Beschäftigung eines angestellten Zahnarztes weiterhin zur persönlichen Praxisführung verpflichtet ist. Er muss die angestellten Zahnärzte persönlich anleiten

2

und überwachen und haftet insbesondere finanziell umfänglich für deren Behandlungstätigkeiten.

Sie sollten, falls Ihnen eine solche Neuausrichtung in Richtung eines „kleinen Zahnarztkonzerns" o. Ä. vorschwebt, folgende Punkte kritisch für sich bedenken:

- Wenn Sie sich in einer unternehmerischen Form ausweiten, bedeutet dies kurz-, mittel- und langfristig nicht weniger, sondern mehr Arbeit.
- Sie müssen investitionsbereit sein: Die Verlagerung der Investitionen auf die geplant abhängigen Zahnärzte funktioniert nicht.
- Eine Chance besteht in der wirklich partnerschaftlichen Einbindung der dann nicht mehr so ganz abhängigen Zahnärzte, was auch Ihren Gewinn schmälert.
- Gerade etwas ältere Zahnärzte gelangen nach erfolgreicher Praxisführung teilweise zu dem Schluss, dass sie hervorragende Unternehmer sind, die selbstverständlich mit dieser Befähigung auch den „Zahnarzt-Konzern" erschaffen können. Das kann sein – oft ist das aber ein Irrglaube. Hinterfragen Sie sich selbst kritisch.
- Wenn Sie glauben, den „Zahnarzt-Konzern" in der Form angehen zu können, dass Sie manchmal nach Feierabend mit Ihrem Berater, dem Anwalt und anderen 1–2 Stunden zusammensitzen und dann Aufgaben verteilen können, vergessen Sie es gleich. Diese Unternehmung erfordert viel Kraft, viel Zeit, viel Geld, viel Mut und birgt das große Risiko, dass es nicht klappt.
- Schließlich gehen Sie bitte davon aus, dass es sehr schwer werden kann, geeignete abhängige Zahnärzte zu finden. Denn Sie brauchen letztlich einen angestellten Zahnarzt, der unternehmerisch denken kann, damit es sich lohnt. Der ist aber allenfalls bereit, den Weg mit Ihnen zu gehen, wenn es sich auch für ihn lohnt – und dann ist der finanzielle Spielraum oft nicht sehr groß, bzw. er wird mit den Jahren und den wachsenden Ansprüchen des Abhängigen kleiner.

- Dringend gewarnt sei auch bei Gedanken in dieser Richtung vor der sog. Schein-Selbstständigkeit. Gemeint ist hiermit, dass Sie ggf. in Ihre Praxis als „Pseudopartner" oder „freie Mitarbeiter" einen oder mehrere Kollegen per Vertrag zwar aufnehmen, diesen dann aber keine oder kaum unternehmerische praktische Entscheidungs- und Handlungsbefugnis zugestehen wollen. Dies ist nicht nur rechtswidrig und führt häufig ohnehin früher oder später zu Auseinandersetzungen mit den Partnern – auch aus Sicht des Vertragszahnarztwesens ist eine solche Konstellation rechtswidrig und kann im Ernstfall dazu führen, dass die Ihnen eigentlich gewährten Behandlungsbudgets nachträglich aberkannt werden (Schinnenburg 2010; ▶ Abschn. 3.3.5).

Führen Sie auch für sich als Entwicklungszahnarzt eine SWOT-Analyse durch (◌ Tab. 2.4). Sie kann bei der Entscheidungsfindung sehr hilfreich sein. Vielleicht sind Sie ein echter Unternehmertyp. Wenn ja, berücksichtigen Sie bitte die o. g. Punkte und starten Ihr Vorhaben. Lassen Sie sich sorgfältig beraten, was wirklich in Ihrer Profession aktuell zulässig und möglich ist und wie Sie das im Einzelnen angehen sollten:

> **Tipp**
>
> Derzeit denkbar ist z. B. eine BAG mit 2 oder 3 Partnern und bis zu 6 angestellten Zahnärzten, ggf. in Form einer ÜBAG oder Konstruktion mit Zweigniederlassungen. Allein das wäre schon eine große unternehmerische Herausforderung.

2.7   Zusammenfassung

Reflektieren Sie Ihren Wunsch nach Selbstständigkeit oder Praxisentwicklung mit den vorgestellten Methoden und vergewissern Sie sich – nach Durcharbeiten dieses Kapitels – Ihrer Ziele.

Ziele

Für Existenzgründer:

- Persönliche Entscheidungsfindung: Ist Selbstständigkeit das Richtige für mich?
- Selbstreflexion: Was brauche ich, was ist mir in meinem Leben privat und beruflich wichtig?
- Wer bin ich und wie werde ich von anderen wahrgenommen in meinen Fähigkeiten?
- Welche Eigenschaften, um erfolgreich Unternehmer zu sein, habe ich bereits, und wo besteht noch Entwicklungsbedarf/Unterstützungsbedarf?

Zusätzlich für Praxisentwickler:

- Klarheit darüber, was Ihnen an Ihrer aktuellen Situation nicht mehr gefällt und was Sie brauchen und möchten, damit Sie für sich beruflich zufrieden(er) sind.
- Entscheidungsfindung: Will ich wirklich die Veränderung und wenn ja, was will ich genau?
- Selbstreflexion: habe ich das unternehmerische Potenzial für die Entwicklung und macht es mir Spaß, ein Entwicklungszahnarzt zu sein?

■ **Zum Weiterarbeiten und Vertiefen (Literatur)**

- Leitfaden für die Existenzgründung: von Collrepp (2007) Handbuch Existenzgründung. Schäffer-Poeschel, Stuttgart
- Bundesministerium für Wirtschaft und Technologie: ▶ http://www.bmwi.de
- Diverses Material für Existenzgründer zum Download: ▶ http://www.existenzgruender.de

Unternehmer sein – was ist wichtig zu wissen?

Thomas Sander und Michal-Constanze Müller

3.1   **Die Praxis als Teil der Gesellschaft – 23**

3.1.1   Rechtsordnung kennen und mit ihr leben – 23

3.1.2   Verantwortung übernehmen – 26

3.1.3   Professionelle Selbstverantwortung wahrnehmen – 28

3.2   **Verträge abschließen und einhalten – 28**

3.2.1   Rechtsgeschäftlich tätig werden – 28

3.2.2   Wirksamkeit von Rechtsgeschäften und Verträgen – 28

3.2.3   Haftung aufgrund vertraglicher Verbindlichkeiten – 30

3.2.4   Verträge, die Sie als einzelner Unternehmer mit
Geschäftspartnern schließen – 32

3.2.5   Vertragsentwurf – ein Vertrag entsteht – 33

3.2.6   Vertragsverhandlungen führen – 36

3.2.7   Von der Sicherheit, Dynamik und Haltbarkeit von
Verträgen – 39

3.2.8   Der Streitfall: Verbindlichkeiten einfordern –
Forderungen abwehren – 40

3.3   **Gemeinsam etwas unternehmen – 42**

3.3.1   Eine Gesellschaft gründen – 42

3.3.2   Rechte und Pflichten der Gesellschafter – 43

3.3.3   Vertragsfreiheit und ihre Grenzen – 45

3.3.4   Kommunikation zwischen Vertragspartnern – 45

3.3.5   Vorsicht Falle: Scheinselbstständigkeit – 46

3.3.6   Risiken einer gemeinsamen Unternehmung – 47

3.3.7   Auflösung eines gemeinsamen Unternehmens – 48

© Springer-Verlag GmbH Deutschland 2018

T. Sander, M.-C. Müller (Hrsg.), *Meine Zahnarztpraxis – Ökonomie*, Erfolgskonzepte Zahnarztpraxis &
Management, https://doi.org/10.1007/978-3-662-54561-4_3

3.4 Risikoabsicherung privat und beruflich – 48
3.4.1 Möglichkeiten und Grenzen von Versicherungen – 48
3.4.2 Handlungsfähigkeit des Unternehmens sichern – 49
3.4.3 Persönliche Vorsorge – 49
3.4.4 Familiäre Vorsorge – 50
3.4.5 Absicherung der betrieblichen Vermögenswerte – 50
3.4.6 Unabhängigkeit des Vermögenswertes Ihres
Unternehmens sichern – 50

3.5 Fachliche Unterstützung für Unternehmer – 51
3.5.1 Eigene fachliche Grundorientierung – 51
3.5.2 Persönliches Beraternetzwerk und Umgang mit
Beratungen – 52
3.5.3 Coaching/Begleitung – Erfahrung anderer Unternehmer
nutzen – 52
3.5.4 Die richtigen Leute finden und was sie kosten (dürfen) – 52

3.6 Selbstständiger Zahnarzt in Deutschland – 54

3.1 Die Praxis als Teil der Gesellschaft

3.1.1 Rechtsordnung kennen und mit ihr leben

Sie sind als Privatperson wie als Unternehmer Teil der Gesellschaft, in der Sie leben, und treten durch Ihr Handeln automatisch in Wechselbeziehung mit ihr und dem in ihr geltenden Rechtssystem. Sie können sich dem nicht entziehen. Es ist Teil des Systems, in dem Sie leben. Grundsätzlich gilt zwar zunächst einmal innerhalb unserer Rechtsordnung das Prinzip der Privatautonomie, d. h., dass jeder „seine Lebensverhältnisse im Rahmen der Rechtsordnung eigenverantwortlich regeln, insbesondere frei darüber entscheiden kann, ob und mit wem und mit welchem Inhalt er Verträge schließen will" (Preußer 2007). Dieses Selbstbestimmungsrecht ist aber immer in Verbindung mit den umfangreichen zivilrechtlichen Vorgaben und Gesetzen in Verbindung zu sehen, so dass diese Freiheit wiederum in der Praxis doch eingeschränkt ist.

An viele Ihrer Handlungen sind zudem Rechtsfolgen geknüpft, und zwar zunächst einmal unabhängig davon, ob Sie als Handelnder diese Folgen in dem Moment so bewirken wollten oder sich ihrer überhaupt bewusst waren. Es ist daher in jedem Fall notwendig, dass Sie sich in Wahrnehmung Ihrer unternehmerischen Verantwortung mit dieser Tatsache auseinandersetzen und ein konkretes Bewusstsein dafür entwickeln. Sie müssen wissen, in welchem Regelungsrahmen Sie sich mit Ihren Entscheidungen bewegen. Dafür brauchen Sie zumindest Grundkenntnisse darüber, an welchen Stellen Regelwerke bestehen, und in Bezug worauf Sie ggf. Ihr Vorhaben auf seine Gesetzmäßigkeit und Regelungskonformität prüfen möchten, bevor Sie eine Entscheidung treffen.

Nachfolgende Übersicht soll Ihnen ohne Anspruch auf Vollständigkeit einen Überblick darüber geben, welche Gesetze und Verordnungen für Sie als zahnärztlicher Unternehmer u. a. alles von Bedeutung sein können.

Gesetze und Verordnungen
- Baurecht (z. B. ggf. notwendige Genehmigung von umfangreichen Baumaßnahmen bei Praxisumbau)
- Mietrecht (z. B. Praxismietvertrag abschließen)
- Kaufvertragsrecht (z. B. Regelungen bei Praxisübernahme oder bei Immobilienkauf oder auch nur Geltendmachung von Gewährleistungsansprüchen bei einem Gerätedefekt nach Neukauf)
- Gesellschaftsrecht (z. B. Eingehen beruflicher Partnerschaften)
- Vertragszahnarztrecht (z. B. Regelungen über Art und Umfang von Leistungen für „Kassenpatienten")
- Berufsrecht (z. B. MBO-Z)
- Gebührenrecht (z. B. rechtliche Regelungen zur Abrechnung von Behandlungsleistungen in der GOZ)
- Wettbewerbsrecht (z. B. Fragestellung, ob eine Plakatwerbung im Stadtteil für die Praxis zulässig ist oder nicht)
- Steuerrecht
- Arbeitsrecht (z. B. Festlegung des gesetzlichen Mindesturlaubs)
- Haftungsrecht (BGB)
- Strafrecht (z. B. Einhalten der gesetzlichen Schweigepflicht)
- Familienrecht und Erbrecht (z. B. Regelung bei Scheidung oder im Todesfall)
- Infektionsschutzgesetz, Hygieneverordnungen und -richtlinien
- Röntgenverordnung

■ **Grundwissen zur Rechtsordnung ist wichtig**

In vielen Berufsausbildungen und Studiengängen ist die fachspezifische Rechtskunde bereits Teil der Regelausbildung/des Regelstudiums.

Für Sie ist es – zumindest derzeit – so, dass das Zahnmedizinstudium hierzu in aller Regel nicht die erforderliche Wissensgrundlage vermittelt. Im klinischen Studienabschnitt wird zwar regelmäßig eine Vorlesung zur Berufskunde angeboten. Deren zeitlicher Rahmen ist aber stark eingeschränkt, und es können die erforderlichen Inhalte hier bei weitem nicht tief gehend genug vermittelt werden. Deshalb ist es wichtig, dass Sie sich rechtzeitig studien- und/oder berufsbegleitend eigeninitiativ im eigenen Interesse auch über diese Thematik eingehend informieren.

Dabei geht es nicht darum, dass Sie anschließend im Detail alle rechtlichen Fragen allein entscheiden können sollen, sondern dass Sie einen Überblick bekommen und die wichtigsten häufig vorkommenden Regelungen kennen. Zudem sollten Sie durch die Auseinandersetzung mit diesem Thema so weit sensibilisiert sein, dass Sie rechtzeitig für sich erkennen können, wann Sie zu bestimmten Entscheidungen besser rechtliche Beratung hinzuziehen sollten.

- ■ **Reaktive Erfahrungen mit gesetzlichen Regelungen**

Häufig wird von zahnärztlichen Kollegen das Bestehen der Rechtsordnung nur im negativen Sinne als Einschränkung, Beschneidung der persönlichen Freiheit und von außen auferlegte Reglementierung interpretiert und entsprechend als belastend empfunden. Der Gesetzeskontext wird wesentlich in reaktiver Anwendung in dem Moment einer Auseinandersetzung oder eines Konfliktes erlebt. Häufig wird dies dann, insbesondere wenn die Gesetzeslage zu Ungunsten der persönlichen Auffassung zum Sachverhalt steht, als fremd bestimmend und der individuellen Situation nicht angemessen empfunden. Der Kontakt mit dem Thema Recht und Gesetz wird aufgrund solcher Erfahrungen häufig konsequent abgelehnt.

Tom

Tom betreibt zusammen mit seinem Partner seit mehreren Jahren eine BAG. Er hat, um Kosten zu sparen, im selbst entworfenen Arbeitsvertrag die Regelung festgehalten, dass seine Mitarbeiterin nur 15 Arbeitstage pro Jahr (gesetzliche Regelung: mind. 20 Tage) Urlaub erhält. Gleichzeitig soll sie für die erste Woche einer möglichen Erkrankung grundsätzlich keine Lohnfortzahlung bekommen. Zunächst geht sie darauf ein, denn sie braucht die Stelle. Außerdem kennt sie selbst die gesetzliche Regelung nicht genau, so dass ihr der Sachverhalt auch nicht weiter auffällt und aufstößt. Im Gespräch mit Freunden wird die Richtigkeit dieser Urlaubsregelung nach einiger Zeit allerdings angezweifelt. Toms Mitarbeiterin wird unsicher und lässt ihren Arbeitsvertrag von einem Anwalt prüfen. Dieser fordert Tom nach Prüfung der Unterlangen auf, sich an die gesetzlichen Bestimmungen zur Urlaubsregelung (oder die je nach Bundesland evtl. darüber hinausgehenden tariflichen Vereinbarungen) zu halten und der Mitarbeiterin die ihr entgangenen Urlaubstage nachträglich zu gewähren oder sie dafür finanziell zu entschädigen. Zudem fordert er die Lohnnachzahlung für die Woche, in der sie im letzten Jahr erkrankungsbedingt fehlte, da dies gesetzlich vorgeschrieben sei. Der von Tom in gleicher Angelegenheit beauftragte Anwalt bestätigt ihm die Richtigkeit dieser Forderungen und empfiehlt dringend, diesen zur Vermeidung weiterer Kosten Folge zu leisten.

Für Tom sind damit nicht nur unerwartet zusätzliche Kosten entstanden. Auch das Vertrauensverhältnis und die gute Beziehung zwischen beiden haben stark gelitten. Er ärgert sich obendrein über die „dreisten Forderungen" – schließlich hat sie damals der Vereinbarung zugestimmt – und wer weiß schon, was die Gesetze so alles hergeben.

Die Konsequenzen sind Ärger, Frustration, Enttäuschung und Spannungen bei Arbeitgeber und -nehmer, die Tom hätte für sich vermeiden können, wenn der Arbeitsvertrag von vornherein rechtswirksame Vereinbarungen enthalten hätte.

- ■ **Proaktive Anwendung gesetzlicher Regelungen**

Sie können die bestehende gesetzliche Regelungen aber auch proaktiv und initiativ für sich und Ihr Unternehmen nutzen als einen bereits in weiten Bereichen verlässlich vordefinierten Rahmen, in dem Sie sich – vorteilhaft für Sie selbst – weitgehend sicher bei Ihren Entscheidungen bewegen können. Eben weil dadurch klar ist, was gilt und was nicht. Hierdurch können häufig bereits präventiv Konflikte und Auseinandersetzungen vermieden und Reibungsverluste gemindert werden (Pätzold 2008). Positiv gesehen schaffen gesetzliche Regelungen für Sie als Unternehmer somit auch bessere Planungs- und Handlungssicherheit und können aus dieser Perspektive durchaus Ihre unternehmerische Tätigkeit unterstützen und Sie eher entlasten als belasten.

Allerdings schützt Sie auch das möglichst optimale Einhalten von bestehenden Regelungen nicht abschließend vor einer möglichen gerichtlichen Auseinandersetzung mit anderen Menschen über diese Regelungen und ihren Bedeutungsgehalt. Es ist Teil des Systems unserer Rechtsordnung, dass für jeden Bürger die Möglichkeit besteht, das Gericht zu befragen, wenn er meint, dass ihm Unrecht geschieht. Und letztlich entscheidet nicht das Gesetz selbst, sondern das Gericht, das dieses Gesetz anwendet und auslegt. In jedem Fall aber wird ein im Vorfeld möglichst gesetzeskonformes Handeln Ihre Position bei einer solchen Auseinandersetzung positiv stärken und absichern.

Lena

Lena will anfangs möglichst geringe Personalkosten haben. Deshalb achtet sie darauf, bei den Arbeitsverträgen, die sie bei der Gründung ihrer Zahnarztpraxis mit den neuen Mitarbeiterinnen abschließen will, zunächst nicht mehr als die gesetzlich bzw. in bestimmten Bundesländern tariflich vorgeschriebenen Mindestanforderungen zu erfüllen. Zudem lässt sie bereits im Vorfeld von einem Anwalt ihres Vertrauens die Arbeitsverträge auf ihre Gesetzeskonformität und Klarheit der Formulierung prüfen. Sie hat dann eine Sicherheit, dass ihre Verträge die gesetzlichen (tariflichen) Mindestanforderungen erfüllen und dass sie klar und vor allem unmissverständlich das festhalten, was tatsächlich gelten soll. Das hilft Lena, entsprechend dieser Vorgaben langfristig zu planen. Ungeplante entnervende Zeitaufwendungen

zur Klärung von Tatsachen oder vertraglichen Unklarheiten entfallen. Zusätzlich fördert es auch das Vertrauen der Mitarbeiterinnen in Lena und ihre Zufriedenheit mit dem Arbeitsplatz, wenn sie erleben, dass Lena sich verlässlich an die gesetzlichen Vorgaben hält, und die geltenden Regelungen präzise und eindeutig formuliert sind.

▪ Dynamik der Rechtsordnung beachten und integrieren

Machen Sie sich dabei aber bewusst: Absolute Sicherheit, dass alles klar ist, wenn Sie sich an die bestehenden Gesetze halten und die aktuelle Rechtsprechung dazu kennen, haben Sie letztlich nicht und werden Sie hierbei auch nicht bekommen können, denn eine Rechtsordnung ist in aller Regel nichts Statisches, sondern unterliegt einem dynamischen Entwicklungs- und Veränderungsprozess. Das bedeutet: Das, was heute noch gilt, kann zu einem späteren Zeitpunkt bereits nicht mehr aktuell sein. Gesetze können geändert werden, neue Gesetze hinzukommen und die bestehende Regelung einschränken oder ersetzen. Zudem kann sich auch der Bedeutungsgehalt einer Regelung aufgrund der geänderten Auslegung von Gesetzen durch die Gerichte ändern. Es kann also durchaus sein, dass die Regelung, auf die Sie sich seinerzeit verlassen haben, im Ernstfall nicht mehr wirksam ist. Umso wichtiger ist es daher, dass Sie in existenziell bedeutsamen rechtlichen Fragestellungen lieber kurz bei dem Sie beratenden Anwalt nachfragen, als sich dabei allein auf sich oder das, was Sie dazu gehört haben, zu verlassen.

Tom

Tom und sein Partner haben eine Mitarbeiterin, die seit ihrem 18. Lebensjahr als Zahnmedizinische Fachangestellte im Betrieb arbeitet. Jetzt klappt es nicht mehr richtig in der Zusammenarbeit zwischen ihr und den Chefs: Tom und sein Partner möchten ihr baldmöglichst kündigen. Toms Partner meint, dass sie hierbei die gesetzliche Kündigungsfrist beachten müssten; Tom allerdings erinnert sich daran, dass Arbeitszeiten bis zum 25. Lebensjahr nicht zu berücksichtigen seien. Entsprechend hat die ZFA bei ihnen zwar mehr als 10 Jahre gearbeitet, aber bei der Kündigungsfrist wird nur die Zeit nach dem 25. Lebensjahr berücksichtigt. Der Mitarbeiterin wird von den beiden daher mit einer vergleichsweise kurzen Frist gekündigt. Als es darüber zu einer gerichtlichen Auseinandersetzung kommt, erfahren Tom und sein Partner, dass entsprechend EU-Recht diese Regelung eine unzulässige Benachteiligung von jüngeren Arbeitnehmern darstellt. Inzwischen gilt, dass bei der Berechnung der Kündigungsfrist die gesamte Beschäftigungszeit zu berücksichtigen ist. Das Arbeitsverhältnis der Mitarbeiterin endete daher erst später als tatsächlich geschehen, und Tom und sein Partner müssen ihr, die in dieser Zeit auch bislang keine andere Arbeit gefunden hatte, das Gehalt für diese Zeit nachträglich auszahlen.

3.1.2 Verantwortung übernehmen

Verantwortung für sein Handeln zu übernehmen heißt, jederzeit bereit und in der Lage zu sein, für die eigenen Handlungen Rechenschaft ablegen zu können und die möglichen – auch negativen – Folgen mit zu tragen. Sie können sich dem nicht entziehen und nicht anderen Menschen oder dem System die Schuld dafür geben, dass die Situation jetzt so ist, wie sie ist.

Eine Grundvoraussetzung dafür, Verantwortung zu übernehmen, ist zunächst einmal die Fähigkeit zur bewussten Entscheidung unter möglichst guter Berücksichtigung der allgemeinen und speziellen Umstände des Sachverhaltes. Hierzu ist es notwendig, gut Bescheid zu wissen, wie denn die Lage ist und was möglicherweise mit berücksichtigt werden muss. Sie kommen daher nicht umhin, sich mit der zu Ihrer Frage gehörenden Rechtsordnung in einem gewissen Ausmaß auseinanderzusetzen. Es geht hierbei (► Abschn. 3.1.1) nicht darum, im Detail alle für einen zahnärztlichen Unternehmer möglicherweise geltenden Regelungen zu studieren und zu durchschauen und ohne jede Hilfe richtig anwenden zu können. Das kann und wird Ihnen schon zeitlich neben Ihrem beruflichen Alltag nicht möglich sein. Dennoch ist es wichtig, dass Sie sich der Thematik zumindest so weit öffnen, dass Sie genügend Reflexionstiefe Ihrer Entscheidung bekommen und sich bei Bedarf weitergehenden rechtlichen Rat einholen können, denn, um es mit J. W. Goethe zu zitieren: „Man sieht nur, was man weiß".

Lena

Lena hat selbst noch wenig Kenntnis von steuerlichen Gesetzmäßigkeiten: Im ersten Jahr ihrer neuen Praxis stellt sie für von ihr erbrachte Prophylaxeleistungen keinerlei Rechnungen aus und dokumentiert die Barzahlungen der Patienten auch nicht weiter, weil die Zeit einfach noch nicht reichte, sich um ein ordentliches Rechnungswesen zu kümmern. Bei der späteren Steuerprüfung wird hinterfragt, warum in Lenas Kartei die Prophylaxeleistungen zwar als berechnet notiert, aber keine Zahlungseingänge in der Buchführung zu finden sind. Lena steht vor dem Vorwurf der Steuerhinterziehung und wird finanziell zur Rechenschaft gezogen.

Und wie sieht Toms Umgang mit Verantwortung aus?

Tom

Tom führt in der Praxis eine Barkasse. Er entscheidet sich dafür, diese Barkasse nicht täglich zu prüfen – es wird schon stimmen und er will sich darauf verlassen. Wenn Tom dann später plötzlich feststellt, dass 200 Euro fehlen und keiner mehr rückverfolgen kann, wann und wie der Verlust ggf. aufgetreten sein könnte, trägt er für diese Entscheidung dennoch die Verantwortung und muss vor sich und für sich dafür gerade stehen.

Zudem sollte Ihnen bewusst sein, dass Verantwortung auch immer eine Verantwortlichkeit nach sich zieht, dafür Sorge zu tragen, dass die Entwicklung des Verantwortungsbereichs in dem gewünschten Sinne läuft. Es ist also auch Ihre Aufgabe, die Abläufe in Ihrer Praxis, die Sie regelmäßig von Ihren Mitarbeiterinnen erledigen lassen, zumindest so weit im Blick zu behalten, dass Sie Sicherheit haben, dass diese Aufgaben entsprechend Ihrer Vorgaben verlässlich erledigt werden.

Tom

Tom hat seinen Mitarbeiterinnen die Anweisung gegeben, den Patienten bei Abformungen immer zum Schutz der Kleidung einen großen Plastikumhang und nicht die übliche Serviette umzuhängen. Nachdem sich ein Patient über die Verschmutzung seiner teuren Geschäftskleidung bitter beschwert und von Tom Schadensersatz fordert, kommt bei der Nachfrage im Team heraus, dass die neuen Umhänge bislang nicht verwendet wurden.

Die Auseinandersetzung mit der Mitarbeiterin darüber ist die eine Sache und sicherlich notwendig – die andere Sache ist aber, dass Sie dennoch für die Folgen Ihrer Handlung in der Verantwortung stehen und es mit zu Ihren Aufgaben gehört, auch sicherzustellen und zu prüfen, ob Ihre Vorgaben eingehalten werden. Ein weiteres Beispiel:

Tom

Tom hat die Mitarbeiterinnen angewiesen, dass Zahlungen seiner Patienten auf den zugehörigen Rechnungen im Rechnungsordner mit Datum, Angabe bar bzw. Bank notiert werden und bezahlte Rechnungen in der PC-Datei ausgetragen werden. Diesen Vorgang hat er anfangs eng mitverfolgt, nachdem es läuft, kümmert er sich nicht mehr darum. Im Rahmen einer Steuerprüfung nimmt er nach mehreren Jahren erstmals wieder einen Rechnungsordner aus seiner Praxis selbst in die Hand und stellt fest, dass auf den letzten Rechnungen keinerlei Eintragungen wie gewünscht erfolgt sind. Es wird eine zeitaufwendige Recherche anhand der damaligen Kontoauszüge notwendig, um die Zahlungseingänge korrekt zuzuordnen. Auch wenn eigentlich davon auszugehen war, dass seine Mitarbeiterinnen nach Anweisung wissen, was sie tun sollen, trägt Tom als Praxisinhaber die Verantwortung, dass alles seinen richtigen Gang nimmt. Er hätte durch unaufwändige Stichproben die Unregelmäßigkeiten erkennen und frühzeitig Gegenmaßnahmen ergreifen können.

Machen Sie sich bewusst, dass von Ihren Entscheidungen nicht nur Sie selbst und die Menschen in Ihrer unmittelbaren Umgebung betroffen sind. Es ist auch wichtig, das Unternehmen bewusst als Teil der Welt, in der wir leben, aufzufassen. Zu sehen, dass alles, was wir tun, auch in Beziehung zur Gemeinschaft, in der wir leben, zu unserer Umwelt und Zeitgeschichte geschieht und letztlich auch auf uns stets zurückwirkt, wie auch wir auf andere wirken.

Die alte Perspektive des allein auf sich selbst gerichteten Unternehmens, das seine Entscheidungen nur in Bezug auf sich selbst und den für sich zu erzielenden Vorteil fällt, wird zunehmend abgelöst von einer Haltung des Verständnisses des eigenen Unternehmens als Teil der Welt, in der wir leben und die wir mit berücksichtigen müssen, wenn es uns und anderen langfristig gut gehen soll.

Friedrich Glasl erzählt diese Dynamik der Interaktion des Unternehmens mit seiner Umgebung sehr anschaulich in seinem Buch „Das Unternehmen der Zukunft" (Glasl 1999). Er beschreibt als höchste und anzustrebende Entwicklungsstufe eines Unternehmens diejenige, wenn wir verstehen, dass „die eigene Organisation nur dann Erfolg haben kann, wenn sie sich als ein Glied in einem Biotop versteht". Er betont, dass es dabei wesentlich ist, dass das Unternehmen eine dauerhafte und kooperative Beziehung gestaltet und pflegt, die „mehr ist als das opportunistische Nutzen von Gelegenheiten."

Glasl schildert die Position eines Unternehmens in der Welt und Gesellschaft als eine „Schicksalsgemeinschaft, weil ein Unternehmen mit verschiedenen Institutionen im Umfeld eine von Verantwortung, von einer gewissen Dauerhaftigkeit getragene Beziehung eingehen muss" (Glasl 1999, S. 18). Wer in dieser Hinsicht „verantwortungslos" entscheidet und handelt, schadet seiner Umgebung, der Gemeinschaft, Umwelt oder Zukunft und bringt diese und letztlich rückwirkend auch wieder im Umkehrschluss sich selbst und den Erfolg der eigenen Unternehmung auf lange Sicht in Gefahr.

An anderer Stelle wird diese Haltung unter dem Begriff Nachhaltigkeit vertreten und gelebt. Derzeit ist in vielen (auch größeren) Unternehmen ein klarer Trend hin zu einer Orientierung und Ausrichtung des Handelns am Prinzip der Nachhaltigkeit zu beobachten.

3.1.3 Professionelle Selbstverantwortung wahrnehmen

Derzeit geht die Tendenz stark dahin, dass eine Vielzahl von unternehmerischen Fragestellungen aus dem medizinischen Dienstleistungsbereich komplett an externe nicht-medizinische Dienstleister abgegeben wird. Allerdings stellt sich hierbei die Frage, ob dieses Outsourcing tatsächlich einen echten Gewinn bringt und ob diese Entwicklung vom professionellen Selbstverständnis her günstig ist.

Zumindest ist das kritisch zu hinterfragen: Häufig setzen nicht-medizinische Dienstleister nur das um, was ihnen bereits aus den anderen Branchen bekannt ist und was dort funktioniert. Und ob dies wirklich sinnvoll so machbar ist, oder ob nicht bestimmte Handlungsentscheidungen in dem speziellen Kontext des Gesundheitsdienstleistungswesens eventuell ganz oder teilweise anders getroffen werden müssen, bleibt an dieser Stelle offen. Aus Sicht der Autoren ist es in diesem Zusammenhang insbesondere wichtig, dass die Profession die nach eigenen Wertmaßstäben und Interessen individuell gestaltbaren eigenen Handlungs- und Gestaltungsfreiräume nicht ohne Not mehr und mehr aus der Hand gibt.

> Zahnärzte müssen sich der Herausforderung stellen, aktiv und eigenverantwortlich unternehmerisches Handeln mit individuellem Werteverständnis der Profession – einschließlich aller Grundsätze ärztlicher Ethik – zu verbinden.

3.2 Verträge abschließen und einhalten

3.2.1 Rechtsgeschäftlich tätig werden

Wenn Sie etwas vereinbaren, machen oder sagen, wodurch Sie sich rechtlich binden, geben Sie im rechtlichen Sinne eine Willenserklärung ab, die bestimmte Rechtsfolgen im Rahmen der geltenden gesetzlichen Regelungen nach sich zieht. Sie oder die Menschen, die von Ihrer Willenserklärung betroffen sind, müssen sich dann auch entsprechend daran halten. Denn sollten Sie sich nicht mehr daran halten wollen, muss Ihnen bewusst sein, dass das Nicht-Einhalten Ihrer ursprünglichen bindenden Willenserklärung für Sie möglicherweise unangenehme rechtliche Konsequenzen nach sich zieht, die Sie dann ebenfalls tragen müssen.

Sie gehen als Unternehmer in Ihrem Alltag eine Vielzahl von Rechtsgeschäften ein und schließen eine Menge Verträge. Daher ist es wichtig, sich stets dabei bewusst zu machen, was Sie dabei tun und welche Folgen dieses Handeln im Rechtssinne für Sie hat.

Gute Verträge sind für Sie wichtige Bausteine der Sicherung Ihrer Existenz. Ob es der Praxiskaufvertrag, der Praxismietvertrag oder mehr noch Verträge über berufliche Kooperationen sind – Sie alle regeln für Sie existenzielle Fragestellungen und sichern im Streitfall Ihre Rechte. Es ist daher entscheidend, dass Sie insbesondere diese Vertragsabschlüsse nicht als Neben-, sondern als Hauptangelegenheit betrachten und entsprechend sorgfältig dabei vorgehen.

3.2.2 Wirksamkeit von Rechtsgeschäften und Verträgen

Wirksame Willenserklärungen können von geschäftsfähigen Personen auf verschiedene Weise abgegeben werden: mündlich, schriftlich oder auch durch bloßes Handeln (konkludente Willenserklärung).

> Wenn ein erwachsener Patient zu Ihnen als Zahnarzt kommt, ist es nicht notwendig, dass Sie darüber mit ihm einen schriftlichen Vertrag schließen – die Tatsache, dass er bei Ihnen in der Praxis erscheint und um Behandlung bittet, zeigt deutlich genug, dass er Ihre zahnärztliche Leistung für sich wünscht (konkludente Willenserklärung).

- **Schriftform**

Für einige Vertragsarten ist auch die Schriftform gesetzlich vorgeschrieben. Teilweise ist sogar eine zusätzliche notarielle Beurkundung des Vertrags (z. B. beim Grundstückserwerb) erforderlich. Grundsätzlich ist für existenziell bedeutsame Entscheidungen immer die Schriftform anzuraten, denn sie hält fest, was gelten soll – und insbesondere im Streitfall über eine Angelegenheit sind dann solche schriftlichen Vereinbarungen die einzige Grundlage, auf die Sie sich sicher beziehen können.

Fehlende schriftliche Vereinbarungen

Tom

Tom hat mit einem Patienten mündlich besprochen, dass für die bei ihm anzufertigenden neuen Zähne Eigenkosten in Höhe von 1500 Euro anfallen. Der Patient sagt, dass die Zahlung kein Problem sei. Das ist sie auch nicht – bis der Patient die Rechnung erhält und nicht bezahlt. Auf Toms Nachfrage sagt er, er habe von Eigenkosten nie etwas von ihm gehört – wenn er das gewusst hätte, hätte er niemals der Behandlung zugestimmt, weil er das Geld einfach nicht habe. Sollte es hierüber zu einer gerichtlichen Auseinandersetzung kommen, haben Sie nichts außer einem möglicherweise in der Akte dokumentierten mündlichen Aufklärungsgespräch über die Eigenkosten in der Hand.

Tom hat endlich neue Praxisräume gefunden und ist froh, dass alles so weit läuft. Als die von Tom beauftragte Baufirma ihm in einem Telefonat mitteilt, dass für den Umbau seiner Praxis 8000 Euro mehr an Kosten anfallen werden als eigentlich geplant, stimmt er der Kostenerhöhung zu. Monate später erhält Tom die Rechnung für die Bauarbeiten und sieht, dass die Gesamtkosten um mehr als das Doppelte von 8000 Euro gestiegen sind. Als Tom die Baufirma hierzu kontaktiert, entgegnet diese, dass man ja nichts dafür könne. Die Arbeiten seien nun mal nötig gewesen und was erbracht sei, müsse auch gezahlt werden. Sollte Tom sich entschließen, hierüber mit der Firma in einen Rechtsstreit zu treten, hätte er von Anfang an schlechte Karten, weil ihm die schriftliche Grundlage für seine Forderung fehlt.

- **Formfreiheit**

Beim Abschluss von Arbeitsverträgen gilt grundsätzlich „Formfreiheit". Eine Schriftform ist nicht zwingend gesetzlich erforderlich. Nach den Regelungen des Nachweisgesetzes (NachwG) wird sie allerdings dem Arbeitgeber sehr eindringlich nahegelegt. Im Zweifelsfall trägt der Arbeitgeber ohne vorhandenen Schriftvertrag die volle Beweispflicht über die Vertragsinhalte, was sich in einer Auseinandersetzung über die mündlich vereinbarten Vertragsinhalte für ihn ausgesprochen ungünstig entwickeln kann, zumindest, wenn der Arbeitnehmer behauptet, dass alles ganz anders sei, als es der Zahnarzt meint, vereinbart zu haben (Pätzold 2008, S. 80).

- **Einhaltung gesetzlicher Regelungen**

Zu beachten ist zudem noch, dass rechtsgeschäftliche Erklärungen nur dann wirksam sind, wenn bestimmte Vorgaben erfüllt sind: Es ist u. a. wichtig, dass zwingende gesetzliche Regelungen eingehalten werden. Darüber hinaus ist auch das Privatrecht den Wertungen des Grundgesetzes unterworfen: Wirtschaftliche und soziale Ungleichheit dürfen daher nicht dazu führen, dass der Vertrag im Einzelfall nicht mehr als Mittel der Selbstbestimmung dient, sondern eine der beiden Vertragsparteien ihn aufgrund ihrer überlegenen Stellung als Mittel zur Fremdbestimmung gebraucht. Zudem darf auch nicht gegen gesetzliche Verbote verstoßen werden (Preußer 2007).

Tom

Tom hat in dem Vertrag mit seinem neuen Partner Tim geregelt, dass der ausscheidende Partner sich zum Schutz des verbleibenden Kollegen vor seiner Konkurrenz in einem Zeitraum von 10 Jahren nicht in derselben Stadt neu niederlassen darf. Als Tim die Praxis verlässt und sich in unmittelbarer Nähe von Toms Praxis neu niederlässt, geht Tom sofort zum Anwalt. Das ist ja nun die Höhe! Allerdings rät ihm sein Anwalt von einer Auseinandersetzung eindringlich ab: Nach aktueller Rechtsprechung ist die vorhandene Regelung zum Konkurrenzschutz rechtlich unwirksam, da diese Vereinbarung „zu weit geht". Sie ist, wie man sagt,

„sittenwidrig": Sie schränkt das Grundrecht des betroffenen Kollegen auf freie Ausübung seines Berufes unangemessen stark ein und benachteiligt ihn als ausscheidenden Partner damit unangemessen hoch. Leider ist eine sittenwidrige Regelung dann gleich vollständig unwirksam – somit kann Tom noch nicht mal auf einem geringeren Konkurrenzschutz bestehen, sondern Tim braucht diese Regelung gar nicht mehr zu beachten.

- **Geschäftsfähigkeit aller Vertragspartner**
Wichtig ist auch, dass Sie und Ihre Verhandlungspartner im rechtlichen Sinne zum Zeitpunkt des Geschäftsabschlusses tatsächlich geschäftsfähig sind.

Tom
Ein 6-jähriges Kind kommt zu Tom in die Praxis und sagt, dass es einen Glitzerdiamanten auf den neuen bleibenden Schneidezahn geklebt bekommen möchte. Da die Mutter nicht mit zum Termin gekommen ist, lehnt Tom die Behandlung ab, denn er weiß, dass ein Kind in diesem Alter noch nicht geschäftsfähig ist.

3.2.3 Haftung aufgrund vertraglicher Verbindlichkeiten

Haftung im zivilrechtlichen Sinne bedeutet, dass Sie für Schäden durch unerlaubte Handlungen oder Folgen von Nicht-Erfüllung vertraglicher Vereinbarungen finanziell geradestehen müssen.

- **Haftpflicht für persönliches berufliches Handeln**
Sie sind zu Schadensersatz verpflichtet, haben eine sog. „Haftpflicht". Die Anspruchsgrundlage für Schadensersatz ergibt sich aus den für den individuellen Fall zutreffenden gesetzlichen Regelungen.
Der Umfang des zu ersetzenden Schadens umfasst beispielsweise die Erstattung entstandener Krankenhauskosten, Ausgleich von Verdienstausfall und die Zahlung von Schmerzensgeld. Gegenüber Ihnen als Arzt

können Haftungsansprüche sowohl aus den Verpflichtungen des Behandlungsvertrages selbst entstehen als auch als Folge unerlaubter Handlungen (Ries et al. 2008b, S. 160).

Tom
Frau Kuhn kommt zu Tom in die Notfallsprechstunde. Sie hat eine dicke Schwellung im Bereich der Zunge und starke Schmerzen. Aus Zeitgründen untersucht Tom sie am Tag ihres Kommens nicht, sondern lässt nur seine Helferin eine Schmerztablette aushändigen und ihr ausrichten, sich im Laufe der Woche noch einmal vorzustellen, wenn es nicht besser wird. Am frühen Morgen des Folgetages ist die Schwellung bei Frau Kuhn so weit fortgeschritten, dass es bei ihr bereits zu Luftnot führt. Sie wird als Notfall ins Krankenhaus eingeliefert und operiert. Auch wenn die Umstände des Einzelfalles sicherlich komplexer sind, als in diesem vereinfachten Beispiel dargestellt: Toms Handeln, trotz eindrücklicher klinisch fassbarer Symptomatik, einfach nichts weiter zu tun als ein Schmerzmittel zu verordnen, gibt starken Anlass für den Vorwurf ihm gegenüber, dass er seine Sorgfaltspflicht erheblich verletzt hat. Denn durch rechtzeitiges Erkennen der akuten klinischen Situation hätte eine lebensbedrohliche Situation für die Patientin aller Voraussicht noch ganz oder teilweise vermieden werden können. Tom haftet für die Folgen.

- **Haftung für Tätigkeiten der Mitarbeiter und Organisationsverschulden**
Sie haften aber ggf. nicht nur für Schäden, die Sie höchst persönlich verursacht haben. Als Unternehmer haften Sie – je nach Fallkonstellation – in vielen Fällen auch für das, was Ihre Angestellten tun:
Die gesetzliche Regelung sieht vor, dass Sie ein Verschulden der Personen, deren Sie sich zur Erfüllung Ihrer Verbindlichkeit bedienen, in gleichem Umfang zu vertreten haben wie eigenes Verschulden. Wer sich arbeitsteiliger Verfahren bedient, muss auch deren Risiken tragen: Sie können sich durch den Einsatz anderer Personen nicht der Schadensersatzpflicht entziehen,

sofern nicht ohnehin bereits darin eine Pflichtwidrigkeit liegt, dass Sie diese Personen überhaupt damit beauftragt haben (Organisationsverschulden), etwa weil sie für diese Aufgabe nicht fachlich geeignet war.

Lena

Lena beauftragt ihre Mitarbeiterin mit einer professionellen Zahnreinigung. Diese wird dadurch zu ihrer Erfüllungsgehilfin für die ihr aufgetragene Tätigkeit. Wenn die Mitarbeiterin dabei nicht mit der nötigen Sorgfalt zu Werke geht, z. B. Zahnstein übersieht und die abschließende Politur einfach vergisst, haftet Lena dennoch genauso dafür, als wenn sie die Tätigkeit selbst durchgeführt hätte.

Lena setzt aufgrund akuten Personalmangels für die professionelle Zahnreinigung ihre Auszubildende ein, die dazu aber eigentlich gar nicht fachlich ausgebildet ist. Während der Reinigung kommt es durch unsachgemäße Anwendung der Reinigungsinstrumente zu einer schmerzhaften Verletzung des Zahnfleisches. Auch hier haftet Lena vollumfänglich, allerdings bereits deswegen, weil sie die Aufgabe wissentlich einer Mitarbeiterin übertrug, die die dafür erforderliche Sachkenntnis zum Zeitpunkt des Auftrages nicht besitzen konnte (Organisationsverschulden).

■ **Berufshaftpflichtversicherung**

❯ Schließen Sie für die Ausübung Ihrer Tätigkeit eine angemessene und ausreichende Berufshaftpflichtversicherung ab. In Ihrem Falle als Zahnarzt ist dies sogar in der für Sie geltenden Berufsordnung (§ 4 Musterberufsordnung für Zahnärzte) gesetzlich vorgeschrieben.

■ **Gesamtschuldnerische Haftung**

Zudem ist unbedingt zu beachten, dass Sie bei gemeinsamer rechtsgeschäftlicher Tätigkeit, bei der Sie nicht allein, sondern zusammen mit weiteren Personen einen Vertrag gegenüber einem Dritten schließen, von diesem Dritten in die sog. „Gesamtschuldnerische Haftung" genommen werden können. Der Gläubiger braucht sich im Zweifel nicht von allen Schuldnern des Vertragsverhältnisses anteilig die Verpflichtungen erfüllen lassen, sondern ist hingegen berechtigt, auch von einem der Schuldner allein die Erfüllung der vollständigen Verpflichtung einzufordern.

Wenn Sie beispielsweise zusammen mit einem allgemeinärztlichen Kollegen einen Mietvertrag über die gesamte Etage eines Ärztehauses abgeschlossen haben, haften Sie für ihn mit. Die Praxis Ihres ärztlichen Kollegen läuft nicht gut und er gerät mehr und mehr in finanzielle Schwierigkeiten. Am Ende kann er nicht einmal mehr seinen Anteil für die Miete der Räumlichkeiten aufbringen. Da Sie nun eben gesamtschuldnerisch haften, sind Sie verpflichtet, dem Vermieter den fehlenden Betrag zu zahlen. Natürlich können Sie versuchen, diese Summe intern (rechtlich: im Innenverhältnis) von Ihrem Kollegen zurückzufordern, aber der hat ja bekannterweise nichts. Im Außenverhältnis gegenüber dem Vermieter ist und bleibt Ihre gesamtschuldnerische Haftung voll wirksam und Sie können sich ihr nicht entziehen.

In bestimmten Rechtsformen zahnärztlicher gemeinsamer Berufsausübung, z. B. der sog. Berufsausübungsgemeinschaft (▶ Abschn. 3.3) gilt z. B. die gesamtschuldnerische Haftung sogar für Ansprüche des Patienten gegenüber der Praxis aufgrund eines Behandlungsfehlers eines der behandelnden Zahnärzte.

In der Berufsausübungsgemeinschaft schließt der Patient seinen Behandlungsvertrag nicht mit einem der unternehmerisch beteiligten Behandler, sondern mit der Gesellschaft als Ganzes. Dem Geschädigten steht es daher frei, Schadensersatz sowohl von dem den Fehler verursachenden Zahnarzt allein zu fordern als auch (oder zusätzlich auch) von seinen mit ihm zusammen tätigen Kollegen.

In anderen Rechtsformen der Zusammenarbeit, z. B. in einer Praxisgemeinschaft, gibt es hingegen in dieser Form keine gegenseitige Haftung bei Behandlungsfehlern. Der Patient schließt hier nicht mit der Gesellschaft, sondern nur mit der jeweils beteiligten Einzelpraxis einen Behandlungsvertrag: Hier haftet jeder Kollege allein, aber auch nur für das, was er selbst getan hat.

Tom

Toms Freund Karl betreibt eine Praxisgemeinschaft mit seinem Kollegen Gisbert. Dieser setzt fehlerhaft Implantate. Der Patient möchte Schadensersatzansprüche geltend machen. Da Gisbert aber stadtbekannt bereits Insolvenz angemeldet hat, macht der Patient seine Ansprüche gegenüber Karl geltend. Dieser kann dies mit dem Hinweis darauf ablehnen, dass er mit Gisbert lediglich eine Praxisgemeinschaft betrieben habe und daher nicht verpflichtet sei, für seine Fehler geradezustehen. Würden Karl und Gisbert Stefan in Form einer BAG zusammengearbeitet haben, so hätte Karl jetzt für die Behandlungsfehler von Gisbert und die Schadensersatzforderungen des Patienten vollumfänglich nach außen dem Patienten gegenüber haften müssen. Natürlich könnte Karl im Innenverhältnis dann gegenüber Gisbert versuchen, das Geld zurückzuverlangen. Dies würde allerdings im Falle der Insolvenz von Gisbert nicht erfolgversprechend sein.

Gisbert und Karl haben zudem noch ein weiteres Problem: Sie haben den Kredit für die Praxis in Höhe von 400.000 Euro gemeinsam aufgenommen. Jetzt, wo Gisbert insolvent ist, muss Karl auch für dessen Anteil an der Kreditsumme gesamtschuldnerisch haften.

Dieses Beispiel macht deutlich, wie ausgesprochen wichtig es bei Vertragsverhandlungen ist, ein klare Vorgehensweise zu wählen:

> ❯ **Jeder Partner der Praxis sollte für die Praxisfinanzierung seinen eigenen Kreditvertrag mit der Bank abschließen, weil es sich somit um sicher getrennte Vertragskreise handelt.**

3.2.4 Verträge, die Sie als einzelner Unternehmer mit Geschäftspartnern schließen

Im Unternehmeralltag werden Sie eine Vielzahl und Vielfalt an Verträgen schließen müssen. Durch jeden Vertragsabschluss entstehen für Sie und die Gegenpartei Verbindlichkeiten, die wechselseitig entsprechend der Vereinbarung auch einzuhalten sind. Und es gelten je nach Vertragsart unterschiedliche Regelungen für den Fall, dass sich eine oder beide der Vertragsparteien nicht an das Vereinbarte halten.

Tom

Tom beauftragt ein Unternehmen mit der kontinuierlichen technischen Betreuung seiner Website. Das Unternehmen schickt ihm einen Service-Vertrag mit der Bitte um Unterschrift zu. Tom unterschreibt, ohne im Detail nachzulesen. Ein Jahr später will Tom zu einem anderen Unternehmen wechseln und den vorhandenen Vertrag sofort kündigen. Mit Verweis auf die von Tom selbst unterschriebenen Vertragsbestimmungen erhält Tom die Antwort, dass er seinerzeit einer Mindestlaufzeit von 3 Jahren zugestimmt hat und somit die monatliche Gebühr von 15 Euro noch bis zum Ende dieses Zeitraumes zu entrichten hat.

In ◘ Tab. 3.1 sind, damit Sie einmal ein Gefühl für Umfang und Vielfältigkeit der Verträge bekommen, die Sie abschließen werden, eine Auswahl typischer Vertragspartner aus Ihrem Alltag zusammengestellt.

Darüber hinaus betrifft Sie, wenn Sie sich mit mehreren Kollegen zur Zusammenarbeit verbinden, der Bereich der sog. Gesellschaftsverträge. Es würde den Rahmen und die Zielsetzung dieses Buches sprengen, an dieser Stelle im Detail die rechtlichen Besonderheiten aller Vertragsarten im Detail abzuhandeln. Hierzu verweisen wir Sie bei Bedarf auf die bereits für Ihre Berufsgruppe umfänglich hierzu vorliegende Spezialliteratur (Empfehlungen am Ende dieses Kapitels). Hier erfahren Sie auch detailliert, was gilt und wie vorzugehen ist, wenn vertraglich vereinbarte Leistungen nicht von Ihren Vertragspartnern eingehalten werden, oder welche Leistungen z. B. Ihre Patienten von Ihnen aus dem Behandlungsvertrag mit Ihnen erwarten können.

◻ Tab. 3.1 Auswahl von Verträgen in der Zahnarztpraxis

Art des Vertrages	Vertragspartner	Beispiel für individuelle Gestaltungspunkte
Darlehensvertrag	Bank	Zinshöhe, Tilgungsdauer, Zinsbindung, anfängliche Tilgungsfreiheit
Mietvertrag	Vermieter	Provision, Mietsicherheit, Dauer
Telefonvertrag	Telefongesellschaft	Wahl verschiedener Tarife
Stromvertrag	Stromlieferant	Wahl verschiedener Tarife
Gerätekaufvertrag	Dentaldepot	Lieferzeit, Garantiezeit, Rabatt
Praxiskaufvertrag	Praxisinhaber alt	Kaufpreis, Zeitpunkt Übernahme etc.
Arbeitsvertrag	Arbeitnehmer	Urlaubszeit, Vergütung, Sonderzahlung
Werksvertrag	Zahntechniklabor	Skonto, kostenfreie Nachbesserung
Versicherungsvertrag	Versicherung	Wahl verschiedener Tarife
Reinigungsvertrag	Reinigungsfirma	Vergütung der Reinigungsleistung
Softwareservice	Softwarefirma	Ggf. Wahl verschiedener Tarife
Wartungsvertrag	Hardwarefirma	Ggf. verschiedene Tarife
Webhostingvertrag	Webagentur	Ggf. verschiedene Tarife
Behandlungsvertrag	Patient	Ggf. Umfang, Art und Preis der Leistung unter Beachtung der gesetzlichen Vorgaben

3.2.5 Vertragsentwurf – ein Vertrag entsteht

Soll ein Vertrag über eine Vereinbarung schriftlich abgeschlossen werden, stehen Sie vor der Frage, was genau wie inhaltlich in welcher Form festgehalten werden soll. Darüber, wie ein „guter Vertrag" aussieht und was dieser wie ausführlich regeln soll, bestehen je nach persönlicher oder beruflicher Erfahrung der Vertragspartner oder ihrer Berater häufig sehr unterschiedliche Auffassungen.

■ **Regelungstiefe**
Grundsätzlich müssen Sie sich fragen, wie viel Regelungssicherheit Sie durch den Vertrag haben möchten. Ein langer Vertrag, der Vieles ausführlich regelt, schafft für Sie viele Verlässlichkeiten, auf die Sie sich rechtssicher im Streit beziehen können. Umgekehrt sollten Sie aber

auch bedenken, dass sich auch Ihre Meinung zu bestimmten Punkten mit der Zeit ändern kann und gegebenenfalls durch Sie sich Ihre eigene Handlungsfreiheit durch die Vielzahl der seinerzeit vereinbarten und jetzt vorhandenen Regelungen selbst einschränken.

Tom
Tom hatte seinerzeit mit seinem Partner in der Praxis festgelegt, dass jeder täglich 8 Stunden Behandlungszeit in der Praxis erbringt. Damit wollten sie sicherstellen, dass jeder Behandler auch anteilig genügend Umsatz für das Unternehmen erzielt. Aus persönlichen Gründen möchte Toms Kollege allerdings gerne seine Behandlungszeit auf 6 Stunden täglich reduzieren. Tom lehnt das ab. Er verweist auf den geltenden Vertrag und lässt sich auch auf keine Neuverhandlung hierzu ein. Hätte hierüber in diesem Fall keine klare vertragliche Regelung

bestanden, hätte Toms Kollege hier mehr persönlichen Handlungsspielraum behalten. So kann er nur zähneknirschend weiter 8 Stunden pro Tag behandeln oder den vorhandenen Vertrag von sich aus kündigen.

Eine Faustformel, was besser ist:

- Kurze Vertragsversionen, die nur das Existenzielle regeln, bei kurzen Vertragslaufzeiten und geringen Konsequenzen im Streitfall.
- Lange Vertragsversionen mit einer möglichst detaillierten und ausführlichen und damit klaren Regelung einer Vielzahl von Einzelpunkten bei langfristigen Verträgen mit empfindlichen Konsequenzen im Streitfall.

Wenn bereits von Anfang an sehr differente Auffassungen über die grundsätzliche Form und Art der Inhalte eines Vertrags zwischen den Vertragsparteien bestehen, kann das die Verhandlungen sehr erschweren oder manchmal sogar unmöglich machen.

In jedem Fall entscheidend ist, dass Ihnen ein Vertrag am Ende die Sicherheiten, die Sie damit erreichen wollen, auch wirklich für den Streitfall gibt. Insbesondere ist das für Sie als Unternehmer bedeutend hinsichtlich der Regelung all jener Auseinandersetzungen, die Ihre Existenz akut gefährden können.

Tom

Tom kann noch mehr Patienten brauchen. Als bei ihm der Kollege Stefan anfragt, ob er kurzfristig mit seiner Einzelpraxis und seinem treuen Patientenstamm in die Praxis von Tom eintreten und mit ihm eine BAG gründen kann, freut sich Tom über den Zuwachs. Allerdings kennt er Stefan überhaupt nicht und vereinbart daher mit ihm, dass in den ersten 2 Jahren der Vertrag jederzeit mit einer Frist von 4 Wochen zum Monatsende von ihm gekündigt werden kann. Stefan muss dann sofort die Praxis wieder verlassen und sich einen neuen Standort suchen. Ohne das weiter zu hinterfragen, willigt Stefan ein – u. a. deshalb, weil es ihm einfach auch unter den Nägeln brennt, da

er dringend neue Räume braucht, weil sein Mietvertrag nicht mehr verlängerbar ist – das wird schon klappen mit der Zusammenarbeit, denkt Stefan.

Für ihn läuft auch alles in der neuen Praxis gut an – sein Patientenstamm wächst sogar noch weiter und er erzielt gute Umsätze. Aber Tom wird die Sache am Ende doch zu heiß: Stefan ist zu gut, teilweise wandern sogar Toms Patienten zu Stefan ab. So geht das nun nicht! Daher kündigt Tom seinem Kollegen kurz vor Ende der 2-Jahres-Periode. Innerhalb eines Monats muss Stefan jetzt für sich organisieren, wo er seine Patienten kurzfristig weiterbehandeln kann. Dass er eine adäquate Alternative so schnell finden wird, ist unrealistisch. Mit Umsatzeinbußen und Patientenverlusten ist jedenfalls sehr wahrscheinlich zu rechnen, und das kann schnell seine Existenz gefährden.

Um so etwas zu vermeiden, wäre es gut gewesen, sich bei einer Verhandlung des Vertrages nicht auf eine solch kurze Kündigungsfrist einzulassen, sondern für sich genügend Sicherheit zu verhandeln, dass Sie auch in einer solchen Situation des Scheiterns der gemeinsamen Tätigkeit genügend zeitlichen Spielraum haben, neu zu planen.

- **Musterverträge**

Falls Sie noch überhaupt keine Erfahrung mit Gesellschaftsverträgen und ihren speziellen Inhalten haben, ist es zu empfehlen, dass Sie sich zunächst einmal anhand eines typischen Musters eines solchen Vertrages mit den in dieser Sache relevanten Verhandlungspunkten im ersten Schritt vertraut machen. Für viele Vertragsarten, die Ihre Berufsgruppe betreffen, finden Sie auf den Webseiten der Kammern entsprechende Vorlagen zum Download. Auch Verträge von Kollegen, die diese Ihnen freundlicherweise ggf. in Kopie überlassen, sind eine gute Hilfe, um einen ersten Überblick zu bekommen.

> **Es wird dringend davor gewarnt, Inhalte von Mustern und Vorlagen ohne weiteres Hinterfragen 1:1 für den eigenen Vertrag zu übernehmen.**

Zum einen können sich rechtliche Regelungen sehr schnell ändern – das, was Sie meinen als rechtssicher formuliert zu übernehmen, kann längst nach aktueller Rechtsprechung bereits eine nicht mehr rechtswirksame Formulierung sein. Zum anderen können auch Mustervorlagen Vertragspassagen vorschlagen, die nicht notwendigerweise auch wirklich alle im Vertrag so in Ihrem Fall auftauchen müssen, auch wenn eine solche Vorlage das zunächst einmal aufgrund der Bezeichnung „Mustervertrag" nahelegen mag. Häufig bestehen mehr Spielräume, als es zunächst scheinen mag.

Lena

Lena hat noch aus ihrer Assistentenzeit einen Musterarbeitsvertrag für ZFA von ihrem damaligen Chef. Dieser enthält (die mitarbeiterfreundliche) Regelung über die zusätzliche Freistellung unter Lohnfortzahlung bei Umzug für bis zu 2 Tage. Unterhinterfragt übernimmt Lena das Muster. Wenn das ihr Chef damals genommen hat, wird es schon das richtige sein. Der war doch so ein Fuchs! Später erfährt sie allerdings von ihrem Anwalt, der mal einen Blick über ihre vorhandenen Verträge wirft, dass viele der in dem Vertragsmuster enthaltenen Regelungen entsprechend der Regelungen in ihrem Bundesland gesetzlich so überhaupt nicht vorgeschrieben sind. Das hat sie aber damals nicht gewusst. Sie dachte, dass sie gar nicht darum herumkomme, das so wie dort geschrieben mit in den Vertrag aufzunehmen.

Nach dieser schlechten Erfahrung bedauert unsere Lena natürlich, sich nicht vorher Gedanken darüber gemacht zu haben. Es ist daher Folgendes dringend zu empfehlen:

> Lassen Sie sich zumindest bei der Erstellung der für Sie existenziell bedeutsamen Verträge zusätzlich anwaltlich beraten und unterstützen.

Eine Vorarbeit anhand eines Vertragsmusters, wie oben beschrieben, ist aber zumindest schon einmal in jedem Fall ein günstiger Einstieg. Oft kann auch auf das vorhandene

Muster als Vorlage gut aufgebaut werden. Jedenfalls ist es für Sie eine gute Ausgangsbasis, sich mit einzelnen Fragestellungen und Ihrer Einstellung dazu im Detail vorab zu beschäftigen. Das ist auch eine gute Vorbereitung für einen ersten Beratungstermin mit einem Anwalt.

▪ Zwei Zahnärzte – zwei Anwälte?

Sinnvollerweise sollten sich die Vertragsparteien im Vorfeld dahingehend absprechen, welcher Anwalt zunächst den grundsätzlichen Vertragsentwurf nach einem (möglichst) gemeinsamen Vorgespräch vornimmt. Auch sollte vorher verhandelt werden, wer die Kosten für diesen Vertragsentwurf dann übernimmt (beim Abschluss von Gesellschafterverträgen sind das üblicherweise zu gleichen Anteilen die Gesellschafter oder die künftige Gesellschaft selbst – aber auch das sollten Sie einvernehmlich regeln und schriftlich festhalten, damit von Anfang an darüber Klarheit herrscht).

Lena

Anne und Kirsten, Lenas Freundinnen, wollen eine Praxisgemeinschaft gründen. Annes Anwalt macht, wie Anne und Kirsten einvernehmlich – allerdings nur mündlich – vereinbart haben, einen Vertragsentwurf. Gleichfalls war besprochen, dass die beiden sich die Kosten von Annes Anwalt hierfür hälftig teilen. Nun gefällt Kirsten der Vertragsentwurf von Annes Anwalt ganz und gar nicht, und sie lässt ihren Anwalt einen neuen Gegenentwurf machen und verweigert, an dem Entwurf von Annes Anwalt weiterzuarbeiten. Die Kosten, die bereits für die Arbeit von Annes Anwalt an dem Entwurf angefallen sind, will sie nicht tragen – sie kann sich nicht erinnern, dass sie jemals gesagt haben soll, dass sie das zahlt – es sei ja Annes Anwalt und nicht ihrer.

▪ Allgemeine Geschäftsbedingungen (AGB)

Nicht in allen Fällen werden die Inhalte von Verträgen zwischen den Vertragsparteien im Detail verhandelt. Bei sog. Formularverträgen werden die Vertragsinhalte von nur einer der beiden Vertragsparteien allein ausgestaltet und nicht im Einzelnen auf Augenhöhe ausgehandelt. Solche Vertragsbedingungen gelten im Allgemeinen für eine Vielzahl vergleichbarer Rechtsgeschäfte in gleicher Weise. Man nennt sie daher auch Allgemeine Geschäftsbedingungen (AGB). Sie werden dem Vertragspartner einseitig zur Annahme gestellt. Eine echte Verhandlung über die einzelnen Inhalte zwischen den beiden Vertragsparteien findet in der Regel nicht statt (Hensche 2011).

Zum Schutz der Vertragspartei, die einen solchen Vertrag zur Annahme gestellt bekommt, unterliegen diese Allgemeinen Geschäftsbedingungen einer umfangreichen Wirksamkeitskontrolle. Eine Vielzahl von Vorgaben des Bürgerlichen Gesetzbuches legt fest, welche Regelung wirklich Geltung erlangt und welche nicht. So ist es z. B. nicht erlaubt, dass unerwartet abweichende Regelungen getroffen werden, die üblicherweise nicht erwartet werden können.

Ein Beispiel für einen Sie betreffenden typischen Formularvertrag sind die Allgemeinen Geschäftsbedingungen Ihres Verbrauchsmateriallieferanten, wenn Sie Waren bestellen.

3.2.6 Vertragsverhandlungen führen

» Oft ist für den jungen Unternehmer die Situation ‚Vertragsverhandlung' zunächst ungewohnt, da er hierzu oft einfach noch über wenig oder keine praktische Erfahrung verfügt. Sie haben noch keine Kenntnis über die typischerweise dabei zu verhandelnden Inhalte und verfügen zudem auch noch nicht über Rollensicherheit in ihrer Position als Verhandlungspartner. (Müller und Sander 2008)

Keinesfalls darf dies dazu führen, dass sich das für Sie bei den Verhandlungen nachteilig

auswirkt und das Verhandlungsergebnis am Ende nicht Ihre eigentlichen Interessen wiedergibt. Die Gefahr ist groß, aus Unerfahrenheit zunächst eine mehr passive Rolle einzunehmen, sich auf den möglicherweise erfahreneren Verhandlungspartner vollständig zu verlassen und die von diesem vorgeschlagenen Vertragsinhalte wenig oder gar nicht zu hinterfragen. Oft wird auch von erfahrenen Verhandlern Druck ausgeübt, indem darauf gedrungen wird, dass der Vertrag so bald wie möglich unterschrieben sein müsse. Aber genau diese Situation mahnt zu größter Aufmerksamkeit und Vorsicht. Häufig geht es dabei um Verhandlungspunkte, die eigentlich seitens der Gegenseite wissentlich verhandlungsfähig sind, aber bei denen diese ihre Position einfach und schnell durchsetzen möchten, ohne dass die Gegenseite noch im Detail darüber nachdenkt.

Wichtig für Sie: In den meisten Fällen brauchen Vertragsverhandlungen einfach eine gewisse Zeit. Unsicherheiten und Unklarheiten sollten vollständig beseitigt sein, bevor es zur Vertragsunterzeichnung kommt. Es sollte immer das Ziel sein, dass beide Partner gleichermaßen aktiv und auf Augenhöhe an der Vertragsgestaltung mitwirken und diesen wirklich intensiv in allen Punkten verhandeln. Niemals sollten Sie sich gezwungen fühlen, aus falsch verstandenem Harmoniebedürfnis heraus Vertragsinhalten zuzustimmen, auch wenn Sie dies eigentlich gar nicht wollten oder diese vielleicht nicht einmal richtig verstanden haben. Ein mehr oder weniger erzwungenes einseitiges Nachgeben bei bestimmten Verhandlungspunkten bedeutet letztlich immer, dass hierdurch ohne Not eine Schieflage herbeigeführt wird, was sich später erheblich nachteilig für die Betroffenen auswirken kann (Müller und Sander 2008).

In einer „Verhandlung auf Augenhöhe" vertreten die beteiligten Vertragsparteien ihre Positionen und klären, ob und in welcher Form bei gegensätzlichen Auffassungen ein gemeinsamer Nenner dennoch gefunden werden kann:

» Wirklich zu verhandeln bedeutet, gegenseitig jeweils seine Eigenheit zu vertreten und gleichzeitig dabei auszuloten, wo sich das Gegenüber befindet. Ein Vertrag fasst dann am besten schriftlich zusammen, wie weit ein Übereinkommen gefunden werden kann. Über Punkte, in denen keine Einigung erzielt werden kann, kann eben kein Vertrag geschlossen werden. Dann besteht für beide Seiten Klarheit, und das ist auf Dauer in der Regel besser, weil zukunftsträchtiger als vermeintliche, tatsächlich aber nicht bestehende Übereinstimmung […]. (Rechtsanwalt Klemeyer, in: Müller und Sander 2008).

Vorsicht: unangemessene Verhandlungsatmosphäre und schlechte Verhandlungspartner
Warnzeichen für eine unangemessene Verhandlungsatmosphäre:
- Zeitdruck („Bis morgen muss ich Ihre Unterschrift haben")
- Verweigerung der Verhandlung von Vertragsinhalten/Kompromisslosigkeit („So oder gar nicht")
- Verurteilung anwaltlicher Unterstützung („Brauchen wir nicht")
- Entscheidungsdruck („Stellen Sie sich doch nicht so an")
- Ablehnung von Fragen („So genau müssen Sie das nicht wissen")

Verhandlungspartnertypen, die mit Vorsicht zu genießen sind:
- **Der Eilige/Drängler:** Das muss bis morgen unterschrieben sein! Am besten noch heute! Legen Sie es mir heute Abend noch ins Büro, wenn Sie es sich durchgelesen und unterschrieben haben.
- **Der Überrumpler:** Also, kommen Sie, das müssen Sie alles gar nicht so genau lesen – das ist doch gut so, wie es da steht, finden Sie nicht auch? Und wir können ja später immer noch mal neu darüber sprechen, jetzt unterschreiben Sie das aber erst mal.
- **Der Kompromisslose:** Also, das ist schon alles gut so: da können Sie mir vertrauen, das ist richtig so. Anders geht es auch gar nicht. Überlegen Sie sich das, entweder so, oder gar nicht. Diskutieren werde ich nicht darüber mit Ihnen.
- **Der vertrauensselige Vertragsunwillige:** Nee, da brauchen wir keinen so detaillierten Vertrag. Wir verstehen uns ja und wissen, was wir wollen, das wird schon gut gehen.
- **Der Nicht-Festleger:** Also, so genau brauchen wir das nicht zu formulieren – es ist ja klar, was gemeint ist im Ernstfall. Das wissen wir beide ja auch.
- **Der „Plüschige":** Sie können zu mir uneingeschränktes Vertrauen haben – ich verstehe nicht, warum Sie noch selbst einen Anwalt nehmen, das kostet doch alles nur Geld zusätzlich, und das, was ich Ihnen anbiete, ist gut – ich will doch nur Ihr Bestes (Der „Plüschige" meint das wirklich so).

Häufig haben in Verhandlungen die Vertragsparteien auch Hemmungen, diejenigen Regelungen zu verhandeln, die im Falle einer Auseinandersetzung gelten sollen. Gerade wenn viel Einvernehmen zwischen den Vertragsparteien im Moment der Verhandlung herrscht, scheint es schwierig, darüber zu sprechen, was gelten soll, wenn es dennoch irgendwann einmal zu einer Auseinandersetzung kommt. Aber gerade die klare Regelung dieser Situation ist eine der wichtigsten potenziellen Funktionalitäten eines Vertrages. Man kann dies nur dann in Ruhe verhandeln, wenn und so lange man sich noch gut versteht – wenn ein Konflikt erst einmal eingetreten ist zwischen den Vertragspartnern, ist eine Einigung darüber nachträglich nur sehr schwer und zu einem hohen Preis zu erzielen oder gar nicht mehr möglich.

Tom

In seiner ehemaligen BAG mit Hugo hatte Tom folgende Erfahrung gemacht: Auf die von dem sie gemeinsam beratenden Anwalt empfohlene Regelung über die Auflösung der Gesellschaft im Falle einer Trennung der Partner verzichteten beide damals als Vertragspunkt einvernehmlich. Sie verstanden sich doch so gut. Dass sie sich einmal trennen, war unvorstellbar. Und wenn doch, könnte man sich immer noch einigen. Jahre später lebten sich Tom und Hugo tatsächlich immer mehr auseinander. Die Chemie stimmte einfach nicht mehr. Hugo kündigte den Vertrag mit Tom fristlos und verlangte, dass sich Tom unverzüglich andere Räume suchen sollte. Tom verweigerte dies mit dem Hinweis darauf, dass er das gleiche Recht wie Hugo auf die Räume habe und Hugo sich doch einen anderen Praxisstandort suchen sollte, wenn er nicht mehr mit Tom zusammenarbeiten wollte. Da es hierzu und zu diversen weiteren Punkten zu keiner Einigung kam, entwickelte sich ein kostspieliger, beide Seiten wirtschaftlich extrem belastender Rechtsstreit, der sich über mehrere Jahre hinzog. Eine klare Regelung im Vertrag hierzu hätte beiden existenzielle Sicherheit geben können. Mit seinem neuen Partner hat Tom alle Eventualitäten geregelt. Es klappt mit den beiden u. a. auch deshalb so gut.

Als Verhandlungsanfänger ist es hilfreich und dringend anzuraten, sich – insbesondere bei existenziell wichtigen Verträgen wie z. B. dem Praxiskauf- oder Mietvertrag, oder bei der vertraglichen Vereinbarung der Zusammenarbeit mit anderen Zahnärzten (einem sog. Gesellschaftervertrag) – in jedem Fall von einem in der Thematik und auch am besten im Coaching von Verhandlungsanfängern erfahrenen Anwalt unterstützen zu lassen.

» Nur dieser kann mit seinem Fachwissen und seiner praktischen Erfahrung wichtige inhaltliche Klippen oder Schwachstellen von Formulierungen vermeiden und das eigene Verhandlungsgeschick trainieren helfen, damit der Vertrag anschließend das tatsächlich Gewollte enthält. Auf diese Weise kann auch vermieden werden, dass am Ende vielleicht sogar trotz eines vorhandenen Vertrages aufgrund ungeeigneter Formulierungen genauso viel oder sogar noch größere rechtliche Unsicherheit besteht, als wenn es gar keinen Vertrag gegeben hätte. (Müller und Sander 2008)

Vorsicht vor gut (oder auch nicht gut) gemeinten Angeboten Ihres Vertragspartners, dass Sie seinen Anwalt praktischerweise „mitbenutzen" können:

> **Die Aufgabe eines Anwaltes ist es, die Interessen der Partei, die ihn beauftragt, gegenüber der anderen Partei möglichst gut zu vertreten. Spätestens dann, wenn Sie und die andere Vertragspartei an bestimmten Punkten gegensätzliche Interessen haben, wird die Situation eintreten, dass der Anwalt nur eine der beiden Positionen wirklich angemessen vertreten kann – häufig wird das mehr die derjenigen Seite sein, die ihn ursprünglich beauftragt hat.**

Vor einer Vertragsverhandlung ist es wichtig für Sie selbst zu wissen, was Sie wollen, worauf es Ihnen ankommt. Sie müssen für sich Klarheit haben, was Ihre Bedürfnisse sind und wie Sie sie erfüllen können. Je besser Sie wissen, was Sie wollen, desto klarer können Sie auch Ihre Position entsprechend später in der Verhandlung darstellen und vertreten. Nehmen Sie sich ausreichend Zeit für diesen Selbstklärungsprozess.

Weiterhin bedeutsam ist für Sie in Vertragsverhandlungen, dass Sie in der Lage sind, bei sich selbst und mit sich in Verbindung zu bleiben. Das heißt, die eigenen Gefühle einer noch vorhandenen Unzufriedenheit und Unsicherheit bei bestimmten Verhandlungspunkten wahr- und ernst zu nehmen und auch mutig zu äußern. Es ist wichtig, dass Sie sich mit den Vertragsinhalten vollständig wohlfühlen. Im Streitfall nützt Ihnen das „ungute Gefühl", was Sie die ganze Zeit bereits hatten, dem Sie aber seinerzeit – aus welchem Grund auch immer – nicht nachgingen, nichts mehr.

Gerade in existenziell bedeutsamen Verträgen oder solchen, bei denen die Entscheidung dafür oder dagegen langfristige finanzielle oder sonstige Bindungen beinhaltet, sollten Sie sich lieber einmal mehr Zeit lassen, als zu schnell den Abschluss herbeiführen zu wollen. Es geht um Ihre Existenz und Sicherheit.

Tom

Tom war damals auf der Suche nach geeigneten Praxisräumen. Die Räume in der Georgstraße gefielen ihm ausgesprochen gut. Der Vermieter bemerkte sein Interesse und bot ihm an, das Objekt ab sofort mieten zu können. Allerdings müsste er sich aufgrund anderer Interessenten in jedem Fall spätestens am nächsten Tag verbindlich entscheiden. Unter dem Druck, die gute Chance nicht verpassen zu wollen, willigte er vorschnell ein und schloss spontan einen Mietvertrag über die nächsten 20 Jahre ab. Bei der sich erst danach anschließenden konkreten Bauplanung stellt sich heraus, dass für das von ihm geplante Vorhaben die Größe und Aufteilung des Objektes völlig ungeeignet war. Aufwendige Umbauten verweigerte der Vermieter. Tom musste sich nach einem neuen Objekt umschauen, weil er sein konkretes Ziel verwirklichen wollte.

Bedenken Sie bei einem solchen Vertrag: Natürlich können Sie auch gerne ausziehen – dennoch müssen Sie, wenn der Vermieter nicht mit sich reden lässt, Ihre Verpflichtungen aus dem von Ihnen bereits geschlossenen Mietvertrag im ungünstigsten Fall die kommenden 20 Jahre erfüllen.

Lena

Lena wollte vor der Überlegung, eine eigene Praxis zu eröffnen, nach Abschluss der Assistenzzeit erst einmal in die Praxis ihres Chefs als Partnerin einsteigen. Ihr Noch-Chef legte Lena einen „Vertragsvorschlag" für die zu gründende Gemeinschaftspraxis vor und bat sie, sich das kurz durchzulesen und ihm unterschrieben am Folgetag wieder mitzubringen. Als Lena sagte, dass sie mehr Zeit brauchen würde, weil sie den Vertrag erst einmal durch ihren Anwalt prüfen

lassen wollte, wurde ihr Chef aufgebracht und warf ihr vor, dass Lena ihm nicht trauen würde – sie würden sich doch nun schon so lange kennen, da brauche nichts geprüft zu werden. Lena wollte ihren Chef nicht verletzen und hatte ihm gegenüber ohnehin eine Menge Respekt, denn er war ja bislang ihr Lehrmeister gewesen. Zudem hatte sie auch selbst hohes Interesse daran, dass es mit der Zusammenarbeit wie geplant klappte. Auch wenn Lena nicht ganz wohl dabei war, willigte sie ein und unterschrieb den Vertrag ohne weitere rechtliche Prüfung.

Später stellte sich heraus, dass viele existenzielle Punkte deutlich zu Lenas Ungunsten geregelt waren. Im Streitfall hätte das sehr zu ihrem Nachteil sein können. Glücklicherweise lösten Lena und ihr Noch-Chef den Vertrag wenig später doch noch auf, weil er es sich anders überlegt hatte.

3.2.7 Von der Sicherheit, Dynamik und Haltbarkeit von Verträgen

Häufig verschwinden Verträge nach erfolgreichem Vertragsabschluss in der Schublade und werden nie mehr angesehen. Bestenfalls ist das ja auch erst einmal gut so, da es regelhaft bedeutet, dass bislang kein Streitfall eingetreten ist.

Dennoch ist anzuraten, in bestimmten Fällen die bereits abgeschlossenen Verträge regelmäßig z. B. darauf zu prüfen, ob sie in Bezug auf die aktuelle Rechtsprechung und Gesetzeslage noch ihren Bestand haben, damit Sie wissen, ob Sie noch die Sicherheit haben, die Sie zu Vertragsabschluss seinerzeit hatten. Dies zu wissen kann insbesondere bei Arbeits- oder Gesellschafterverträgen sehr wichtig sein.

Tom

Tom nimmt in seine bestehende Praxis den jungen Kollegen Peter als Partner auf. Da Tom erst einmal sichergehen möchte, ob die Zusammenarbeit mit Peter auch langfristig passt, hat er mit ihm vereinbart, dass Tom in einem Kennenlernzeitraum von bis zu 5 Jahren nach Vertragsabschluss

3

jederzeit die Zusammenarbeit mit Peter kündigen kann. Peter muss dann die Praxis verlassen und darf sich in der gleichen Stadt in den ersten 2 Jahren nach Ausscheiden aus der Praxis von Tom nicht neu niederlassen. Als Tom seinem Juniorpartner tatsächlich nach 4,5 Jahren kündigt, macht Peter Ansprüche auf sein Verbleiben am Praxisstandort geltend und weist gleichzeitig darauf hin, dass er sich, selbst, falls man sich auf eine räumliche Trennung einigen würde, ohnehin in unmittelbarer Nähe des alten Standortes niederlassen werde – denn sonst verlöre er ja den von ihm in den vergangenen Jahren aufgebauten Patientenstamm und müsse seine Existenz noch einmal von Grund auf neu anfangen.

In der außergerichtlichen Auseinandersetzung darüber muss Tom erkennen, dass sich die rechtliche Situation im Gegensatz zu früher zu Peters Gunsten verändert hat: Dessen Forderungen sind nach aktueller Rechtsprechung berechtigt. Tom würde dagegen zwar am liebsten klagen, sein Anwalt rät jedoch dringend davon ab, da er die Lage für aussichtslos hält.

Wir empfehlen, dass Sie auch speziell für Sie erarbeitete Vertragsmuster (z. B. für einen Arbeitsvertrag), das zwar auf Sie und Ihre Bedürfnisse abgestimmt ist, nicht einfach erneut ohne kritische Hinterfragung nutzen, sondern es fachlich prüfen lassen. Möglicherweise ist die aktuelle Rechtsprechung in bestimmten Punkten inzwischen anders und eine Anpassung an die aktuelle Gesetzeslage und Rechtsprechung sinnvoll.

3.2.8 Der Streitfall: Verbindlichkeiten einfordern – Forderungen abwehren

Allerdings kann auch der beste und aktuellste nach allen Regeln der Kunst gefertigte Vertrag Sie nicht davor schützen, dass es ggf. doch zur Auseinandersetzung kommt. Wenn nach Ihrer Auffassung andere Ihnen gegenüber vertraglich vereinbarte Verbindlichkeiten nicht einhalten oder Sie der Meinung sind, dass bestimmte Ansprüche der anderen Vertragspartei Ihnen

gegenüber unberechtigt sind, ist es erforderlich, dass Sie sich miteinander darüber auseinandersetzen.

In einer solchen Situation sollten Sie als Unternehmer im Grundsatz Bescheid wissen, wie Sie professionell weiter vorzugehen haben und welche Möglichkeiten es gibt, Auseinandersetzungen beizulegen.

■ Anwalt
Häufig setzen sich die Vertragsparteien über strittige Punkte zunächst einmal eine Weile selbst auseinander. Es kann aber bereits in dieser Phase, um Ihre Interessen optimal zu vertreten, ein Anwalt hinzugezogen werden. Insbesondere dann, wenn es für Sie um existenziell bedeutsame Fragestellungen geht, ist anzuraten, dass Sie sich zum weiteren Vorgehen möglichst zeitig von einem zur Frage fachlich versierten Anwalt beraten und unterstützen lassen. Nutzen Sie seine Erfahrung aus der Vielzahl der täglichen Auseinandersetzungen, die er begleitet.

Oft wird sehr lange gezögert, bevor der Anwalt eingeschaltet wird. Dann ist möglicherweise aus Unerfahrenheit oder Unwissenheit bereits viel passiert, was Ihre Ausgangssituation eher weiter verschlechtert als verbessert. Sie haben vielleicht gesetzliche Formvorschriften von Forderungen nicht eingehalten, Fristsetzungen undeutlich formuliert oder einen Einigungsvorschlag der Vertragsgegenseite allzu schnell unter Druck unterschrieben, den Sie besser nicht unterzeichnet hätten. Hier hat es dann häufig auch der Anwalt schwer, noch das Optimum für Sie herauszuholen, denn er muss auf die bereits vorhandenen Fakten aufbauen und mit ihnen leben. Wichtig ist in jedem Fall, dass sämtlicher Austausch in einer solchen Auseinandersetzung am besten schriftlich erfolgt, so dass klar nachzuverfolgen ist, was bereits wann an Kommunikation wie über den Streitpunkt stattgefunden hat. Es ist sinnvoll, dass Sie alle Informationen, die hierzu gehören, beieinander haben: seien es die Forderungsschreiben der Gegenseite, Ihren direkten ersten alleinigen Schriftwechsel mit der Gegenpartei dazu oder auch die dem Streit zugrunde liegenden vertraglichen Vereinbarungen oder sonstigen Notizen zu wichtigen Details.

Kommt es zu keiner Einigung auf diesem Weg, besteht die Möglichkeit, dass die Ansprüche dann gerichtlich per Klage geltend gemacht werden. Wägen Sie zuvor ab, ob eine Klage auch wirklich Aussicht auf Erfolg hat und ob die zusätzlich von Ihnen hierfür aufgewandte Zeit und das investierte Geld in einer sinnvollen Kosten-Nutzen-Relation stehen.

Allerdings sollten Sie dabei berücksichtigen, dass vor Gericht häufig letztlich der Streitpunkt lediglich in Bezug auf die geltende Gesetzeslage und die aktuelle Rechtsprechung hin geprüft und entschieden werden kann und wird. Die möglichst gute Berücksichtigung von individuellen Interessen der Betroffenen steht weniger im Vordergrund. So bleibt für die Beteiligten – insbesondere bei komplexen Fragestellungen – am Ende einer langen Auseinandersetzung oft „mehr Frustration als das Gefühl, Gerechtigkeit erstritten zu haben" (Gollub Klemeyer 2011).

- **Mediator**

Alternativ zum klassischen Weg einer rein rechtlichen außergerichtlichen oder später ggf. auch gerichtlichen Auseinandersetzung ist es auch möglich, dass die Vertragsparteien freiwillig vereinbaren, gemeinsam unter professioneller Unterstützung einer unparteilichen dritten Person eine individuelle Lösung des Konfliktes selbst zu finden, mit der beide Seiten möglichst gut leben können, unabhängig von der klassisch rechtlichen Betrachtungsweise des Falles. Solch ein Vorgehen ist die sog. Mediation (Vermittlung).

Der Mediator trifft dabei selbst keine Entscheidungen bezüglich des Konfliktes, sondern unterstützt nur den Gesprächsprozess zwischen den Vertragsparteien so, dass diese eine Lösung finden, die die Gesamtsituation möglichst gut berücksichtigt und die Interessen beider Seiten angemessen befriedigt.

Tom

Tom und sein Partner Jörg betrieben seit 10 Jahren harmonisch und erfolgreich eine BAG. In letzter Zeit kam es unerwartet häufiger zu Konflikten zwischen den beiden. Eine lange, belastende Auseinandersetzung drohte; die Trennung stand im Raum – mit möglicherweise die Existenz bedrohenden Folgen für einen oder beide Partner. Beide hatten Familie mit mehreren kleinen Kindern, und ihr Leben war eng mit dem Praxisstandort verwoben. Tom und Jörg wollten daher unabhängig von der vertragsrechtlichen Lage eine Lösung finden, die in dieser Situation beiden möglichst gut gerecht werden sollte. Sie wählten daher bewusst nicht den Weg der gerichtlichen Auseinandersetzung. Mit Hilfe eines professionell ausgebildeten Mediators schafften es beide, wieder neu aufeinander zuzugehen. Gemeinsam fanden sie tatsächlich eine für beide Seiten vertretbare Lösung durch intensive Umstrukturierung des Praxiskonzeptes. Als wichtigsten Punkt erhielten sie mehr eigene strukturelle und inhaltliche Freiräume: jeder bekam sein eigenes Büro, eine Zweigpraxis wurde eröffnet und das Praxisgeschehen auch räumlich stärker gestreckt. Der gemeinsame Praxisstandort konnte erhalten bleiben.

Auch die einseitige Unterstützung nur einer der Vertragsparteien durch einen Konfliktmoderator in Form eines Coachings kann sehr hilfreich sein, den Blick für alternative oder neue Lösungsvorschläge öffnen zu helfen und zur Entspannung der Situation beizutragen.

- **Schlichtung und Vergleich**

Des Weiteren besteht die Möglichkeit, dass eine nicht-gerichtliche neutrale Instanz den streitenden Parteien nach Anhörung beider Seiten einen Kompromissvorschlag macht, den diese akzeptieren können. Solch ein Vorgehen bezeichnet man als Schlichtung.

Für Streitigkeiten von Zahnärzten untereinander gibt es bei der zuständigen Kammer einen Schlichtungsausschuss, der in solchen Fällen tätig werden kann. Oft ist auch in Gesellschafterverträgen vereinbart, dass im Falle einer Auseinandersetzung vor einem gerichtlichen Verfahren zunächst einmal der Versuch einer Schlichtung erfolgen soll.

Liegt, in welcher Weise auch immer, nach Beilegung eines Konfliktes zwischen den streitenden Vertragsparteien eine einvernehmliche von allen akzeptierte Lösung vor, so wird diese per schriftlichen Vertrag rechtswirksam besiegelt: es wird darüber ein Vergleich geschlossen.

Eine Auseinandersetzung, insbesondere in existenziell bedeutsamen Fragestellungen, kann sehr zeit- und nervenaufreibend sein und für Sie als Unternehmer neben Ihrem Praxisroutinebetrieb eine enorme Zusatzbelastung werden. Holen Sie sich daher im Ernstfall zügig die entsprechende fachliche Unterstützung. Oft gelingt es den Profis, durch entsprechendes Verhandlungsgeschick im frühen Stadium des Konfliktes doch noch, die ganze Angelegenheit außergerichtlich beizulegen. Dies kann für Sie eine große Entlastung sein. Bedenken Sie: Sie brauchen eigentlich Ihre ganze Energie für das Vorankommen und die Entwicklung Ihres Unternehmens und nicht für den Streit im Konfliktfall.

❯ **Wollen Sie Recht haben – oder Erfolg?**

3.3 Gemeinsam etwas unternehmen

3.3.1 Eine Gesellschaft gründen

Wenn sich ein oder mehrere Privatpersonen freiwillig zusammentun, um gemeinsam einen bestimmten Zweck zu erfüllen bzw. ein bestimmtes Ziel zu erreichen, dann gründen sie zusammen im rechtlichen Sinne eine Gesellschaft, zunächst einmal unabhängig davon, ob das lediglich per mündlichem Vertrag vereinbart wurde oder die Vereinbarungen auch noch zusätzlich schriftlich festgehalten wurden.

Lena

Lena tippt mit ihrer besten Schulfreundin von damals Lotto. Vereinbart ist, dass sie sich im Falle eines Gewinnes die erzielte Summe mit ihr hälftig teilt. Damit hat Lena mit ihrer Freundin, ob bewusst oder unbewusst, eine Gesellschaft gegründet, aus der gegenseitige Ansprüche bei einem eventuellen Lottogewinn erwachsen.

Im Einzelnen gibt es verschiedene Formen von Gesellschaften bürgerlichen Rechts. Nur einige davon sind für Sie als Zahnmediziner relevant. Die typische Gesellschaft zur gemeinschaftlichen Ausübung des Zahnarztberufes ist die Berufsausübungsgemeinschaft (BAG, früher: Gemeinschaftspraxis; eine Gesellschaft des bürgerlichen Rechts, GbR).

Gemeinsam ein Unternehmen zu führen, hat viele Vorteile bzw. interessante Potenziale: Es können u. a. verschiedene fachliche Schwerpunkte der einzelnen Mitgesellschafter einander ergänzen und die Qualität der Leistungserbringung deutlich stärken. Zudem ist auch der gegenseitige systematische fachliche Austausch möglich, klinische und wissenschaftliche Expertise wird potenziert. Hinzu kommt zu einem gewissen Ausmaß eine Reduktion der laufenden Betriebskosten, da Personal, Räume und Geräte effektiver eingesetzt werden können. Häufig wird allerdings dieses Potenzial der Gesamt-Kostenersparnis deutlich überschätzt. Weiterhin führt auch im Regelfall die Verteilung der Geschäftsführung auf mehrere Beteiligte zur Entlastung der Einzelgesellschafter, zumindest dann, wenn sie die unternehmerischen Aufgaben untereinander wirklich aufteilen. Eine weitere Sicherheit bietet die durch gegenseitige Vertretung einfach mögliche Organisation des fortlaufenden Praxisbetriebes, sowohl für die Betreiber selbst als auch für die Kunden des Unternehmens.

Aufgrund der zahlreichen Vorteile ist der Trend, dass sich Menschen zur gemeinschaftlichen Berufsausübung entscheiden, ungebrochen hoch. Mehr als ein Drittel aller Zahnärzte betreiben diese Form der Berufsausübung. Dennoch sollte eine Entscheidung für oder gegen eine gemeinsame Unternehmung nicht vorschnell erfolgen, sondern im Bewusstsein auf die damit verbundenen Vor- aber auch möglichen Nachteile und Risiken. Ein gesellschaftlicher Zusammenschluss für eine gemeinsame Unternehmung ist ein ernst zu nehmender Schritt mit vielen entscheidenden rechtsverbindlichen Konsequenzen, nämlich dem Erwerb bestimmter Rechte, aber eben auch Pflichten. Und daher ist es wichtig, dass Sie vorher wissen und sich damit beschäftigt haben, was auf Sie zukommt. Und das tun derzeit in Ihrer Branche nur wenige Kollegen. Auch wenn noch keine konkreten Zahlen dazu vorliegen – es zeigt sich deutlich ein Trend dahin, dass eine Vielzahl der derzeit zunehmend eingegangenen Kooperationen im (zahn-)ärztlichen Bereich auch häufig nach nur kurzer Zeit der Zusammenarbeit wieder auseinander bricht. Möglicherweise ist dies ein Hinweis darauf, dass die Profession aufgrund ihres traditionell noch sehr vom Einzelkämpferdenken her geprägten Selbstverständnisses für ein Zusammenwirken in einer beruflichen Kooperation noch nicht ausreichend innerlich und vor allem auch fachlich vorbereitet ist (Sellmann 2005).

3.3.2 Rechte und Pflichten der Gesellschafter

Machen Sie sich im Fall einer gemeinsamen Tätigkeit bewusst, dass für Sie durch den Zusammenschluss auch jeweils bestimmte Rechte und Pflichten für sich und für die Gesellschaft resultieren – je nachdem, was eben vereinbart wurde. Außerdem hat alles, was Sie entscheiden und im Zusammenhang mit der Gesellschaft tun, immer auch Auswirkungen auf die anderen Gesellschafter. Eine Entscheidung, die Ihnen völlig richtig und einzig sinnvoll erscheint, kann schnell im Interessenkonflikt stehen mit den Ihnen weniger bekannten Bedürfnissen Ihrer anderen Mitgesellschafter.

Tom

Tom und Jörg haben eine BAG gegründet. Sie haben vereinbart, die Praxiskosten im Verhältnis 1:1 zu teilen. Der technikverliebte Jörg schafft ohne Rücksprache mit Tom in dessen Urlaub auf Gemeinschaftskosten einen neuen Laser im Wert von 20.000 Euro an. Tom ist entsetzt: So etwas hätte er bei der aktuellen Finanzlage der Praxis niemals angeschafft. Er fordert Jörg auf, die Kosten hierfür allein zu tragen. Dieser verweigert das und verweist darauf, dass er das nicht hätte wissen können, da hierzu im Vertrag auch nichts stehe. Der zur Beratung hinzugezogene Anwalt von Tom informiert Jörg unter Verweis auf das Bürgerliche Gesetzbuch, dass im Zweifel, wenn also nichts anderes im Vertrag steht, alle Gesellschafter die Geschäfte gemeinsam führen und daher jedes Geschäft auch die Zustimmung aller Gesellschafter benötigt.

Sollten unterschiedlichen Auffassungen zu bestimmten Punkten bestehen, muss dies untereinander besprochen und verhandelt werden, wie diese Sache zusammen geregelt werden soll. Das kann bei Grundsatzentscheidungen zum Praxiskonzept oder in Personalfragen schnell zu Konflikten führen.

Tom

Tom und Hans betreiben zusammen eine Praxisgemeinschaft und beschäftigen gemeinsam Personal: Hans kommt mit der Mitarbeiterin, die Tom am besten findet, überhaupt nicht zurecht und ist nicht bereit, weiter mit ihr zusammenzuarbeiten. Er verlangt, dass der Mitarbeiterin zum nächstmöglichen Termin gekündigt wird. Tom weiß, dass seine Perle manchmal etwas bissig anderen Kollegen gegenüber ist, deshalb hat Tom gleich im Praxisgemeinschaftsvertrag geregelt, dass nur er seine Perle kündigen darf. Er verweist auf diese Regelung. Hans ist darüber sauer, kann aber – wie ihm sein Anwalt sagt – tatsächlich eine Kündigung nicht gegenüber Tom durchsetzen, ohne eine Vertragsänderung mit ihm zu verhandeln.

Wichtig ist auch, dass jeder Gesellschafter möglichst umfangreich Bewusstsein dafür hat, wann sein Handeln möglicherweise die Angelegenheiten der anderen Mitstreiter mit berührt und was besser gemeinsam zu besprechen ist, da es sonst häufig hierdurch zu Konflikten kommt.

Tom

Tom und Jörg haben zusammen eine BAG mit Praxislabor gegründet und teilen sich hälftig die Praxiskosten. Bei Tom passt jede zweite Arbeit aus dem Praxislabor nicht – fast jede Krone wird doppelt angefertigt, bis endlich alles eingesetzt werden kann. Das verursacht erhebliche personelle und materielle Zusatzkosten der gemeinsamen Praxis. Jörg ist der Meinung, dass die Abformungen von Tom nicht in Ordnung sind und die Wiederholungsarbeiten in allen Fällen vermeidbar gewesen wären. Er verlangt von Tom daher, die Kosten für die Wiederholungsarbeiten alleine zu tragen.

Die Zahnärzte Tom und Hans betreiben zusammen eine Praxisgemeinschaft. Die Praxisräume und -einrichtung gehören Tom. Beide Kollegen haben vereinbart, dass Hans monatlich 70 % seines Honorarumsatzes auf das Gemeinschaftskonto zur anteiligen Kostendeckung zahlt. Hans behandelt über mehrere Wochen einen zahnärztlichen Kollegen und langjährigen Studienfreund, ohne die von ihm erbrachten Leistungen dafür in Rechnung zu stellen. Tom stellt ihn erbost zur Rede, denn schließlich sind Personal-, Material- und Raumkosten trotzdem entstanden – wenn Hans jetzt die Leistungen nicht in Rechnung stellt, schadet er der Gemeinschaft, weil dann ja auch kein Kostenausgleich für die Praxiskosten auf das Gemeinschaftskonto erfolgt in dieser Sache. Tom fordert Hans auf, die Leistungen regulär in Rechnung zu stellen.

Die Beispiele zeigen, dass es in jedem Fall notwendig ist, insbesondere bei Vertragsverhandlungen für eine Gesellschaft solche Fallkonstellationen wie beispielhaft beschrieben, zu diskutieren, so dass die Gesellschafter hier gegenseitig Planungssicherheit und Klarheit haben.

Klassische Verhandlungspunkte in zahnärztlichen beruflichen Kooperationen sind:

▪ a. Kosten der Gesellschaft
- Was gehört überhaupt zu den gemeinsam zu tragenden Kosten? Und welche Kosten müssen ohnehin die einzelnen Gesellschafter auf eigenes Risiko tragen, weil die Ausgaben nicht primär Gemeinschaftsinteresse betreffen?
- Wer trägt warum welchen Anteil der gemeinsam entstehenden laufenden Kosten der Gesellschaft?

Mögliche Schwierigkeit einer „gerechten" Kostenverteilungsregelung

Tom
Tom und Jörg vereinbaren, die laufenden Kosten der Gesellschaft im Verhältnis 1:1 zu tragen. Nach einer Weile stellt Jörg fest, dass er im Gegensatz zu Tom viel weniger Kosten verursacht. Während Tom immer mindestens drei Helferinnen benötigt und sehr viel Arbeitszeit verbraucht, weil er sehr langsam arbeitet, arbeitet Jörg immer ausgesprochen schnell und dann nur mit einer Helferin und erzeugt somit deutlich geringere Personalkosten. Da die Personalkosten einer Praxis mindestens ein Drittel der Gesamtkosten ausmachen, ist Jörg nicht bereit, die vereinbarte Kostenverteilung weiter so mitzumachen und kündigt den Vertrag.

▪ b. Umsatzproduktivität und Einsatzanteil der Einzelgesellschafter
- Wer soll wie viel Einsatz an Arbeitszeit mindestens beitragen?
- Wie viel Urlaub steht jedem Einzelgesellschafter zu?
- Wie lange vertreten sich die Gesellschafter untereinander bei Arbeitsausfall eines Kollegen unentgeltlich?

Tom
Tom und Jörg haben vereinbart, dass die anfallenden Kosten der Praxis entsprechend der erzielten Honorarumsätze der Einzelgesellschafter auf diese anteilig aufgeteilt werden. So lange Tom und Jörg auch in Vollzeit arbeiten und etwa gleich viel zur Praxis beitragen, ist diese Regelung im Gleichgewicht. Als dann aber Tom anfängt, sich sukzessive immer mehr aus der Praxis zurückzuziehen, gerät diese Regelung in die Schieflage: Die trotz Toms Abwesenheit weiter laufenden Kosten der Praxis werden jetzt wesentlich nur noch von Jörg getragen. Dieser gerät dadurch zunehmend in wirtschaftliche Schwierigkeiten.

▪ c. Geschäftsführungsauftrag
- Wer hat die Geschäftsführung wobei?
- Wie viel alleinigen Entscheidungsspielraum behält jeder Einzelgesellschafter,

ohne mit den anderen Rücksprache halten zu müssen (z. B. Anschaffungen bis zu einem bestimmten Geldwert allein entscheiden zu dürfen)? Anders: Wann darf ein einzelner Gesellschafter die Gesellschaft im Namen aller nach außen allein vertreten?

- Welche Entscheidungen sollen in jedem Fall nur einvernehmlich durch alle Gesellschafter getroffen werden dürfen (z. B. Hinzunahme eines weiteren Kollegen in die Gemeinschaft, Umzug, Anschaffung von Großgeräten)? Wo kann und darf ggf. das Mehrheitsprinzip bei der Entscheidungsfindung gelten?

3.3.3 Vertragsfreiheit und ihre Grenzen

Vorgaben, was Sie im Detail vereinbaren sollten, gibt es bei Gesellschafterverträgen wenige. Im Allgemeinen haben Sie viel Verhandlungsspielraum, den Sie auch nutzen sollten.

Das meiste können Sie frei vereinbaren. Rechtliche Grenzen bestehen nur dann, wenn Sie Dinge vereinbaren, die strafrechtlich untersagt sind oder durch zwingend geltende Gesetzesregelungen ausgeschlossen sind. Zudem dürfen die gemeinsam getroffenen Vereinbarungen nicht zu einer unangemessenen wirtschaftlichen und/oder sozialen Benachteiligung eines der Vertragspartner führen. Gesetzlich gesehen sind solche Vereinbarungen „wider die guten Sitten" und im Zweifel unwirksam.

Tom

Carl, Toms Cousin, erhält einen Kredit von seinem Freund Bert. Bert weiß, wie dringend Carl das Geld braucht und auch, dass er die letzte Chance für ihn ist, da Carl von den Banken längst kein Geld mehr bekommt. Bert verlangt 40 % Zinsen. Natürlich können sich Carl und Bert einvernehmlich zunächst einmal darauf einigen. Im Streitfall wäre aber später eine solche Zinsregelung nichtig, denn die Höhe des Zinssatzes geht weit über das hinaus, was übli

cherweise in einem solchen Fall verlangt wird. Bert nutzt hier seine soziale und wirtschaftliche Überlegenheit gegenüber Carl weidlich aus.

3.3.4 Kommunikation zwischen Vertragspartnern

Es ist sehr wichtig, dass die einzelnen Vertragspartner sehr genau wissen, was sie wollen, sich selbst sehr gut kennen und ihre Wünsche und Bedürfnisse klar nach außen kommunizieren können. Häufig werden aus falschem Harmoniebedürfnis heraus oberflächliche Konsense bei Verhandlungen erzielt, weil die Parteien das, worum es ihnen eigentlich geht, nicht klar miteinander kommunizieren. Es kann hilfreich sein, wenn bei den Verhandlungen der offene Austausch der Vertragspartner über ihre persönlichen Wünsche und Bedürfnisse gezielt professionell initiiert und unterstützt wird (Zum Winkel 2010).

Tom

„Hauptsache er bohrt gut – ich brauche einfach Hilfe – aber natürlich sag ich, wo es lang gehen soll, das muss klar sein." In diesem Sinne möchte Tom nicht mehr allein bohren, die Arbeit wächst ihm über den Kopf. Er schafft es allein nicht mehr. Für ihn war immer klar, dass er allein in seiner Praxis entscheiden möchte, aber nun braucht er Unterstützung und nimmt daher Rudi als Partner in die Praxis auf. Als Rudi seine Rechte als Praxispartner wahrnehmen und mitentscheiden möchte, kommt es zum ständigen Konflikt mit Tom, der schnell bereut, mit Rudi überhaupt eine Gemeinschaft gegründet zu haben. Das hat er eigentlich nicht gewollt. Auch Rudi ist enttäuscht, dass es sich so entwickelt und nicht läuft.

Tom kann sich mit einer Gesellschaftsgründung zwar das Bedürfnis nach Unterstützung erfüllen. Sein klarer Wunsch nach alleiniger Entscheidungsfreiheit steht völlig im Gegensatz dazu. Wenn Tom die Freiheit sehr wichtig ist, wird es spätestens dann zum Konflikt kommen, wenn Rudi die eigentlichen Gesellschafterrechte von ihm wahrnimmt und einfordert, denn eigentlich kann Tom nicht mehr ohne Rudi.

3

Ein noch so langer Gesellschaftervertrag mit einer Vielzahl an einvernehmlichen oder pseudoeinvernehmlichen Detailregelungen garantiert Ihnen allein noch keine dauerhafte und harmonisch funktionierende Gesellschaft.

Menschen können sich mit der Zeit verändern. Manchmal passt es einfach bei noch so genauer Vorplanung nach einiger Zeit nicht mehr, und es kommt doch zur Auseinandersetzung und der folgenden Trennung.

> **Tipp**
>
> Die wichtigste Funktionalität des Gesellschaftervertrages ist es, dass das, was sich jeder Gesellschafter innerhalb der Zusammenarbeit an eigener Existenz aufgebaut hat, im Falle einer nicht mehr zu vermeidenden Trennung angemessen gesichert ist.

3.3.5 Vorsicht Falle: Scheinselbstständigkeit

Es ist vor einer gemeinsamen Unternehmensgründung dann zu warnen, wenn Sie z. B. eigentlich das unternehmerische Risiko noch ganz oder teilweise scheuen und den Einstieg in ein gemeinsames Unternehmen mehr als bequemen Schritt sehen, bei dem Sie noch nicht allzu viel verantworten müssen. Auch ein unüberlegter vorschneller Einstieg als selbstständiger Partner in ein Unternehmen, um erst mal mit anderen zusammen Erfahrungen zu sammeln, ist als alleinige Motivation sehr gefährlich. Das gilt auch für die Absicht, durch die gemeinsame Tätigkeit für sich selbst mehr finanzielle und soziale Sicherheit zu haben.

Die Erfahrungen der Autoren aus den Existenzgründungsseminaren mit Studierenden der Zahnmedizin im Examenssemester zeigen hierbei einen besorgniserregenden Trend: die gemeinsame Tätigkeit wird gegenüber der Einzeltätigkeit bevorzugt, ohne dass sich die Studierenden hierbei wirklich bewusst der Entscheidungsfindung gewidmet haben.

Ihnen muss klar sein: Wenn Sie Ihr gemeinsames Unternehmen auch wirklich zusammen leben und unternehmerisch miteinander gestalten wollen, müssen Sie mit vollem Einsatz und persönlichem Leistungswillen dabei sein und Ihr Handeln im Hinblick auf das gemeinsame Vorhaben von Herzen ausrichten. Allerdings ist es notwendig, dass Sie mit der Unternehmung und der mit ihr verbundenen Verantwortlichkeit, auch wenn Sie das mit mehreren zusammen machen, wirklich verbunden sind und das unternehmerische Risiko der Umsatzvariabilität und die fixe Belastung durch feste laufenden Kosten vollverantwortlich mit tragen.

Häufig steigen junge Unternehmer zunächst einmal ohne Kapitalbeteiligung in eine Gesellschaft ein. Auch sind sie nicht am Gesamtgewinn der Gesellschaft beteiligt, sondern nur anteilig am selbst erzielten Umsatz. Auf der einen Seite ist das zunächst einmal verlockend für den Jungunternehmer, da dadurch das finanzielle Risiko für ihn als Einsteiger anfangs sehr gering ist. Auf der anderen Seite wird aber gerade hierdurch auch von Anfang an eine Schieflage herbeigeführt, und das erschwert den Prozess der Entwicklung zunehmender unternehmerischer Vollverantwortung mitunter erheblich. Denn der Gesellschafter, der noch alleiniger Praxiseigentümer bleibt, hat zwar mit der Gesellschaftsgründung mit seinem Juniorpartner eigentlich alle unternehmerischen Rechte und Pflichten geteilt – in der Praxis sieht es aber häufig so aus, dass der junge neue Mitgesellschafter nur wenig tatsächliche Mitentscheidungsbefugnis erhält. Oft fällt ihm das in der ersten Zeit aufgrund der mangelnden Erfahrung und der geringen echten Risikobeteiligung am Unternehmen selbst gar nicht so negativ auf. Die Zusammenarbeit der beiden „Partner" gleicht dann mehr derjenigen, wie wenn der Juniorpartner beim Praxisinhaber angestellt wäre – allerdings mit dem Vorteil für den Praxisinhaber, dass dieser im Gegensatz zum Angestellten in seiner Position als Juniorpartner kein festes Gehalt zu bekommen braucht, sondern sein Gewinn vom persönlichen Umsatz abhängt. In dieser Position kann der Jungunternehmer nur begrenzt das notwendige wirtschaftliche Denken und volle Führungsverantwortung entwickeln.

Die eigentlich gemeinsame Unternehmung droht dann, sich immer mehr in Richtung Scheingesellschaft zu entwickeln, was nicht nur rechtlich unzulässig ist, sondern auch zu ernsthaften finanziellen Folgen für die Beteiligten führen kann.

Häufig suchen Zahnärzte mit bestehender Einzelpraxis vor allem deshalb einen Partner, weil sie die anfallende Arbeit alleine nicht mehr bewältigen – oft machen sich die Zahnärzte allerdings wenig Gedanken darüber, welche Konsequenzen es für sie hat, wenn sie vor allem diese gewollte Arbeitsverteilung auf mehrere Häupter durch Gründung eines gemeinsamen Unternehmens erreichen wollen. Oft ist die Anstellung eines Zahnarztes zur Unterstützung dann die ehrlichere und passende Lösung des Problems. Diese Lösungsalternative ist allerdings immer noch vielen Kollegen nicht bewusst bzw. es findet auch hier kein bewusster Entscheidungsfindungsprozess statt. Warnsignal hierfür können entsprechend formulierte „Stellenanzeigen" sein, in denen „alle Formen der Zusammenarbeit als denkbar dargestellt sind und nebeneinander angeboten werden. Alles ist möglich: angestellt, selbstständig, mit oder ohne Kapitalbeteiligung".

3.3.6 Risiken einer gemeinsamen Unternehmung

Wenn Sie planen, etwas gemeinsam zu unternehmen, ist es wichtig, auch die möglichen nachteiligen Konsequenzen zu kennen.

In jedem Fall wird durch gemeinschaftliche Unternehmung an verschiedenen Punkten Ihre persönliche Handlungs- und Entscheidungsfreiheit mehr oder weniger eingeschränkt werden. Interessenkonflikte zwischen den Gesellschaftern sind eher die Regel als die

Ausnahme – und spätestens wenn es thematisch um Geschäftsbereiche geht, bei der alle Gesellschafter gleichermaßen von einer Entscheidung betroffen sind, kann das schnell zu Auseinandersetzungen führen. Die Bereitschaft, hierbei einander entgegenkommen und Abstriche von der eigenen Auffassung und Überzeugung machen zu können, ist erforderlich. Häufig ist auch nur schwer eine einvernehmliche Lösung zu erreichen. Die große Bandbreite des professionellen Entscheidungs- und Ermessensspielraum macht dies nicht unbedingt einfacher, da dann häufig verschiedene Erfahrungs- und Wissensperspektiven aufeinanderprallen.

Tom

Tom ist immer schon der festen Überzeugung gewesen, dass die Professionelle Zahnreinigung ein zentrales Element der Zahnprophylaxe ist. Für ihn ist das eine unbestrittene Tatsache. Etwas anderes könnte er auch fachlich nicht vertreten. Jörg hingegen hält von diesem Konzept überhaupt nichts und bietet es seinen Patienten auch nicht an. Nach einem halben Jahr der Zusammenarbeit regt Tom bei der ersten großen Gesellschafterversammlung die gemeinsame Einführung einer Prophylaxeabteilung an. Jörg lehnt dies für Tom völlig unerwartet kategorisch ab. Er lässt nicht mit sich reden. Wenn Tom sein Projekt sehr wichtig ist und er ohne dieses nicht weiter am Unternehmen mitwirken möchte, gerät allein hierdurch eine gemeinsame Unternehmung schnell in Gefahr. Denn oft ist es schwierig, hier innerhalb des bestehenden Unternehmens noch eine Lösung zu finden, mit der beide Kollegen leben und mit sich und ihrer fachlichen Auffassung verbunden bleiben können.

Wenn Sie zudem zur gegenseitigen Entlastung bestimmte unternehmerische Aufgabenbereiche untereinander aufteilen, entscheiden Sie sich auch damit aktiv dafür, darauf zu vertrauen, dass Ihr Partner seine Aufgabe verlässlich und im Sinne des Unternehmens erledigt. Tut er das nicht, können Sie sich zwar untereinander darüber auseinandersetzen – nach außen bleiben Sie aber dennoch mit in der Verantwortung – auch dafür.

Weiterhin zu bedenken sind bei gemeinsamer Tätigkeit die bereits in ▶ Abschn. 3.2.3 beschriebenen Verbindlichkeiten aus der gesamtschuldnerischen Haftung der einzelnen Gesellschafter gegenüber Dritten.

3.3.7 Auflösung eines gemeinsamen Unternehmens

Sie sollten sich bewusst machen, dass Sie mit Ihrer gemeinschaftlichen Unternehmung Ihre eigene persönliche Existenz mit derjenigen von anderen aus Ihrer Berufsgruppe an bestimmten Punkten verbinden, z. B. durch den gemeinsamen Standort, eine gemeinsame einheitliche Außendarstellung oder auch in bestimmten Fällen einen gemeinsamen Kundenstamm des Unternehmens.

Damit ist Ihre Existenz an vielen Punkten mit Elementen der Existenz anderer Menschen verknüpft. Was zunächst ja auch gewollt ist, kann aber dann problematisch werden, wenn Sie irgendwann einmal nicht mehr gemeinsam zusammenarbeiten wollen. Entscheidend ist daher, dass Sie ganz klar regeln, was im Falle einer möglichen Wiederauflösung der Gesellschaft gelten soll, denn alles, was dann geschieht oder geschehen muss, hat existenzielle Folgen für alle Einzelgesellschafter. Hier muss absolute Klarheit im Vertrag herrschen, wer in einem solchen Fall was bekommt, insbesondere, falls die Auflösung der Gesellschaft streitig erfolgt und Verhandlungsgespräche nicht mehr möglich sind.

Hierzu wichtige Verhandlungspunkte für einen Gesellschaftervertrag sind u. a.:

- Regelungen zur Vertragskündigung: Mit welcher Frist kann der Vertrag durch wen wie gekündigt werden? Wann erstmals?
- Ausscheiden eines Gesellschafters: Wer bleibt und wer geht? Wie ist die Firmenfortführung geregelt?
- Wie werden vorhandene Vermögenswerte aufgeteilt?
- Was geschieht mit der derzeitigen Praxistelefonnummer? Wer behält sie?

Unterschätzen Sie auch nicht den finanziellen und zeitlichen Aufwand, den die rechtlich und steuerlich korrekte Abwicklung einer gemeinsamen Unternehmung fordert.

3.4 Risikoabsicherung privat und beruflich

3.4.1 Möglichkeiten und Grenzen von Versicherungen

Das grundsätzliche unternehmerische Risiko können Sie niemals durch noch so viele Versicherungsabschlüsse absichern. Letzte Sicherheit können Sie von außen nicht bekommen (Berger 2009). Diese kann nur in Ihnen selbst und Ihrem Grundvertrauen auf sich und das Leben liegen.

Allerdings können Versicherungen in bestimmten Fällen einen gewissen finanziellen Ausgleich im Schadensfall leisten. Passen Sie aber auf, dass Sie sich nicht durch geschickte Beratung von Versicherungsvertretern übersichern, und prüfen Sie für sich sehr kritisch, was wirklich versichert werden muss und wie viel Mehr an Sicherheit Ihnen eine Versicherung eines möglichen Schadens tatsächlich bietet. Insbesondere ist hier auch wichtig, dass Sie hierbei Kosten und Nutzen gegeneinander sachlich abwägen.

> ❯ Als Faustregel gilt: Unbedingt über eine Versicherung sollten solche Risiken abgesichert sein, bei denen ein Schaden und seine Finanzfolgen für Sie höchstes existenzielles Risiko bedeuten (von Collrepp 2007).

Beispiele hierfür sind Erkrankungsfall, Unfall, Todesfall für Sie persönlich oder betrieblich eine umfängliche finanzielle Haftung bei Behandlungsfehlern oder eine Zerstörung der Sachwerte des gesamten Betriebes durch Brandschaden.

Alle weiteren Risiken können, müssen aber nicht unbedingt abgesichert werden. Denken Sie auch an die persönliche direkte Sicherungsrücklage für kleinere Risiken auf Ihrem privaten Konto, die Ihnen vielleicht im Ernstfall mehr Flexibilität gibt. Denn bedenken Sie immer: Wenn Sie über eine Versicherung ein Risiko absichern, dann muss das auch genau am Ende passen – passt Ihr individuelles Schadensereignis nicht in die Versicherungsbedingungen, haben Sie zwar vielleicht jahrelang hohe Beiträge eingezahlt, bekommen am Ende aber wenig oder gar nichts.

Tom

Als Tom sich von seinem Partner trennen wollte, kam es zwischen beiden zu einer ernsten Auseinandersetzung bei der Abwicklung der Gesellschaft: Tom sah dem zunächst sehr gelassen entgegen – schließlich hatte ja eine Rechtsschutzversicherung – extra für solche Fälle. Ärgerlich sei der Streit zwar, immerhin finanziell aber würde es ihn nicht belasten.

Als Tom die ersten Rechnungen seines Anwaltes bei seiner Rechtsschutzversicherung einreicht, erfährt er, dass diese ausdrücklich Auseinandersetzungen zwischen Gesellschaftern in zahnärztlichen Kooperationen für eine Kostenerstattung ausschließt. Tom fällt aus allen Wolken: und das, obwohl er so viel eingezahlt hat seit über 10 Jahren. Erbost lässt er sich die Versicherungsbedingungen, die er bei seinen Unterlagen nicht mehr findet, noch einmal schicken, um das noch einmal im Original nachzulesen. Leider stimmt es. Und Tom ist jetzt plötzlich gar nicht mehr so entspannt: Das wird jetzt alles noch eine Menge Geld kosten. Und er hatte sich doch so sicher gefühlt, dass ihm **das** nie passieren würde, weil er doch versichert sei.

3.4.2 Handlungsfähigkeit des Unternehmens sichern

Die Funktionsfähigkeit Ihres Unternehmens hängt wesentlich von Ihrer Handlungsfähigkeit. Für den Fall, dass Sie vorübergehend nicht oder schlimmer noch dauerhaft nicht mehr entscheiden können (z. B. im schweren Krankheits- oder Todesfall), ist es daher sehr empfehlenswert, wenn Sie eine Regelung getroffen haben, wer für Sie stellvertretend entscheiden soll, z. B., in dem Sie einer

bestimmten Person Ihres Vertrauens (z. B. Partner/in oder Ehegatte/Ehegattin) eine entsprechende Vollmacht erteilen. Über die Einzelheiten zu Form, Umfang und Inhalt einer solchen Vollmacht sollten Sie sich im Bedarfsfall gezielt professionell beraten lassen, damit Sie Sicherheit haben, dass am Ende auch wirklich das gilt, was Sie möchten. In Gesellschaftsverträgen für berufliche Kooperationen wird auch diesem Punkt üblicherweise eine große Stelle eingeräumt, so dass hier dann häufig bereits in vielen Punkten im Gesellschaftervertrag geregelt ist, wer das Unternehmen in einem solchen Falle wie und mit welchen Rechten fortführen soll.

3.4.3 Persönliche Vorsorge

Als Unternehmer und Selbstständiger greift für Sie nicht mehr automatisch das soziale Netzwerk eines Arbeitnehmers. Sie müssen sich z. B. selbst um Ihre Absicherung kümmern für den Krankheits-, Berufsunfähigkeits- und Rentenfall.

Bei der Kranken- und Pflegeversicherung haben Sie dabei prinzipiell die Wahl, sich privat zu versichern oder freiwillig Mitglied der gesetzlichen Krankenversicherung zu werden. Beides hat fallabhängig Vor- und Nachteile. Sie selbst müssen nach Beschäftigung mit dieser Thematik für sich entscheiden, was für Sie am besten ist und womit Sie sich wohlfühlen. Sie kommen nicht umhin, sich – nach aktueller Gesetzeslage – in irgendeiner Form gegen das Risiko der finanziellen Belastung durch Krankheitskosten abzusichern.

Zusätzlich besteht für Sie die Möglichkeit, eine sog. Krankentagegeldversicherung abzuschließen, die Ihnen bei längerer Erkrankung zumindest so viel finanzielle Absicherung bieten sollte, dass Sie vorübergehend einen Vertreter einstellen können, bis Sie wieder gesund sind.

Bei der Rentenversicherung haben Sie zunächst einmal eine Pflichtmitgliedschaft im für Sie zuständigen berufsständigen Versor-

3

gungswerk. Hier zahlen Sie in etwa Beiträge in der Höhe, die Sie auch an die gesetzliche Rentenversicherung entsprechend der Höhe Ihres Einkommens zu zahlen hätten. Zusätzlich sollten Sie sich Gedanken über eine private Rentenversicherung machen, die die Altersrente, die Sie vom Versorgungswerk bekommen, ausgerichtet an Ihren persönlichen Lebensverhältnissen ggf. weiter aufstockt.

Ähnliches gilt für die Berufsunfähigkeitsvorsorge. Zwar zahlt Ihnen das Altersversorgungswerk auch hier in bestimmten Fällen eine Rente – aber meistens reicht diese nicht aus – für Sie ist daher in jedem Fall auch der Abschluss einer privaten Berufsunfähigkeitsversicherung wichtig.

Eine weitere mögliche persönliche Absicherung ist der Abschluss einer privaten Unfallversicherung.

3.4.4 Familiäre Vorsorge

Wenn Ihre Familie von Ihrer Existenz und den Erträgen aus Ihrem Unternehmen finanziell abhängt, sollten Sie sich Gedanken machen, ob und wie weit Sie Ihre Familie bei Unfall oder schlimmer noch Ihrem Versterben finanziell absichern wollen. Solche Versicherungen sind die Kapitallebensversicherung und die Risikolebensversicherung.

Zusätzlich sollten Sie auch durch entsprechende Versicherungen Ihre Familie finanziell ausreichend absichern für den Fall Ihres Todes. Hierzu gehört z. B. der Abschluss einer Risikolebensversicherung in ausreichender Höhe. Denken Sie daran: Insbesondere bei plötzlichem und frühem Tod des Inhabers „reichen die Erlöse aus der Praxis häufig nicht einmal aus, um die Schulden abzudecken" (Hennessen et al. 1999).

Darüber hinaus sollten Sie sich Gedanken darüber machen, ob die derzeit geltenden erbrechtlichen Regelungen für den Fall Ihres Todes auch Ihren persönlichen Wünschen in vollem Maße entsprechen. Sollte dies nicht so sein, ist ein Testament unerlässlich. Außerdem beschleunigt ein Testament die Abwicklung

des Nachlassverfahrens und kann auch Streit zwischen den Erben vermindern helfen, eben weil klar ist, was Ihr persönlicher Wille ist (Hennessen et al. 1999).

3.4.5 Absicherung der betrieblichen Vermögenswerte

Beispiele hierfür sind der Abschluss einer Berufshaftpflichtversicherung (die Ihnen Ihre Berufsordnung ohnehin verpflichtend vorschreibt) sowie der Abschluss einer Betriebsinhaltsversicherung, die z. B. im Falle eines Brandes einen finanziellen Ausgleich für die Sachwerte des Betriebes ermöglicht.

3.4.6 Unabhängigkeit des Vermögenswertes Ihres Unternehmens sichern

Stellen Sie nach Möglichkeit sicher, dass der Vermögenswert Ihres Unternehmens nicht zur Erfüllung von finanziellen Forderungen aus anderen vertraglichen Schuldverhältnissen herangezogen werden kann. Die häufigste und vielleicht alltäglichste Situation, bei der das für Sie in der Praxis bedeutsam werden kann, ist etwas, was Sie zunächst vielleicht eher Ihrem Privatleben zuordnen würden als Ihrem Unternehmen, und was Ihnen vielleicht so zunächst einmal gar nicht so bewusst ist, nämlich die Ehescheidung.

Sicherlich ist Ihnen vage bewusst, dass in irgendeiner Weise das gemeinsame Vermögen bei der Scheidung aufgeteilt werden muss. Sie sollten sich allerdings dessen bewusst sein, dass auch Ihre Praxis und deren Wertentwicklung während der Ehe zu diesem Vermögen gezählt werden. Hierdurch kann fallabhängig schnell die Situation entstehen, dass Sie erheblich an Ihren Ex-Partner Zahlungen leisten müssen. Wenn keine individuelle Regelung über einen Ehevertrag besteht, sieht die gesetzliche Lösung im Falle einer Scheidung den sog. Zugewinnausgleich vor. Hierbei wird zunächst der Vermögenszuwachs je Ehepartner von Beginn bis Ende der

Ehe ermittelt. Der sich daraus ergebende Überschuss wird dann hälftig geteilt und muss an den Ehepartner, der weniger hat, ausgezahlt werden (Lörner 2010).

Dies kann für Sie als Alleineigentümer oder Teilhaber einer Zahnarztpraxis zu erheblichen finanziellen Belastungen führen und schnell Ihre Existenz in einem solchen Falle bedrohen.

Lena

Zwei Jahre nach Praxisgründung lernt Lena ihren Traummann, Lasko, kennen. Es dauert nicht lange und die beiden heiraten. Allerdings verstehen sich die beiden mit den Jahren immer weniger. Im 15. Ehejahr teilt der immer noch studierende Lasko Lena mit, dass er eine neue Freundin hat und sich von Lena deshalb trennen möchte. Bei der Scheidung verlangt Laskos Anwältin von Lena die Zahlung des sog. Zugewinnausgleichs an Lasko in Höhe von 175.000 Euro. Lena fällt fast hintenüber: Das kann doch wohl nicht wahr sein. Sie hat die ganze Zeit gearbeitet und er nicht – und jetzt soll sie ihm so viel Geld zahlen? Eine anschließende gerichtliche Auseinandersetzung gibt leider Lasko Recht: 2 Jahre nach Praxisgründung hatte Lena noch Schulden vom Praxiskauf in Höhe von 200.000 Euro, die inzwischen getilgt sind. Dazu beträgt der aktuelle Wert ihrer Praxis derzeit 150.000 Euro. Somit hat Lena einen Vermögenszuwachs von 350.000 Euro erzielt während der gemeinsamen Zeit. Lasko hingegen hat von Anfang bis Ende der Ehe keinen Vermögenszuwachs erreicht, schließlich studiert er immer noch.

Entsprechend geltender gesetzlicher Regelung erhält Lasko nun von Lena die Hälfte der Differenz beider Vermögenszuwächse als Ausgleich. Das sind in diesem Fall 50 % von 350.000 Euro, also 175.000 Euro. Die hat Lena aber nicht so einfach auf dem Konto. Lena muss einen Kredit aufnehmen, um ihren Ex-Partner auszahlen zu können und kommt dadurch selbst in eine existenziell bedrohliche Schieflage.

Nach wie vor ist der Abschluss eines Ehevertrages immer noch eher Ausnahme als Regel (Gollub Klemeyer 2011). Für Sie als Unternehmer ist ein solcher Ehevertrag allerdings dringend anzuraten, denn die ansonsten ohne Ehevertrag gesetzlichen Regelungen können Sie im ungünstigen Falle stark finanziell und existenziell belasten, wenn es um den gesetzlich vorgesehenen finanziellen Ausgleich Ihres Partners geht.

> **Tipp**
>
> Schließen Sie in jedem Fall zu Ihrer eigenen finanziellen Sicherheit und Unabhängigkeit einen Ehevertrag ab, aus dem klar hervorgeht, dass einvernehmlich bei einer Scheidung das Betriebsvermögen der Praxis nicht mit berücksichtigt werden soll. Und lassen Sie sich dabei fachanwaltlich eingehend beraten. Wenn Sie schon eine Ehekrise haben, sollten Sie sich nicht noch zusätzlich damit belasten, dass Sie um Ihre berufliche Existenz fürchten müssen.

3.5 Fachliche Unterstützung für Unternehmer

3.5.1 Eigene fachliche Grundorientierung

Einen guten Einstieg in die Thematik bekommen Sie bereits durch das Studium kostenloser Existenzgründungsbroschüren, die Sie bei den für Sie zuständigen berufsrechtlichen Vertretungen (in Ihrem Falle der Bundeszahnärztekammer), aber auch bei diversen anderen Stellen, wie z. B. Kreditinstituten oder Berufsverbänden bekommen.

Darüber hinaus ist der Besuch eines Existenzgründungsseminars sinnvoll. Solche Seminare werden teilweise als freiwillige Lehrveranstaltungen von den Hochschulen angeboten oder zumindest mit organisiert. Häufig bieten auch Kreditinstitute oder Fachverbände entsprechende Veranstaltungen an. In solchen Veranstaltungen können Sie anhand eines Beispiels oder Ihrer persönlichen Vorstellungen einmal bereits exemplarisch den Ablauf einer Existenzgründung im Modell erleben. Dies hilft Ihnen, die nötige Reflektionstiefe für Ihr Vorhaben zu bekommen.

Auch grundsätzliche persönliche Orientierungsgespräche mit Vertretern der branchenspezifischen Fachgruppen können für Sie hilfreich sein.

3

3.5.2 Persönliches Beraternetzwerk und Umgang mit Beratungen

Alles können Sie nicht selbst tun und wissen als Unternehmer. Vielfach sind Sie daher auf kompetenten Rat angewiesen. Hierbei ist es wichtig, dass Sie sich dort, wo Sie Unterstützung brauchen, ein stabiles Netzwerk von Menschen aufbauen, denen Sie vertrauen und die Sie hierzu beraten können. Sie benötigen fast immer mindestens einen guten Steuerberater und auch einen oder mehrere Rechtsberater, die sich in den Sie betreffenden Fachbereichen gut auskennen.

Wichtig ist, dass Sie in jedem Fall selbst über genügend eigenes Wissen verfügen, um nicht von externen fachspezifischen Beratern abhängig zu werden. Sie müssen in der Lage sein, selbst mit Ihren externen Vertragspartnern, wie z. B. der Bank, auf Augenhöhe zu verhandeln.

Denken Sie auch immer daran, dass Beratung eben Be-Ratung ist und auch bleiben sollte:

> Sie selbst sind und bleiben, bei noch so viel Beratung, derjenige, der für das eigene Unternehmen die Entscheidung trifft. Und Sie sind auch für das, was Sie entscheiden, verantwortlich.

Beratung ist oft eine wesentliche Unterstützung in Ihrem persönlichen Entscheidungsprozess, aber sie ersetzt ihn nicht, kann und soll dies auch nicht tun.

3.5.3 Coaching/Begleitung – Erfahrung anderer Unternehmer nutzen

Oft ist auch eine Unterstützung und/oder Begleitung Ihres Vorhabens durch einen Coach sehr hilfreich. Dieser kann z. B. mit Ihnen oder für Sie

wichtige Schritte der Existenzgründung begleiten und Sie bei Verhandlungen etc. mit seiner Erfahrung kompetent unterstützen. Auch eine Finanzberatung kann wichtige Impulse geben.

3.5.4 Die richtigen Leute finden und was sie kosten (dürfen)

Bauen Sie sich mit der Zeit ein Netzwerk geeigneter wichtiger Ratgeber entsprechend Ihres individuellen Bedarfes auf. Sie sollten sich mit diesen gut verstehen und ein stabiles Vertrauensverhältnis entwickeln (▶ Abschn. 5.1).

Regionale Dentalvertriebe, zufriedene Kollegen, Freunde und Bekannte empfehlen oft gute Ratgeber gerne persönlich weiter. Grundsätzlich ist eine persönliche Empfehlung auch ein sehr guter Weg, die richtigen Menschen für das eigene Vorhaben kennen zu lernen. Zusätzlich sollten Sie aber auch darauf achten, dass diese Ratgeber sich nicht nur mit dem grundsätzlichen Fachgebiet Ihrer Fragestellung auskennen, sondern auch über spezielle Branchenkenntnis und auch -erfahrung in der Betreuung Ihrer Berufsgruppe verfügen.

Der Steuerberater, der mit Ihnen zusammen kegelt und seine Leistung zum Sonderpreis anbietet, weil Sie sich so gut kennen, kann, muss aber nicht der beste Ratgeber für Ihre Praxis sein, selbst wenn er jahrelang Ihre private Einkommensteuererklärung zu Ihrer Zufriedenheit erledigt hat. Auch müssen Ihnen die Art des menschlichen Umganges und die Arbeitsweise der von Ihnen gewählten Person zusagen – bedenken Sie, dass Sie sich mit Ihren Beratern je nach Fragestellung das ein oder andere Mal werden intensiv austauschen müssen. Dann ist es gut, wenn auch die gegenseitige „Chemie" stimmt.

Hinsichtlich der Kosten für Beratung durch Experten gilt grundsätzlich erst einmal das Sprichwort: Guter Rat ist teuer. Wer von seiner Beratungsleistung leben und diese fundiert und vor allem unabhängig von weiteren Leistungsanbietern erbringen will, muss auch ein entsprechendes Honorar dafür bekommen, um davon leben zu können.

Aktuell geht in der Zahnmedizin der Trend stark dahin, dass sich eine Reihe externer Unternehmen darauf spezialisieren, für alle unternehmerischen Fragestellungen eine Vielzahl von Leistungsanbietern als Service bereit zu halten. Häufig wird dies von den großen Dentalvertriebsunternehmen angeboten, die sich erhoffen, dass auch Sie zu Ihren späteren Kunden werden. Außerdem bieten die Banken regelmäßig ein Netzwerk von festen Unterstützern an. Solche Angebote sind häufig, wenn auch nicht immer, kostenlos oder vergleichsweise kostengünstig. Sie können diese gerne nutzen. Aber Sie können nahezu sicher davon ausgehen, dass eine solche kostenfreie Unterstützung nicht dem alleinigen Zweck dient, Ihnen das Leben als Unternehmer leichter zu machen und aus reiner Menschenfreundlichkeit angeboten wird, denn nahezu immer ist die Beratung Satellitenleistung anderer Geschäftsbereiche oder nur Mittel zum Zweck für die Umsetzung eigener Geschäftsinteressen des mit anbietenden Unternehmens. Selbst entsprechende Angebote von Berufsverbänden sind oft nicht von einem entsprechenden Netzwerk interessierter Anbieter frei: Sie erhalten hier zwar die wichtigsten Fachinformationen, aber gleichzeitig sollen Sie natürlich auch auf die Anbieter als Leistungserbringer aufmerksam werden, die mit Ihnen ins Geschäft kommen möchten. Wichtig ist hier, dass Sie sich Ihre Unabhängigkeit zur Entscheidung trotzdem wahren.

Lena

Als das Versicherungs- und Finanzdienstleistungsunternehmen, bei dem Lena in der Assistentenzeit ihre ersten berufsnotwendigen Versicherungen abgeschlossen hat, erfährt, dass sie plant, eine eigene Praxis zu eröffnen, erhält sie schon bald unaufgefordert eine Einladung zu einem Beratungsgespräch. Sie bekommt Angebote zum Thema Praxiskredit, zu weiteren Versicherungen für die neue Praxis und auch von Kontakten zu Banken, geeigneten Rechtsanwälten und Steuerberatern. Alle Leistungen ihres Beraters sind tatsächlich für sie erst einmal kostenfrei, allerdings mit dem Ziel, dass sie möglichst über ihn entsprechend seiner Empfehlung die aus seiner Sicht notwendigen Versicherungen

abschließt. Ihr Berater finanziert sich durch die Provision, die er von der jeweiligen Versicherung erhält. Ob unter diesen Voraussetzungen eine wirklich unabhängige Beratung stattfinden kann, ist fraglich.

Lenas Examenskollegin Pia wird gleich nach dem Examen von einem großen Finanzdienstleister angesprochen und erhält intensive Beratung, die nichts kostet. Schnell hat sie eine Menge angeblich für sie notwendiger und beitragsintensiver Versicherungen abgeschlossen. Als ihr Steuerberater später davon hört, kommentiert er das als vollkommenen Unsinn – doch jetzt sind die Versicherungen abgeschlossen – und Pia hat schon eine Menge Beiträge gezahlt. Wenn sie die Verträge jetzt auflöst, verliert sie ihr gesamtes bis dahin eingezahltes Geld, denn der Rückkaufwert aller ihr seinerzeit vermittelten Versicherungen ist leider in den ersten 5 Jahren nach Abschluss gleich Null.

Wenn Pia die Verträge lösen möchte, muss sie für ihre Unwissenheit teuer bezahlen. Denn, und das wird aus diesem Beispiel ersichtlich:

> ❯ **Kostenlose Beratung ist (fast) immer mit Vorsicht zu genießen!**

Bei der Frage, was eine Beratung kosten oder auch nicht kosten darf, können Sie zu Ihrer Orientierung zunächst als Faustregel davon ausgehen, dass Berater der Fach- und Berufsverbände, der standesrechtlichen Organisationen wie den Kammern, Banken oder Wirtschaftsförderungsgesellschaften kostenlos sein sollten und meist auch sind.

Die Leistungen eines Existenzgründungsberaters ebenso wie die von Rechtsanwälten, Notaren und Steuerberatern sind hingegen nur gegen entsprechende leistungsgerechte Honorierung zu bekommen. Je nach Art der Beratungsleistung und dem Angebot des Beratenden liegen die Honorare hier derzeit etwa zwischen 100 und 300 Euro pro Stunde. Bei der Planung Ihres Unternehmens müssen Sie für Beratungen, so Sie diese in Anspruch nehmen wollen, auch ein entsprechendes Budget dafür einkalkulieren, da dafür schnell mehrere Tausend Euro zusammenkommen können.

3

> **Tipp**
>
> Für einen Teil der Beratungen im Rahmen einer Existenzgründung gibt es auch verschiedene finanzielle Fördermöglichkeiten, über die Sie sich im Internet und bei den Autoren informieren können. Sie sollten diese in jedem Fall nutzen.

3.6 Selbstständiger Zahnarzt in Deutschland

Zum Abschluss dieses Kapitels, in dem beschrieben wird, was nach Auffassung der Autoren wichtig ist zu wissen, wenn man Unternehmer sein will, noch ein paar Anmerkungen zu den grundsätzlichen Fragen.

■ **Freie Berufswahl**

Das Grundgesetz für die Bundesrepublik Deutschland von 1949 garantiert in Artikel 12, Absatz 1, allen Deutschen sowohl die Freiheit der Berufswahl als auch die Freiheit der Berufsausübung:

» Alle Deutschen haben das Recht, Beruf, Arbeitsplatz und Ausbildungsstätte frei zu wählen. Die Berufsausübung kann durch Gesetz oder auf Grund eines Gesetzes geregelt werden.

Allerdings sind auch Eingriffe in die Berufsfreiheit möglich. Die Berufsfreiheit steht nämlich unter Gesetzesvorbehalt (Artikel 12, Absatz 1 S. 2 GG). Berufsausübungsregelungen können durch „vernünftige, zweckmäßige Gründe des Gemeinwohls" gerechtfertigt werden. Zu den Berufsausübungsregelungen gehören beispielsweise das Verbot für einen Anwalt, mehrere Beschuldigte zu verteidigen, und z. B. die Pflichtmitgliedschaft in Kammern. Es gibt verschiedene Grade der Einschränkungen. Dabei werden an „objektive Berufswahlbeschränkungen" die strengsten Anforderungen gestellt. Sie sind nur zulässig, wenn sie der Abwehr nachweisbarer oder höchstwahrscheinlich schwerwiegender Gefahren für „absolute" (also durch Verfassungsrecht vorgegebene), „überragend wichtige" Gemeinschaftsgüter dienen. Dazu gehört z. B. die Volksgesundheit bei der Zulassung von Berufstätigen im Bereich der Heilkunde (Wikipedia).

Dies führt im Ergebnis dazu, dass Sie die Approbation als Zahnarzt brauchen, um als Zahnarzt tätig werden zu können.

■ **Kammerwesen**

Mit einer lange zurückliegenden Historie organisieren sich verschiedene Bereiche des Wirtschaftslebens in Deutschland selbst in Form von Zusammenschlüssen in Kammern. Zu den bekanntesten zählen die Industrie- und Handelskammern und die Handwerkskammern. Sie sind berufsständische Körperschaften des öffentlichen Rechts und bestehen aus den Unternehmen einer Region in Form von deren Pflichtmitgliedschaften. Auf der Basis des Grundgesetzes übernehmen die Kammern Aufgaben der Selbstverwaltung der Wirtschaft.

Diese Form der Selbstverwaltung gibt es auch für Ärzte, Zahnärzte, Tierärzte und Apotheker. Jeder praktizierende Zahnarzt ist Pflichtmitglied der Zahnärztekammer, in dessen Bezirk er arbeitet. Die Kammerbezirke der o. g. Berufsgruppen stimmen mit den Bundesländern überein, nur in NRW gibt es zwei Kammern.

Sie nehmen von den Aufsichtsbehörden übertragene Aufgaben auf der Grundlage des Landesrechts wahr. Es sind dies z. B. (Zahnärztekammer Berlin):

- Schaffung und Erhaltung einer einheitlichen Berufsauffassung
- Beratung und Unterstützung der Mitglieder in allen beruflichen Fragen
- Förderung der beruflichen Fort- und Weiterbildung sowie Qualitätssicherungsmaßnahmen
- Überwachung der Berufsordnung zur Gewährleistung des Ansehens des Berufsstandes
- Regelung und Durchführung der Berufsgerichtsbarkeit
- Vertretung der Interessen der Mitglieder gegenüber Behörden und der Öffentlichkeit

- Förderung der öffentlichen Gesundheitspflege
- Schlichtung von Streitigkeiten zwischen Ärzten untereinander und mit Patienten
- Zuständige Stelle für die Berufsausbildung des Fachpersonals der Kammerangehörigen
- Qualitätssicherung Röntgen
- Gutachterstelle für Gerichte und Behörden in allen Berufs- und Fachfragen
- Benennung von Gutachtern und Sachverständigen
- Berufsständisches Versorgungswerk

Diese Aufgaben werden eigenverantwortlich anstelle staatlicher Behörden erfüllt. Der Staat übt die Rechtsaufsicht, aber nicht die Fachaufsicht aus.

> **Tipp**
>
> Erkundigen Sie sich bei der für Sie zuständigen Zahnärztekammer und auch bei der entsprechenden Kassenzahnärztlichen Vereinigung rechtzeitig bei Planung einer Existenzgründung oder Praxisveränderung, welche formalen Voraussetzungen (Anträge, Fristen) bei Ihrem Vorhaben beachtet werden müssen.

- **Steuern**

Grundsätzlich führt der Erhalt von Geld oder Geldwerten zur Pflicht der Einkommensteuererzahlung. Praktisch gibt es eine Untergrenze von ca. 8000 Euro Einkommen pro Jahr, ab der die Pflicht zur Steuerzahlung beginnt. Sobald Sie ein Unternehmen gründen, müssen Sie es auch beim Finanzamt registrieren lassen.

Wenn Sie ein Gewerbe ausüben, entsteht zusätzlich die Pflicht zur Zahlung von Gewerbesteuer. Als Zahnarzt sind Sie aber freiberuflich und nicht gewerblich tätig. Zu den Freiberuflern gehören auch die Anwälte, Architekten, Hebammen etc. Entsprechend zahlen alle Freiberufler keine Gewerbesteuer. Zahnärzte sind darüber hinaus im Zusammenhang mit ihren Honoraren von der Pflicht zur Erhebung der Mehrwertsteuer befreit, müssen sie also auch nicht an das Finanzamt abführen. Das wird in ▶ Kap. 4 noch ausführlich beschrieben.

> ❯ Bitte seien Sie vorsichtig, dass Ihre Tätigkeit nicht von der freiberuflichen in eine gewerbliche übergeht. Das könnte passieren, wenn Sie planen, ein größeres „Zahnarztunternehmen" aufzubauen.

- **Zum Weiterarbeiten und Vertiefen (Literatur)**
- Leitfaden zu Existenzgründung: von Collrepp (2007) Handbuch Existenzgründung. Schäffer-Poeschel, Stuttgart
- Rechtliche Grundlagen für Zahnärzte: Ries et al. (2007) Zahnarztrecht: Praxishandbuch für Zahnmediziner. Springer Berlin Heidelberg
- Kommunikations- und Informationsplattform des Bundesministeriums für Wirtschaft und Technologie, Unternehmersoftware-Paket: ▶ http://www.bwmi.de
- Bundesverbandes der zahnmedizinischen Alumni in Deutschland (BdZA) e.V.: ▶ http://www.berufskunde2020.de
- Bundeszahnärztekammer: Leitfaden zum Download: Der Weg in die Freiberuflichkeit: ▶ http://www.bzaek.de

Praxis (neu) planen – Von der Idee zum Konzept

Thomas Sander und Michal-Constanze Müller

4.1   **Ökonomische Rahmenbedingungen – 59**

4.2   **Geschäftsidee entwickeln – 64**
4.2.1   Alleinstellungsmerkmal (USP) – 65
4.2.2   Positionierung und Spezialisierung – 65

4.3   **Kooperationen und deren Rechtsformen – 66**
4.3.1   Vor- und Nachteile von Kooperationen – 66
4.3.2   Kooperationsformen – 67
4.3.3   Vorgespräche und Vertrag – 69

4.4   **Standort – 70**

4.5   **Mietobjekt oder Kauf – die Entscheidung – 70**

4.6   **Raumplanung – 71**
4.6.1   Raumaufteilung – 71
4.6.2   Design – 73

4.7   **Technische Planung – 75**
4.7.1   Erforderliches Unternehmerwissen – 75
4.7.2   Rechtliche Rahmenbedingungen – 79
4.7.3   Ganzzeitliche vorausschauende Leitungsplanung – 80
4.7.4   Elektrische Versorgungsleitungen – 81
4.7.5   Leitungen für Telefon und IT – 83
4.7.6   Klingelanlage und Hausrufsysteme – 85
4.7.7   Automatisierungs- und Steuerungstechnik – 85
4.7.8   Sicherheitstechnik – 86
4.7.9   Wasser, Abwasser und Absauganlage – 88
4.7.10   Druckluft/Kompressor – 89

© Springer-Verlag GmbH Deutschland 2018
T. Sander, M.-C. Müller (Hrsg.), *Meine Zahnarztpraxis – Ökonomie*, Erfolgskonzepte Zahnarztpraxis & Management, https://doi.org/10.1007/978-3-662-54561-4_4

4.7.11   Technikraum – 90

4.7.12   Lüftung/Klimatisierung – 90

4.7.13   Dentalgeräte – 91

4.7.14   EDV Anlage – 92

4.7.15   Konzepte technischer Betriebssicherheit – 92

4.8   Praxiskonzept – 94

4.9   Corporate Identity – 95

4.10   Finanzplanung Praxis – 96

4.10.1   Einführung – 96

4.10.2   Begriffe – 96

4.10.3   Der große Irrtum von der Absetzbarkeit – 100

4.10.4   Finanzplanung für die neue Praxis – 100

4.10.5   Darlehen und Kredite – 109

4.10.6   Vorsicht vor der Steuer – 112

4.10.7   Besonderheiten von KFO und MKG – 113

4.10.8   Investitionsplanung und Wirtschaftlichkeit für die etablierte Praxis – 114

4.11   Persönliche Finanzziele definieren – 116

4.12   Businessplan – 118

4.13   Erfolgsaussichten – 119

Sie haben sich in den vorstehenden Kapiteln eingehend damit auseinandergesetzt, was es bedeutet, Unternehmer zu sein. Die rechtlichen Zusammenhänge sind Ihnen klar, bzw. Sie wissen, wo Sie sich entsprechenden Rat holen können. Sie haben sich entschieden, sich als Zahnarzt allein oder zusammen mit anderen selbstständig zu machen, oder Sie sind bereits selbstständig und möchten sich verändern. Sie wollen eine Praxis neu gründen oder übernehmen. Doch wie gehen Sie vor, damit das Projekt zum Erfolg wird? Was ist alles zu beachten?

4.1 Ökonomische Rahmenbedingungen

Bevor wir auf die Planung der Praxis im Einzelfall eingehen, wollen wir uns mit der Einbettung der Praxis im wettbewerblichen Umfeld auseinandersetzen. Die Kassenzahnärztliche Bundesvereinigung (KZBV) gibt jährlich die Basisdaten zur vertragszahnärztlichen Versorgung heraus. In dem Buch werden auch die betriebswirtschaftlichen Daten der Zahnarztpraxis veröffentlicht. Auch die Bundeszahnärztekammer stellt in ihrem statistischen Jahrbuch aktuelle Kennzahlen aus dem Berufsfeld zur Verfügung. Eine Vielzahl der für das Verständnis um die Praxisgründung relevanten Daten werden hier vorgestellt.

> **Tipp**
>
> Erwerben Sie als Neueinsteiger Branchenkenntnis bzw. aktualisieren Sie als Praxisentwickler Ihr Wissen dazu:
> Auf der Website der Kassenzahnärztlichen Bundesvereinigung KZBV (▶ www.kzbv.de) können Sie kostenfrei das aktuelle Jahrbuch mit einer Vielzahl betriebswirtschaftlicher Daten rund um die Versorgung von gesetzlich versicherten Patienten herunterladen.
> Bei der Bundeszahnärztekammer (▶ www.bzaek.de) können Sie kostenpflichtig das statistische Jahrbuch mit aktuellen Kennzahlen zum Berufsfeld Zahnmedizin bestellen.

- **Realwertentwicklung und Zahnarztdichte**

> » Eine Zahnarztpraxis ist ein Unternehmen am Markt, für das die gleichen Gesetze gelten wie für andere Unternehmen auch. Sie lebt ausschließlich von ihren Kunden, die im Medizinsektor als Patienten bezeichnet werden. Bei allen Überlegungen zur Gestaltung einer erfolgreichen Zukunft muss der Patientennutzen im Vordergrund stehen. (Sander 2017)

Tatsächlich halten sich nicht alle Zahnärzte an diesen Grundsatz, zumal die Zahnarztbranche früher den Marktgesetzen nicht unterlag. Ab den 1970er-Jahren wurden nahezu alle Leistungen von der GKV bezahlt. Die Zahnarztdichte war verhältnismäßig gering (ca. 1900 Patienten pro Zahnarzt).

Bei „Zahnarztdichte" geht man streng genommen von der Arztzahl bezogen auf die Einwohnerzahl aus (80 Zahnärzte/100.000 Einwohner). Eine steigende Anzahl bedeutet zugleich eine höhere Dichte. Üblicherweise verwendet man statistisch jedoch den Kehrwert (1250 Einwohner pro Zahnarzt). Wenn die Dichte also steigt, verringert sich der Zahlenwert auf z. B. 800 Einwohner pro Zahnarzt. „Trotz der abnehmenden numerischen Größe steigt der Zahlenwert der Zahnarztdichte" (Sander 2017).

Das führt zum einen zu einem hohen Patientendruck. Zum anderen stärkt es wettbewerbsfreie Strukturen inklusive einer quasigarantierten hohen Grundauslastung, weil Patienten für die von ihnen in Anspruch genommenen Leistungen in der Regel nichts zuzahlen mussten. Doch inzwischen hat sich ein Wandel vollzogen, obwohl noch Reste dieser Marktposition vorhanden sind, weil ca. 50 % der Praxisumsätze in Deutschland KZV-generiert sind und damit eine Grundauslastung garantiert ist (man muss sich um die grundlegenden Produkte keine Gedanken machen). Erstens ist die Zahnarztdichte deutlich gestiegen (ca. 1150 Patienten pro Zahnarzt), mit der Konsequenz, dass sich der Wettbewerb um Patienten mittlerweile sogar auf den KZV-Bereich ausdehnt. Zweitens sind viele Leistungen zuzahlungspflichtig geworden bzw. müssen vollständig vom Patienten selbst bezahlt werden. Diese Entwicklung führte dazu, dass sich das Realeinkommen von Zahnärzten seit den 1970er-Jahren bis zur Jahrtausendwende nahezu halbiert hat (◘ Abb. 4.1).

4

» Die Realwertentwicklung entspricht nicht der nominellen Wertentwicklung. In Euro (bzw. DM), also nominal, hat der Zahnarzt von heute ein höheres Einkommen als früher. Der Realwert berücksichtigt dagegen aber, was man für ein bestimmtes Einkommen erwerben kann, also die Kaufkraft. Und die hat sich halbiert. Somit befindet sich jede Praxis im Wettbewerb zu anderen Praxen, was eine strategische Unternehmensplanung erforderlich macht. (Sander 2017)

Die Zahnarztdichte wird gemäß einer Studie des Instituts der Deutschen Zahnärzte (IDZ) aus 2009, auch veröffentlicht im KZBV-Jahrbuch, bis 2030 nahezu konstant im Bereich von 1250 Patienten pro Zahnarzt bleiben. Dabei ist aber zu berücksichtigen, dass die Zahlen lokal sehr stark schwanken. So gehen wir in Ballungsgebieten von Zahnarztdichten von teilweise kleiner 500 und im ländlichen Raum von manchmal mehr als 4000 Patienten pro Zahnarzt aus. Entsprechend ist die Wettbewerbssituation: Während die „ländliche" Praxis dem Patientendruck teilweise kaum standhalten kann, kämpfen „urbane" Praxen um jeden Patienten bzw. die bei den Patienten zu erbringenden Leistungen. Entsprechend wichtig im Hinblick auf eine erfolgreiche Praxisgründung ist folglich die Entscheidung für den Standort. Allerdings betrifft dies nicht nur den Ort an sich, sondern auch die „Location" im Ort. Nach den Erfahrungen der Autoren sind beispielsweise Praxen, die einen „hohen Lauf", also viel Laufkundschaft wie z. B. in Einkaufszentren, haben, potenziell erfolgreicher als vergleichbare Praxen an anderen Standorten.

Das IDZ hat über die prognostizierte Zahnarztdichte hinaus noch untersucht, wie sich das Angebot der zahnärztlichen Leistungen im Verhältnis zur Nachfrage nach solchen entwickeln wird. Hier fließen die Bevölkerungs- und

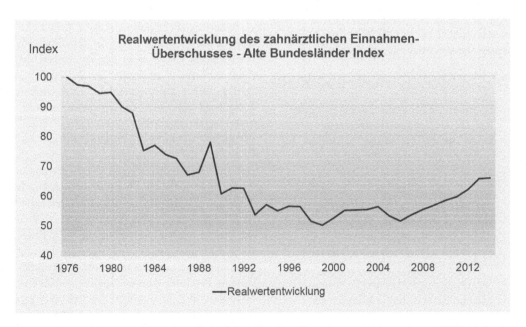

◘ **Abb. 4.1**   Realwertentwicklung des zahnärztlichen Einnahmeüberschusses. Zahlenwerte aus: KZBV-Jahrbuch 2016. Mit freundlicher Genehmigung der Kassenzahnärztlichen Bundesvereinigung

Morbiditätsentwicklung, die Approbations- und Berufsaufgeberzahlen und vieles mehr ein. Bei aller Vorsicht mit Prognosen geht das IDZ aber davon aus, dass das Angebot und die Nachfrage nach zahnmedizinischen Leistungen insgesamt bis zum Jahr 2030 ausgeglichen sein werden. Es wird weiter darauf hingewiesen, dass ein Rückgang bei den konservierenden und prothetischen Leistungen zu erwarten ist; außerdem wird bei der Prothetik eine Verlagerung der Therapiemittel von herausnehmbarem zu festsitzendem Zahnersatz prognostiziert.

- **Einzelpraxen und Berufsausübungsgemeinschaften**

Nicht verwechselt werden darf die Entwicklung der Zahnarztdichte, die das Verhältnis der Bevölkerungszahl zur Anzahl der behandelnd tätigen Zahnärzten beschreibt, mit dem Verhältnis der Bevölkerungszahl zur Anzahl von Praxen.

Mit dem seit dem 01.01.2007 geltenden Vertragsarztrechtsänderungsgesetz (VÄndG), das Möglichkeit zur Anstellung von Zahnärzten erweiterte, in Verbindung mit dem Inkrafttreten des Gesetzes zur Stärkung des Wettbewerbs in der gesetzlichen Krankenversicherung (GKV-WSG) am 01.04.2007 (Wegfall der Bedarfszulassung), hat die Anzahl der Vertragszahnärzte abgenommen, wobei gleichzeitig die Zahl der Behandler und somit auch die der angestellten Zahnärzte zugenommen hat. Die abnehmende Zahl der Vertragszahnärzte kann zum Teil damit begründet werden, dass einige Teilhaber einer Berufsausübungsgemeinschaft (BAG) in das Angestelltenverhältnis gewechselt haben. Außerdem zeigen junge Zahnärzte eine überdurchschnittliche Neigung zum Angestelltenverhältnis.

Die Anzahl der Zahnarztpraxen in Deutschland ist mit einem „Verlust" von ca. 200 bis 300 Praxen pro Jahr rückläufig und beträgt 2016 um die 43.000, davon sind ca. 18 % Berufsausübungsgemeinschaften. Von diesen ca. 8000 Praxen wiederum haben lediglich 13 % mehr als 2 Inhaber. Die Anzahl der Praxisinhaber ist entsprechend rückläufig, während die Anzahl der anstellten Zahnärzte bis 2016 auf ca. 10.000 angewachsen ist.

In ❏ Abb. 4.2 ist die Entwicklung des Anteils der BAG dargestellt. Sie ist in den vergangenen Jahren kontinuierlich gestiegen,

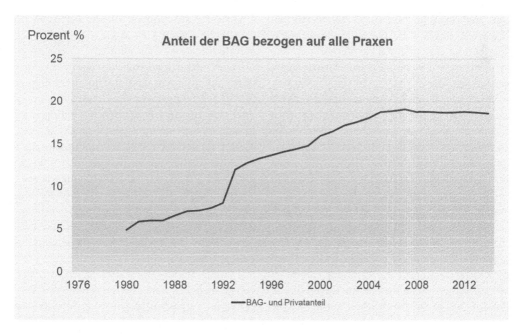

❏ **Abb. 4.2** Entwicklung der Berufsausübungsgemeinschaften. Zahlenwerte aus: KZBV-Jahrbuch 2016. Mit freundlicher Genehmigung der Kassenzahnärztlichen Bundesvereinigung

stagnierte aber in jüngster Zeit. Dies hängt vermutlich damit zusammen, dass seit 2007 aus vielen BAG Einzelpraxen mit (denselben) angestellten Zahnärzten wurden. Dementsprechend war die Anzahl der „echten" BAG wahrscheinlich immer etwas geringer als es die Statistik auswies. Zukünftig ist aber mit einer Steigerung des Anteils von BAG zu rechnen, weil – wie bereits erwähnt – jüngere Zahnärzte (siehe unten) und auch weibliche Behandler eine erhöhte Neigung zur Tätigkeit in einer BAG haben.

In 2015 haben 65 % der Gründer eine Einzelpraxis übernommen (2009: 45 %), 28 % sind in eine BAG eingestiegen (2009: 39 %). 7 % haben eine Neugründung gemacht (2009: 16 %, Quelle: IDZ 2016, Zahlen in Klammern: Alte Bundesländer). Die Praxisinvestition bei der Übernahme einer Einzelpraxis betrug im Mittel 273.000 Euro, die einer Neugründung 421.000 Euro.

▪ Umsatz und Gewinn

Der Umsatz ist eine wichtige betriebswirtschaftliche Zahl, mit der wir uns im weiteren Verlauf dieses Kapitels noch ausführlich beschäftigen werden. Er umfasst alle Einnahmen der Praxis. Das sind in erster Linie die zahnärztlichen Honorare sowie die (Fremd-)Laborumsätze. Hier kommt es manchmal zur Verwirrung: Die Laborumsätze müssen nämlich 1:1 weitergegeben werden. Der Zahnarzt erhält eine Rechnung vom Labor, z. B. für Zahnersatz, und berechnet genau diesen Betrag auch beim Patienten. Es ist also weitgehend ein „Durchreichposten", der Zahnarzt hat keine unmittelbare Wertschöpfung daraus. Trotzdem gehört der Laborumsatz zum Gesamtumsatz. Das ist vergleichbar mit einem Handwerker, der beispielsweise eine neue Waschbeckenarmatur installiert, und Ihnen eine Rechnung schreibt, auf der die handwerkliche Leistung und die Armatur separat ausgewiesen sind. Die Summe seiner Einnahmen führen zu seinem Gesamtumsatz. Dass der Handwerker auf seinen Einkaufspreis im Gegensatz zu Ihnen einen Aufschlag erheben kann, ist eine rein rechtliche Frage. Beim Eigenlabor zählt der Umsatz ohnehin zum Gesamtumsatz.

Die Berechnung des Zahnersatzes erfolgt auf der Grundlage des bundeseinheitlichen Leistungsverzeichnisses für zahntechnische Leistungen BEL II (gesetzlich Versicherte) sowie der bundeseinheitlichen Benennungsliste für zahntechnische Leistungen BEB (privat Versicherte). Je nach Kosten- und Leistungsstruktur kann das Eigenlabor für sich betrachtet also einen Gewinn oder einen Verlust erwirtschaften.

In 2014 betrug der Gesamtumsatz einer deutschen Zahnarztpraxis (Einzelpraxen und BAG zusammen) 559.000 Euro, wovon 375.000 Euro Betriebsausgaben waren. Der mittlere Gewinn (steuerlich wird dies als Einnahmen-Überschuss bezeichnet) betrug 185.000 Euro. In den neuen Bundesländern sind die Zahlen geringer. Der Kostenanteil für Fremdlabore betrug 17 % vom Gesamtumsatz. Der größte Teil sind die Personalausgaben mit 25 %.

Betrachtet man die Werte je Praxisinhaber, ergibt sich folgendes Bild (◘ Abb. 4.3).

Abgesehen von einem Einbruch in 2005 (Einführung des befundbezogenen Festzuschuss-Systems) ist die Umsatzentwicklung stetig positiv.

Wichtig im Hinblick auf die betriebswirtschaftliche Planung ist dabei der Anteil der Privatliquidation. Das sind alle Einnahmen, die nicht von den gesetzlichen Krankenkassen über die Kassenzahnärztliche Vereinigung (KZV) abgerechnet werden. Dieser Privatanteil setzt sich zusammen aus den Rechnungen an Privatpatienten und an gesetzlich Versicherte, die Leistungen über den gesetzlich geregelten Rahmen hinaus in Anspruch nehmen (Zusatzleistungen), z. B. eine mehrschichtige Kunststofffüllung. ◘ Abb. 4.4 zeigt die Entwicklung des Privatanteils, der mittlerweile 50 % überschritten hat, aber in diesem Bereich verharrt. Dabei ist zu beachten, dass lediglich ca. 13 % der Patienten Privatpatienten sind; der größte Teil der Privateinnahmen wird also von gesetzlichen Versicherten veranlasst. Übrigens: In Arztpraxen spricht man hierbei von IGeL-Leistungen (individuelle Gesundheitsleistungen).

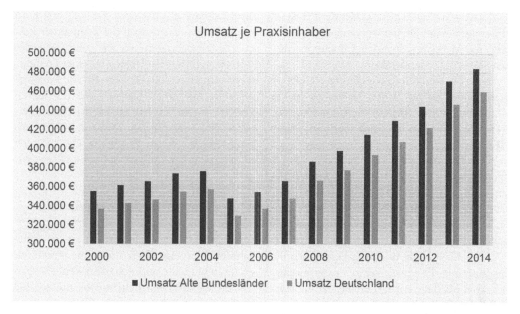

◘ **Abb. 4.3** Umsatzentwicklung je Praxisinhaber. Zahlenwerte aus: KZBV-Jahrbuch 2016. Mit freundlicher Genehmigung der Kassenzahnärztlichen Bundesvereinigung

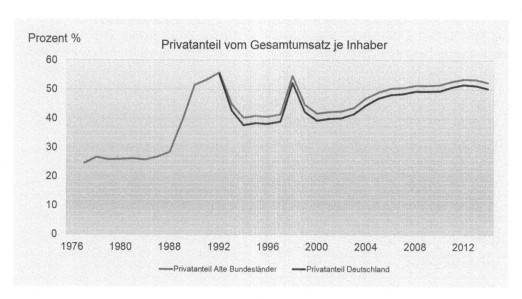

◘ **Abb. 4.4** Privatanteil vom Gesamtumsatz. Zahlenwerte aus: KZBV-Jahrbuch 2016. Mit freundlicher Genehmigung der Kassenzahnärztlichen Bundesvereinigung

4

Es ist davon auszugehen, dass der Privatanteil steigen wird. Dementsprechend wird sich auch das Marktverhalten der Anbieter um diesen Sektor weiter entwickeln.

Entscheidend für die Planung ist der zu erwartende Gewinn. Das ist der Betrag, der vor der Zahlung von Steuern und Vorsorgeaufwendungen für den Praxisinhaber übrig bleibt (◘ Abb. 4.5).

Das arithmetische Mittel ist die Summe aller Gewinne geteilt durch die Anzahl der Praxisinhaber. Es betrug 2014 ca. 152.000 Euro. Der Median ist der Wert, bei dem die eine Hälfte aller Praxisinhaber weniger hat und die andere Hälfte mehr. Hier ca. 137.000 Euro.

Schließlich bleibt noch die Frage nach der Investition in die Praxis. Da gibt es grundsätzlich zwei Möglichkeiten: die Übernahme einer Praxis bzw. der Einstieg in eine BAG und die Neugründung einer Praxis. Auf die Wertermittlung bei der Übernahme wird in ▶ Abschn. 4.5 näher eingegangen.

Mit der Annahme eines Überschusses von 150.000 Euro, einem angenommenen Steuersatz von 35 % und nicht absetzbaren Vorsorgeaufwendungen in Höhe von 25.000 Euro bleiben

dem Zahnarzt 97.500 − 25.000 = 72.500 Euro pro Jahr, von denen noch die Tilgung der Praxiskredite abgezogen werden muss. Mit der Annahme, dass diese Tilgung bei einer Fremdfinanzierung von 400.000 Euro für die Praxisinvestition mit einer Laufzeit von 15 Jahren 27.000 Euro im Jahr beträgt, hat der Praxisinhaber 45.500 Euro pro Jahr bzw. rund 3800 Euro pro Monat zur freien Verfügung. Diese Zahlen müssen natürlich individuell bestimmt werden.

4.2   Geschäftsidee entwickeln

Im Gegensatz zum Zahnarzt vor einigen Jahrzehnten, der eigentlich nur seine Praxis zu eröffnen brauchte und sich dann wenig Sorgen um die Zukunft machen musste, müssen Sie heute ein Konzept entwickeln. Sie müssen sich überlegen, warum ein Patient gerade zu Ihnen kommen soll, wo es doch viele andere Praxen gibt. Das Gleiche gilt natürlich für den Zahnarzt, der bereits am Markt ist und seine Wirtschaftlichkeit verbessern möchte.

Dieses Buch richtet sich in gleichem Maße an Existenzgründer und niedergelassene

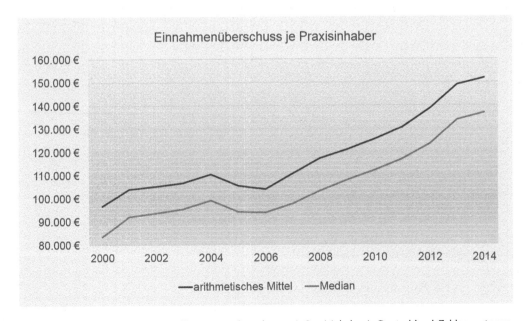

◘ **Abb. 4.5** Gewinn vor Steuern und Vorsorgeaufwendungen je Praxisinhaber in Deutschland. Zahlenwerte aus: KZBV-Jahrbuch 2016. Mit freundlicher Genehmigung der Kassenzahnärztlichen Bundesvereinigung

Zahnärzte, die sich in jeder beliebigen Form verändern bzw. weiterentwickeln wollen. Letztere werden im diesem Buch „Praxisentwickler" genannt.

Es muss in diesem Zusammenhang erwähnt werden, dass nicht wenige Zahnärzte von ihrer Kredit gebenden Bank in unangenehmer Weise kontrolliert werden und monatlich ihre Zahlen (betriebswirtschaftliche Auswertungen, BWA) vorlegen müssen. Oft entscheidet dann die Bank über unternehmerische Maßnahmen mit, reduziert ggf. die monatliche Entnahme für den Praxisinhaber und verlangt die Vorlage eines Konzeptes zur Sicherung der Einnahmen (siehe oben). Jährlich müssen mehr als 100 Praxen vorzeitig aufgeben und die ehemaligen Inhaber eventuell sogar Privatinsolvenz anmelden. Neben schlechter Praxisführung, unzureichendem Marketing und nicht genug unternehmerischem Geschick ist allerdings oftmals die private Überschuldung die Ursache für diese Miseren.

Die Grundlagen der Konzeptentwicklung werden in den folgenden Abschnitten beschrieben.

4.2.1 Alleinstellungsmerkmal (USP)

Die Frage, warum der Patient gerade zu Ihnen in die Praxis kommen soll, ist verbunden mit der Frage, was Sie ihm denn bieten im Vergleich zu den vielen anderen Zahnärzten. Was ist das Besondere an Ihnen? Im ländlichen Raum ist das teilweise noch trivial: Wenn Ihre Praxis die einzige in der Umgebung ist, ist das eben Ihr Alleinstellungsmerkmal, auch USP („unique selling proposition") genannt. In der Großstadt sieht das schon anders aus: Wenn Sie der zehnte Implantologe in Ihrem Stadtteil sind, müssen Sie einen erhöhten Aufwand treiben, damit der potenzielle Patient gerade zu Ihnen kommt und nicht zu einem der neun anderen geht.

Das Alleinstellungsmerkmal kann z. B. in Ihrer Person begründet sein. Einige Zahnärzte sind bei ihren Patienten aufgrund ihres Auftretens so beliebt, dass sie schon allein deshalb

überdurchschnittlich weiterempfohlen werden. In ► Kap. 9 wird z. B. auf die Bedeutung des Empfehlungsmarketing speziell hingewiesen. Eine weitere Möglichkeit ist eine besondere, natürlich marktgerechte fachliche Spezialisierung, so wie es vor 10 Jahren noch die Implantologie war. Als drittes Beispiel soll hier die Ansprache einer bestimmten Zielgruppe, also beispielsweise die Senioren, angesprochen werden.

Die Möglichkeiten, ein USP zu entwickeln, sind unbegrenzt, auch wenn das auf den ersten Blick anspruchsvoll erscheint. Systematisch entwickelt man sein Alleinstellungsmerkmal über die sog. Positionierung, die mit der Spezialisierung nicht zwingend etwas zu tun haben muss, aber durchaus haben kann.

4.2.2 Positionierung und Spezialisierung

> **»** Am Anfang stehen Sie und Ihre medizinische Dienstleistung. Die Positionierung steht für das, was bei den Patienten im Kopf entsteht. (frei nach Al Ries und Jack Trout, Begründer der Positionierungstheorie).

Lassen Sie diesen so wichtigen Satz in Ruhe wirken. Er sagt eigentlich alles, was den Erfolg ausmacht. Nach dem Studium und der Assistentenzeit sind Sie in erster Linie auf das Fachliche konzentriert. Naturgemäß wird dabei oft vergessen, wie der Patient empfindet. Der braucht nämlich einen Grund, warum er zu Ihnen kommt bzw. bei Ihnen bleibt. Und der Patient kann Ihre fachliche Leistung – den faktischen Nutzen – im Normalfall nicht beurteilen. Es kommt also auf andere Dinge an.

Bei der Wahl zwischen zwei aus Patientensicht austauschbaren Zahnärzten wird der mit dem größten virtuellen Nutzen gewählt. Der virtuelle Nutzen ist glaubwürdiger und stabiler als der faktische Nutzen. Hier spielen Emotionen und Unterbewusstsein die Hauptrollen.

Das zwingt Sie zur Positionierung, also zur bewussten Schaffung des virtuellen Nutzens:

Wofür stehen Sie und Ihr Team? Welche Geschichte erzählt Ihre Praxis? Oder eben: Was ist Ihre Positionierung? Die Positionierung kann in Verbindung mit einer fachlichen Spezialisierung stehen, muss aber nicht. Eine fachliche Spezialisierung wäre z. B. die auf Laserzahnheilkunde, eine nicht-fachliche ist z. B. die einer Familienzahnärztin, die speziell Kinder besonders fürsorglich behandelt. In ▶ Kap. 9 wird dieser Punkt ausführlich behandelt. Die Positionierung ist ein wesentlicher Bestandteil des Marketings. Wichtig ist an dieser Stelle, dass Sie eine Praxisgründung oder -veränderung ohne die als erstes durchzuführende Positionierung nicht planen können.

> ❯❯ Wir setzen bei allen Überlegungen voraus, dass der faktische Nutzen, den Sie bieten, vorhanden ist sowie natürlich die zahnmedizinische Qualität.

Die Positionierung beruht auf einer Stärkenanalyse des Praxisgründers bzw. -entwicklers. Was kann er besonders gut? Was will er anbieten? Und das immer verbunden mit der Frage, ob es sich um ein Alleinstellungsmerkmal handelt, denn als Kopie einer anderen Praxis wird es schwer.

Die Positionierung mündet in ein – schriftlich ausgearbeitetes – Konzept.

Tipp

Die ideale Positionierung finden Sie am besten in einem Workshop mit professioneller Anleitung. Ein solcher Workshop bildet auch die Grundlage für ein Marketingkonzept.

4.3 Kooperationen und deren Rechtsformen

Zu ihrer grundsätzlichen persönlichen Entscheidungsfindung bei den Fragestellungen „Allein oder zusammen eine Praxis gründen?" und „Angestellt sein oder Unternehmer sein?" verweisen wir auf ▶ Kap. 2 dieses Buches.

4.3.1 Vor- und Nachteile von Kooperationen

Wirtschaftlich betrachtet, bietet die Kooperation nicht zu vernachlässigende Synergiepotenziale. Nachfolgend ein paar Beispiele für mögliche Synergieeffekte, die aber nicht in allen Fällen so immer zutreffen werden und jedenfalls immer individuell hinterfragt werden müssen. Dennoch sind sie sicherlich Ideengeber und Orientierungshilfe:

- **Personal**

Eine Einzelpraxis mit einem Umsatz von 400.000 Euro hat 3,5 Helferinnen, die jeweils 25.000 Euro kosten = 87.500 Euro. Die braucht der Zahnarzt mindestens, um auch bei Krankheit und Urlaub der Helferinnen noch wirtschaftlich arbeiten zu können. Zu zweit werden 800.000 Euro umgesetzt, aber abhängig von den inhaltlichen und organisatorischen Voraussetzungen eventuell nicht genau doppelt so viele Helferinnen benötigt. Reicht hier zum Beispiel konkret dann eine Zahl von 5–6 Helferinnen (hier 5,5 gerechnet) = 137.500 Euro, reduzieren sich die Personalkosten pro Praxisinhaber auf 68.750 Euro. Die Ersparnis pro Inhaber beträgt dann 18.750 Euro pro Jahr, vor Steuern.

- **Raumkosten**

Eine Einzelpraxis hat beispielsweise eine Größe von 200 qm, der Mietpreis beträgt einschließlich Nebenkosten 15 Euro, Gesamtkosten 3000 Euro Miete pro Monat = 36.000 Euro pro Jahr. Die Praxis ist 7 Stunden ausgelastet. Durch die Hinzunahme eines Partners im Schichtbetrieb wird die Praxis erheblich länger ausgelastet. Dadurch verdoppelt sich der Umsatz. Die Einsparung beträgt hier allein durch die Raumsynergienutzung 18.000 Euro pro Praxisinhaber und Jahr.

- **Weitere Potenziale**

Weitere Einsparmöglichkeiten ergeben sich über gemeinsam genutzte Geräte, Praxissoftware, Marketingmaßnahmen etc., und natürlich durch noch größere Kooperationen.

Allerdings darf man auch die entstehenden materiellen, räumlichen und personellen Mehraufwendungen in der Zusammenarbeit nicht aus dem Blick verlieren. Diese sind oft erheblicher, als man zunächst in der Planung auf dem Papier meinen mag. Hier muss immer der Einzelfall berücksichtig werden.

Ein wichtiger Vorteil der Kooperation mit Kollegen ist der vor Ort unmittelbar mögliche kollegiale fachliche Austausch. Zusätzlich vorteilhaft ist die Möglichkeit gegenseitiger Vertretung im Krankheits- und Urlaubsfall. Wenn auch ein Partner bei Krankheit des Kollegen nicht alle dessen Fälle komplett übernehmen kann, so ist doch die Patientenakutversorgung und allgemein die Fortsetzung des Praxisbetriebs für einen solchen Fall schneller und unkomplizierter zu organisieren als für eine Einzelpraxis mit nur einem Behandler. Dies ist allerdings kein spezifischer Vorteil nur von beruflichen Kooperationen.

Ähnlich kann aber auch eine Vertretung durch einen angestellten Zahnarzt erfolgen, und auch mit diesem kann man sich exzellent fachlich austauschen. Die zuletzt genannten zwei Punkte sollten somit nicht Hauptmotivation für die Gründung einer Gesellschaft sein.

Nicht zu unterschätzen sind ggf. bei beruflichen Kooperationen die notwendigen innerbetrieblichen Routinen und Strukturen zum gegenseitigen Austausch. Auch wenn innerhalb einer Kooperation oft bestimmte Geschäftsbereiche auf die Partner aufgeteilt werden, ist dennoch bei vielen Punkten auch ein Austausch aller Mitverantwortlichen sinnhaft geboten, z. B. bei Investitions- und/oder gravierenderen Personalentscheidungen oder in der Weiterentwicklung des Praxiskonzeptes. Die Praxispartner sollten hierbei über eine gute Kompetenz zu konstruktivem Austausch, insbesondere auch in Fragestellungen mit verschiedenen Standpunkten verfügen. Wer von sich selbst bereits aus der Alltagserfahrung weiß, dass es nur eine richtige Methode und einen richtigen Weg gibt, nämlich den eigenen und weiß, dass er anderes nicht gelten lassen kann und wird, ist sicherlich gut beraten, entweder gleich auf eine berufliche Kooperation

besser zu verzichten bzw. sich einen Partner zu suchen, der ausdrücklich keinen Wunsch hat, an Entscheidungen konkret beteiligt zu werden und alles mitmacht, was Sie vorschlagen. Nach der Erfahrung der Autoren geht allerdings die zuletzt genannte Variante meist nicht langfristig gut.

4.3.2 Kooperationsformen

Viele Zahnärzte wissen z. B. gar nicht, dass es zur klassischen „Gemeinschaftspraxis" (heute Berufsausübungsgemeinschaft, kurz BAG) noch Alternativen gibt, z. B. die Praxisgemeinschaft oder Partnerschaftsgesellschaft. Auch für Praxisentwickler kann die Überlegung vorteilhaft sein, die Rechtsform zu ändern. Fragen Sie Ihren Praxisberater und/oder einen Fachanwalt und einen erfahrenen Steuerberater dazu.

Neben der klassischen Möglichkeit, eine Praxis allein neu zu eröffnen oder zu übernehmen, nimmt die Zahl der Berufsausübungsgemeinschaften (BAG), gerade bei jungen Praxisgründern, immer mehr zu. Wichtige allgemeine Aspekte des „gemeinsamen Unternehmens" werden in ▶ Abschn. 3.3 diskutiert.

Die **BAG** ist die klassische Form des Zusammenarbeitens. Hier schließen sich zwei oder mehrere Zahnärzte zu einer Gesellschaft des bürgerlichen Rechts zusammen (▶ Abschn. 3.2 und ▶ 3.3). In der Regel wird auch das Kapital entsprechend aufgeteilt: Jeder von z. B. zwei Partnern trägt die Hälfte der Kosten (beim Start Investitionskosten, die laufenden Kosten werden vor der Gewinnentnahme ebenfalls geteilt). Die Gewinnaufteilung kann entsprechend hälftig erfolgen oder nach einem anderen Schlüssel. Möglich ist auch die Aufteilung nach selbst erwirtschaftetem Honorarvolumen, sowie Mischformen. Vorteil der hälftigen Teilung ist, dass nicht der Einzelne nach umsatzträchtigen Arbeiten „schielen" muss und evtl. ein Streit darum entsteht. Nachteil ist, dass unterschiedliche Gesamtjahresarbeitszeiten (die mit der Zeit entstehen können) bei hälftiger Teilung eher zum Streit führen können als anteilige Gewinnausschüttung. Hier muss jede Partnerschaft im

4

Zusammenhang mit einem guten Vertrag individuell den eigenen Weg finden.

Es gibt auch BAG, bei denen ein oder mehrere Gesellschafter keinen Anteil am Kapital halten. Das kann eine durchaus gewünschte Konstellation sein – es ist aber dann klar, dass der das Kapital haltende Gesellschafter das Sagen hat. Es führt zu ungleichen Verhältnissen (▶ Abschn. 3.3). Rechtlich ist eine solche BAG ohne Kapitalbeteiligung eines oder mehrerer Partner durchaus möglich, wenn z. B. im Vertrag Abfindungsregelungen beim Ausscheiden des Juniorpartners vorgesehen sind (z. B. nach 3 Jahren 3 %, nach 5 Jahren 8 % und max. 20 %). Dennoch sind die rechtlichen Grenzen hierbei eng. Wenn rückwirkend z. B. die Kassenzahnärztliche Vereinigung eine solche BAG-Konstellation als Schein-Gemeinschaft nicht anerkennt, gehen Sie ein nicht unerhebliches Risiko ein, weil dann ggf. auch Budgetzuteilungen und deren Erträge rückabgewickelt werden müssten dann. Lassen Sie sich hier ausführlich rechtlich beraten.

Dem Grunde nach handelt es sich bei solchen BAG Konstellationen auch sehr oft deutlich mehr um ein Angestelltenverhältnis als um wirkliche gemeinschaftliche Selbstständigkeit. Wenn ein BAG-Partner nur eine monatliche Festentnahme erhält und hinsichtlich seiner praktischen Rechte und Pflichten im Unternehmen wie ein Angestellter handelt und auch so behandelt wird, und wenn eigentlich sich einer oder beide Partner auch nur so eine Art der „Zusammenarbeit" vorstellen können, dann hat das mit einer BAG im eigentlichen Sinne nichts zu tun und sollte auch keine werden! Früher oder später wird aus dieser eigentlich nicht passenden Form der Zusammenarbeit in den meisten Fällen Ärger entstehen.

Eine weitere typische Kooperationsform ist die **Praxisgemeinschaft** (PG). Hier werden in der Regel ebenfalls Praxisräume, Material und Personal geteilt, aber jeder Praxisinhaber rechnet allein gegen den Patienten bzw. gegen die KZV ab. Jeder Zahnarzt hat einen eigenen Praxisstempel und eigene Geschäftskonten. Die Vorteile liegen neben den Synergiepotenzialen in erster Linie bei der ausschließlich eigenen Verantwortung für das zahnärztliche Handeln. Dies muss dann dem Patienten aber deutlich gemacht werden, z. B. auch auf dem Praxisschild. Meist kann eine Praxisgemeinschaft bei guter Vertragsgestaltung erheblich leichter aufgelöst werden als z. B. eine BAG – das Konfliktpotenzial in der Auseinandersetzung ist geringer. Allerdings muss auch bei einer Praxisgemeinschaft erheblich darauf geachtet werden, dass sich die Abwicklung der gemeinschaftlich getragenen Kosten im steuerlich- und rechtlich sicheren Rahmen bewegt. An dieser Stelle soll hier nicht näher darauf eingegangen werden, weil die Rechtslage hierzu auch immer wieder neu in Bewegung ist, aber es wird dringend von den Autoren dazu geraten, sich wie ohnehin bei jeder Kooperationsform auch zu dieser Frage gut beraten zu lassen.

Es sollten darüber hinaus durchaus auch unbekanntere seltenere Kooperationsformen (PG oder GmbH) nicht gleich grundsätzlich ausgeschlossen werden. So hat die **Partnerschaftsgesellschaft** z. B. viel Ähnlichkeit mit einer Berufsausübungsgemeinschaft, schließt aber z. B. bei Schadensersatzklage eine gemeinschaftliche gesamtschuldnerische Haftung im Gegensatz zur BAG aus.

Eine weitere interessante Option ist ein Praxisverbund wie z. B. die ÜBAG, die überörtliche Berufsausübungsgemeinschaft. Hierbei schließen sich zwei oder mehr Praxen auch zu einer BAG zusammen, aber von vornherein an verschiedenen Standorten. Sie haben dann gemeinsam einen Praxisstempel. Einige Vorteile sind:

- Synergieeffekte, z. B. bei Einkauf und Marketing
- Personalnutzung in beiden Praxen
- Verbesserung der Marktposition
- Gegenseitige „Zuweisung"
- Imageverbesserung
- Weniger Konfliktpotenzial als in BAG

Neben diesen klassischen Kooperationsformen gibt es am Markt immer mehr Modelle zur Zusammenarbeit, die auf der Basis der rechtlichen Möglichkeiten „konstruiert" werden, dies sind u. a.:

- **Franchise-Systeme**, bei denen ein Investor (Franchise-Geber) z. B. Räume, Material und Marketing (oder Marke) stellt (individuell sehr verschieden), und wo der Franchise-Nehmer dann eine Mindestsumme oder einen Anteil am Gewinn abführen muss.
- Konstruktionen von BAG mit **Zweigniederlassungen**, wobei der in der Regel jüngere Partner die Zweigniederlassung betreibt und den älteren Kollegen am Gewinn beteiligt.
- Teilhaberschaft an **Medizinischen Versorgungszentren** (MVZ)

Die Erfahrung zeigt, dass manche unternehmerisch denkende Zahnärzte ihren Gewinn durch Vergrößerung steigern wollen, was auch legitim ist. Allerdings benötigen sie dazu Zahnärzte. Die wiederum haben die grundsätzliche Möglichkeit, sich ihren „Traum" auch in einer der klassischen Varianten erfüllen zu erfüllen. Deshalb sind – zumindest unfaire – Kooperationen nicht von langer Dauer, können aber beim Ausstieg viel Geld kosten.

4.3.3 Vorgespräche und Vertrag

Die Wahl der Rechtsform steht in engem Zusammenhang mit der Wahl der Partner. Oftmals wird die Entscheidung zur Partnerschaft bereits im Studium getroffen, oder aus Angst vor dem großen Investitionsvolumen wird das Vorhaben mit einem Kollegen begonnen, den man gar nicht so gut kennt.

Gehen Sie bei der Partnerschaft nicht davon aus, dass sie die gesamte Berufsdauer halten muss. Aber bedenken Sie auch, dass die Veränderung sehr kostenintensiv ist. Es sollte also schon ganz gut passen. Als Zeithorizont empfehlen wir eine Perspektive von 10 Jahren.

Bevor Sie die Partnerschaft rechtlich besiegeln, sollten sich alle Beteiligten mit ihrem Praxisberater zusammensetzen. Oft liegen hier so viele Erfahrungen vor, dass dieser gut abschätzen kann, ob es klappen wird oder nicht. Im Zweifel gibt es vielleicht auch die Möglichkeit, anders als zunächst geplant zu kooperieren.

Zwar nimmt die Zahl der gemeinschaftlichen Vorhaben bei Zahnarztpraxen zu, die Einzelpraxis wird aber vermutlich noch mehrere Jahrzehnte grundsätzlich erfolgreich betrieben werden können. Für manche Zahnärzte ist dies der bessere Weg als die Partnerschaft.

Für alle Formen der Zusammenarbeit mehrerer Gesellschafter gilt:

Auch wenn Sie am Anfang sicher sind, ausgezeichnet zu harmonieren und deshalb eigentlich nicht viel im Vertrag regeln wollen, nach dem Motto: „Unter guten Partnern findet sich immer eine Lösung." Menschen einschließlich deren beruflichen und privaten Randbedingungen verändern sich, und eine Kooperation ist meistens längerfristig angelegt. Es hat sich bewährt, hier sehr gründlich zu sein.

> Achten Sie bei dem Einstieg in eine Kooperation insbesondere auf die Bereitschaft aller Beteiligten – auch Ihrer – zur Kompromiss- und Teamfähigkeit, und schließen Sie einen möglichst alle Eventualitäten umfassenden Vertrag.

> Stellen Sie sich bei der inhaltlichen Vertragsgestaltung immer vor, dass dieser auch oder besser eigentlich und vor allem dann funktionieren muss, wenn Sie mit ihrem Praxispartner aufgrund von Konflikten eben NICHT mehr über alles sprechen und Angelegenheiten zur gemeinsamen Zufriedenheit neu verhandeln können. Sie werden dann sehr dankbar sein, wenn Ihr Gemeinschaftspraxisvertrag zumindest die für Sie wichtigsten existenziellen Fragestellungen sicher und in Ihrem Sinne schriftlich und möglichst eindeutig festgehalten hat.

4

> **Tipp**
>
> Entweder Sie sind Unternehmer – dann
> machen Sie es selbst in einer klassischen
> Form. Oder Sie arbeiten als angestellter
> Zahnarzt. Dann sind die Verhältnisse klar
> geregelt. Bei vorliegenden Angeboten zur
> Kooperation lassen Sie sich unbedingt
> beraten.

4.4   Standort

Die Standortfrage ist neben der Person des
Praxisinhabers eine maßgebliche Erfolgsgröße.
Die Erfahrung zeigt, dass in einer guten Lage
viele Neupatienten auf die Praxis aufmerksam
werden und dort auch gut gebunden werden
können. Dabei zeigt sich, dass in urbanen
Strukturen zentrumsnahe „Locations" die besten Erfolgsaussichten haben. Der Grund dafür
sind ein hoher „Lauf", verbunden mit einer
guten Wahrnehmung der Praxis, sowie die
Möglichkeit für Patienten und Angehörige,
vor, während und nach den Zeiten des Praxis-
besuches auch andere Dinge erledigen zu
können. Wichtige Randfaktoren sind das Park-
platzangebot – auch in Parkhäusern in der
Nähe – und die Anbindung an öffentliche Ver-
kehrsmittel. Darüber hinaus zeigt sich, dass
sich die Nähe zu anderen Arztpraxen – beispielsweise in einem Ärztezentrum – in Form
einer Kompetenz ausstrahlenden Wirkung
niederschlägt.

Grundsätzlich sollten Sie, wenn der Ort
noch nicht feststeht, bei den Kammern nachfragen, wie die Bedarfsplanung in verschiedenen Gebieten aussieht. Grundsätzlich ist es
empfehlenswert, weniger gut versorgte Gebiete
zu bevorzugen.

Wenn der Ort – gegebenenfalls auch schon
vorher – feststeht, erkundigen Sie sich über die
Zahnärztlichen Mitteilungen (▸ http://www.
zm-online.de) nach geeigneten Übernahmean-
geboten oder in der Stadtverwaltung nach

Möglichkeiten und gegenwärtigen Planungen
in geeigneten Räumen.

Wenn Sie geeignete Angebote recherchiert
haben, starten Sie über Google eine erste Wett-
bewerbsanalyse. Versuchen Sie dann über die
Websites der Wettbewerber in der Umgebung
herauszufinden, welche Schwerpunkte und
Positionierungen am Ort angeboten werden.
Arbeiten Sie die Wettbewerbsanalyse in Ihren
Businessplan ein.

Bei der Übernahme steht die Location –
zumindest zunächst – fest. Hier ist eher die
Entwicklung der Scheinzahlen des Praxisabge-
bers maßgeblich. Außerdem müssen Sie sich
über die Veränderung der Zahnarztlandschaft
am Ort informieren. Was haben Ihre Wettbewerber vor? Steht die Gründung von Ärztehäusern oder anderen Zentren, in denen sich ein
Zahnarzt niederlassen will, bevor? Hat der
Standort auch weiterhin Zukunft? Diese Fragen können abschließend erst mit guter Beratung im konkreten Fall erörtert werden.

4.5   Mietobjekt oder Kauf – die Entscheidung

Manchmal gibt es die Option, Praxisräume
nicht zu mieten, sondern zu kaufen. Im Falle
einer Partnerschaft will das sehr genau überlegt sein, wer dann Eigentümer sein soll und
wer bei wem mietet. Grundsätzlich sollten stets
die Auflösungsszenarien beachtet werden: Was
bedeutet das Eigentum an den Räumen oder
gar der ganzen Immobilie, wenn sich die BAG
auflöst, im Scheidungs- oder Krankheitsfall
etc.? Besprechen Sie das mit Ihrem Praxisberater und Anwalt.

Der Kauf der Immobilie in Ihr Vermögen
kann kritisch werden: Es wäre dann Praxisver-
mögen. Nach 30 Jahren beträgt der Buchwert
beispielsweise nur noch 20.000 Euro, bei einem
Verkauf erzielen Sie z. B. 300.000 Euro. Dann
müssen Sie auf einen Schlag 280.000 Euro als
Gewinn versteuern.

Tipp

Die Immobilie sollte in einer solchen Konstellation wie beschrieben besser zum Beispiel dem Ehepartner privat gehören. Dieser vermietet Ihnen die Praxisräume. Bei einer späteren Veräußerung fallen in der Regel für die Praxis keine Steuern an.

Diese Fragestellung ist sehr komplex und muss im Zusammenhang mit dem Ehevertrag unter Mitwirkung von Rechtsanwalt und Steuerberater bearbeitet werden.

Wenn Sie allein sind, sollte sich die Kaufentscheidung ebenso an den möglichen Zukunftsszenarien orientieren. Wenn Sie sich irgendwann verändern möchten, also umziehen oder die Räume erweitern: Ist das möglich? Können die Praxisräume notfalls wieder verkauft werden?

Im Zweifel ist das Mietobjekt vorzuziehen.

Hierbei ist aber zum Beispiel zu beachten, dass ein Praxismietvertrag als Gewerbemietvertrag anderen Voraussetzungen als Ihr privater Mietvertrag unterliegt. Im Gegensatz zu diesem ist der Gewerbemietvertrag in der Regel in seiner Dauer begrenzt bei Laufzeiten von 5–10 Jahren, an die sich dann eine Verlängerung anschließen kann, aber nicht muss. Ein solches Mietverhältnis kann im ungünstigen Fall somit Ihnen auch vom Vermieter bevor Sie es wollen, aktiv gekündigt werden. Sie müssen bei Ihren Verhandlungen zu diesem Punkt im Blick behalten, wie viel Planungssicherheit Sie zum Beispiel bei diesem Punkt benötigen.

Lassen Sie sich beraten, wenn Investitionskosten in die Gesamtimmobilie auf Sie umgelegt werden können. Das kann ein Fass ohne Boden werden. Dann ist im Vorfeld anwaltliche Hilfe notwendig.

Halten Sie auch im Mietvertrag eventuelle Regelungen zum Rückbau nach Auszug klar fest. Am besten dokumentieren Sie mit Fotos den Ausgangszustand der gemieteten Immobilie und protokollieren auch die von Ihnen tatsächlich durchgeführten Änderungen, so

dass Sie bei Auszug hierauf dann auch entsprechend Bezug nehmen können, insbesondere falls die Verhandlung um diesen Punkt später streitig verlaufen sollte.

❯ Denken Sie bitte auch immer daran, dass für Ihr gewünschtes Praxisobjekt oder ein größeres Um-oder Anbauverfahren auch eine entsprechende Genehmigung von der Baubehörde vorliegen muss.

❯ Auch müssen fallabhängig mehr oder weniger umfangreich Vorgaben der Barrierefreiheit eingehalten werden. Auch dies ist entsprechend mit dem Behörden am besten im Vorfeld abzustimmen.

Lassen Sie Ihren Mietvertrag in jedem Fall von branchenerfahrenen Personen im Vorfeld begutachten. In einfachen Vertragsfällen kann ggf. hier der Rat durch einen erfahrenen Steuerberater oder Architekten oder Depotsachverständigen ausreichen. In komplexeren Fällen sollte für den Mietvertrag in jedem Fall ein Fachanwalt mit hinzugezogen werden.

4.6   Raumplanung

4.6.1   Raumaufteilung

Aus der Praxis wissen die Autoren, dass die meisten Praxisgründer bzw. -entwickler klare Vorstellungen davon haben, wie viele Behandlungszimmer in welcher Größe sie benötigen und wie die Anordnung grundsätzlich sein soll. Aus diesem Grund wollen wir an dieser Stelle auch auf konkrete Gestaltungsvorschläge verzichten. Diese können nur im individuellen Einzelfall diskutiert werden.

Die Notwendigkeit der Praxisgestaltung kann sich aus verschiedenen Situationen entwickeln. Der Praxisgründer oder Praxisentwickler plant in einem neu zu errichtenden Gebäude und ist in seiner Planung völlig frei. Oder er erhält die Möglichkeit, in einem bestehenden Gebäude Räume zu bekommen, wobei das Raumkonzept gar nicht, in Teilen oder gänzlich vorgegeben ist. Weiterhin besteht die Möglichkeit, in räumlich unveränderbare oder veränderbare bestehende Praxisräume zu gehen, und eventuell diese Räume zu erweitern. Das Spektrum der Möglichkeiten ist groß.

> **Tipp**
>
> Bei kleineren Vorhaben genügen oft einfache Tipps von erfahrenen Praxisbauern. Auch Ihr Depot kann ggf. Ihre Praxis planen und die baufachliche Begleitung und Koordination der beteiligten Gewerke übernehmen. Die Planungskosten sind dann in der Regel in die Waren einkalkuliert, die sie dort beziehen. Berücksichtigen Sie das bei Ihren Preisverhandlungen.

Bei größeren Vorhaben raten wir Ihnen, einen mit Zahnarztpraxen erfahrenen Architekten zu konsultieren, der für das gesamte Bauvorhaben alle erforderlichen Installationen integriert betrachtet und alle verbundenen Gewerke planungstechnisch begleitet und im Blick hat. Bitte bedenken Sie, dass der Architekt in seiner Profession umfassend ausgebildet wurde, so wie Sie für Ihre. Eine gute Planung sorgt für eine für Mitarbeiter und Patienten angenehme Atmosphäre sowie für optimierte Raumnutzung und Abläufe. Ein Laie kann das nicht, auch wenn eingeräumt werden muss, dass einige Zahnärzte ein gutes Gespür für eine gute Gestaltung haben. Dennoch hört diese Fähigkeit spätestens bei der Bauzeichnung auf. Außerdem kann ein guter Architekt auch bei sehr guter Vorgabe des Zahnarztes noch Optimierungen erreichen.

In ◘ Abb. 4.6 ist der Grundriss einer fiktiven Zahnarztpraxis dargestellt. Bitte schauen Sie sich den Entwurf an und schreiben Sie auf, was nach Ihrer Meinung möglicherweise hier

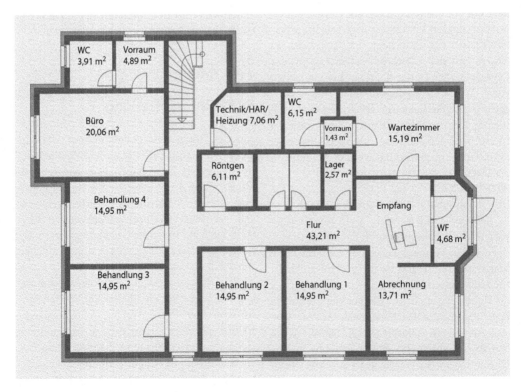

◘ **Abb. 4.6**   Grundriss einer Beispielpraxis 1

ungünstig und gegebenenfalls verbesserungsfähig ist. (◘ Tab. 4.1).

Beurteilen Sie nun den Grundriss der Beispielpraxis 2 (◘ Abb. 4.7; ◘ Tab. 4.2).

Die Möglichkeiten der Raumplanung sind von den o. g. Randbedingungen abhängig und unendlich.

Dem Verlegen der Leitungen soll später noch im ► Abschn. 4.7 (► 4.7.3 bis ► 4.7.12) umfangreich Raum gegeben werden, weil hierzu wichtige Grundsatzentscheidungen vom Praxisinhaber im Vorfeld wichtig sind, was er genau möchte. Nur auf Basis dieser Kenntnisse kann dann der entsprechende Fachmann hierzu auch eine gute Planung anbieten.

Die planerische Umsetzung erfolgt dann im Regelfall sofern hinzugezogen durch einen Architekten oder eventuell nach Rücksprache

mit dem Praxisinhaber und eventuell auch dem/den betreuenden Depot(s) durch die ausführenden Gewerke selbst.

4.6.2 Design

Über die Raumplanung hinaus erfolgen im Zusammenhang mit der Architektur die Innenarchitektur und das Design der Praxis.

Das Design der Praxis ist abhängig von Ihrer Person, Ihrem persönlichen Geschmack und von Ihrer Positionierung. Es sollte zu Ihrem Corporate Design (► Abschn. 4.5) passen bzw. Teil desselben sein, weil der Patient eine bestimmte Vorstellung mit Ihnen verbindet, die sich unter anderem im Design ausdrückt. Geben Sie dem Patienten das Gefühl, dass in Ihrer Praxis alles zusammenpasst: Von der ersten Begegnung, also der Empfehlung von Freunden und dem anschließende Besuch der Website, über den ersten Besuch in der Praxis (hier ist jetzt das Design entscheidend), über die Ansprache von Team und Behandler bis hin zur Verabschiedung. Das Design spielt hier eine maßgebliche Rolle.

Während die Praxisarchitektur im Wesentlichen durch rationale Merkmale geprägt ist, beginnt hier der emotional wirkende Teil Ihrer Praxisgestaltung. Die folgenden Bilder zeigen, wie durch geringfügige Veränderung viel bewegt werden kann (◘ Abb. 4.8a, b).

In der Praxis Schaper und Lenz wurden Fußboden, die Beleuchtung, die Anordnung der Möbel und ein paar wenige Accessoires verändert. Der Raum entfaltet dadurch eine ganz andere Atmosphäre. In der Praxis von Dr. Müller (◘ Abb. 4.9a, b, c) haben wir das Wartezimmer wie im ersten Bild vorgefunden. Der Raum im mittleren Bild war frei. Hier wurde das neue Wartezimmer platziert. Es ist ein Beispiel dafür, wie mit einfachen Mitteln sehr viel erreicht werden kann.

Designentwicklungen sind natürlich immer sehr individuell. Deshalb soll das Thema in diesem Buch auch nicht weiter vertieft werden. Wichtig ist den Autoren lediglich, dass Sie sich auch hier professionell beraten lassen.

◘ Tab. 4.1 Potenzielle Kritik und Optimierung der Beispielpraxis 1

Windfang	Kann bei viel Patientenaufkommen sehr eng werden
Empfang	Die Mitarbeiterin wird sich hier sehr unwohl fühlen; immer die Helferinnen in die Planung einbeziehen!
Wartezimmer	Geöffnete Wartezimmer wirken auf die Patienten viel angenehmer. Empfehlung: Wand zur Diele entfernen
Behandlungszimmer	Offenbar je 2 Räume für 2 Behandler gemacht, feste Zuordnung. Keine Verbindung zwischen den Räumen, lange Wege über den Flur
Büro	Viel zu groß. Die Wertschöpfung des Zahnarztes ist im Behandlungszimmer
Toilette	Nur für Behandler. Luxus
Beratungsraum	Fehlt. Sollte bei einer Neuplanung vorgesehen werden
Sozialräume	Scheinen sich im OG zu befinden. Kann hier nicht diskutiert werden

4

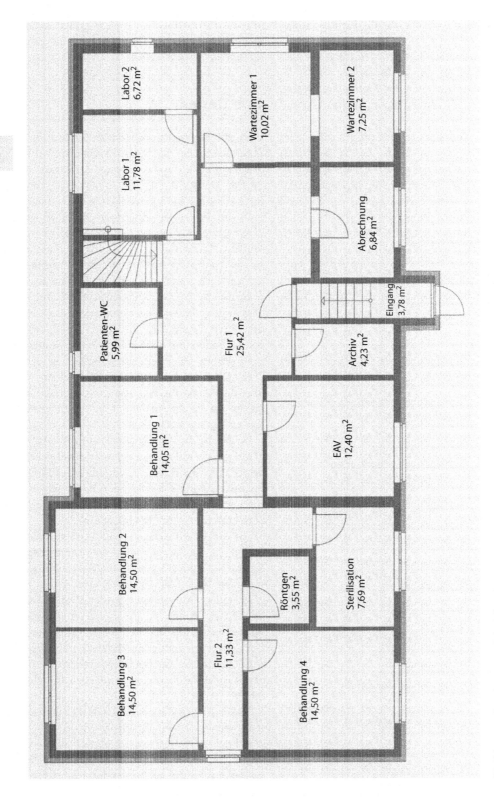

Abb. 4.7   Grundriss einer Beispielpraxis 2

◪ Tab. 4.2 Potenzielle Kritik und Optimierung der Beispielpraxis 2

Eingang/ Treppe	Eng, nicht behindertengerecht
Empfang	Platzierung des Empfangstresens geht nur rechts, eng
Wartezimmer	Daraus sollte besser ein großes werden, hier zu geschlossen
Flure	Hier kann man nur hin- und her-, aber nicht ‚rundlaufen‘, wird bei jeder Begegnung eng
Besprechungsraum für Patienten	Fehlt
Sozialräume, Büro usw.	Nicht auf derselben Ebene (Geschmackssache)
Patienten-WC	Vorraum fehlt
Behandlungsräume	Keine Verbindung zwischen den Räumen, umständlich über den Flur, keine separate Wartezone vor den Behandlungsräumen

Tipp

Lassen Sie das Design der Praxis unter Mitwirkung/Beratung derselben Agentur entwickeln, die Sie auch bei Ihrer Corporate Identity berät. Googeln Sie unter „Design Zahnarztpraxis" oder fragen Sie die Autoren.

4.7 Technische Planung

4.7.1 Erforderliches Unternehmerwissen

Soll der Unternehmer sich wirklich selbst auch noch mit der technischen Planung seiner Praxis auseinandersetzen? Das machen doch die Depots oder Baugeneralunternehmen für ihn!

Aus Sicht der Autoren ist eher davor zu warnen, wenn der Unternehmer hier die Verantwortung ganz nach außen abgibt. Der Unternehmer sollte hingegen möglichst über eine gewisse fachliche Sachkenntnis bereits verfügen bzw. sich diese aktiv im Rahmen der Bauberatungen und Planungsgespräche erarbeiten, um wichtige Entscheidungen fachlich fundiert mit treffen zu können.

Er muss sich stets klarmachen, dass er als verantwortlicher Praxisbetreiber, wenn etwas schiefgelaufen oder nicht ordnungsgemäß gemacht ist, sich am Ende nicht auf mangelnde technische Fachkenntnis aufgrund seiner „nur" zahnärztlichen Berufsausbildung berufen kann. Vielmehr trägt er selbst als Unternehmer immer auch hierbei die volle Entscheidungs- und Handlungsendverantwortung. Somit gehört es dazu, sich im Sinne von Planen – Entscheiden – Verantworten im Rahmen einer ökonomischen Praxisplanung auch damit intensiv zu beschäftigen.

Natürlich ist es möglich, gerade bei der (Um-)Bauplanung alles gleich von vorneherein aus der Hand zu geben und darauf zu vertrauen, dass es die Fachleute im Großen und Ganzen schon richtigmachen – im günstigsten Falle passt das ja auch alles – im ungünstigen Fall kann hier aber auch viel passieren, für das der Unternehmer später nicht zuletzt finanziell den Kopf hinhalten muss.

Letztlich sind auch zwischengeschaltete Dienstleister wie zum Beispiel Generalunternehmer oder Depots, die sich mit der Bauplanung und Baubegleitung im Auftrag beschäftigen, keine absolute Sicherheit, dass alles gut läuft. Natürlich kann der Unternehmer einfach auf diese vertrauen – und hoffen, dass alles gut gemacht wird. Er sollte sich aber dessen bewusst sein, dass er dann trotzdem auch finanziell für später notwendige Korrekturen oder Änderungen geradesteht und sich kümmern muss bzw. dass er es dann oft selbst ist, der etwaige Reklamationsverfahren führen muss.

Lena

Lena hat eine Altbaupraxis übernommen. Sie hat einen Generalunternehmer damit beauftragt, der sich um die gesamte Sanierung der

4

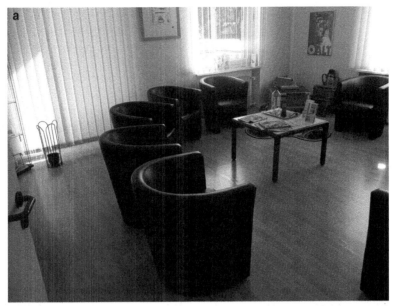

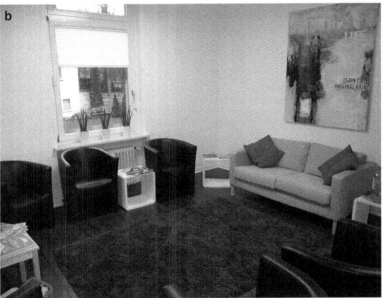

◘ Abb. 4.8   a, b Praxis Schaper und Lenz (Fotos Sander)

Praxis kümmern sollte. U. a. lautete die Anforderung, dass die gesamte Elektroanlage auf den neuesten Stand entsprechend der Erfordernisse einer Zahnarztpraxis gebracht wird.

Ein Elektrounternehmen von außerhalb führt die Arbeiten im Auftrage des Generalunternehmers durch. Im Zuge der Aufnahme des Praxisbetriebes bekommt Lena recht zügig Probleme mit der elektrischen Anlage: nahezu alle Stromleitungen der Praxis werden durch nur einen Fi-Schutzschalter überwacht – und wenn der Schalter mal auslöst, dann steht gleich die halbe Praxis still. Als sie nach einigen Jahren noch nachträglich eine neue Leitung für ein gesetzlich gefordertes neues Großgerät ziehen lassen möchte, schaut der von ihr beauftragte Elektriker in den Sicherungskasten und stellt fest, dass ja noch Stoffleitungen, die inzwischen verboten sind, vorhanden sind. Zudem seien einige Stromkreise viel zu hoch abgesichert, es herrsche konkrete Brandgefahr. Und Platz für eine weitere Leitung und deren gesetzlich vorgeschriebene Absicherung ist auch nicht mehr im Sicherungskasten, der ist schon jetzt viel zu dicht belegt. Er empfiehlt dringend eine komplette Sanierung der Elektroanlage. Hierzu muss die Praxis mehrere Tage geschlossen werden.

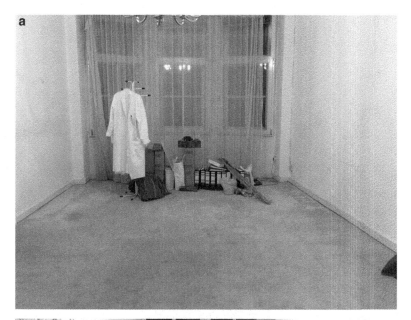

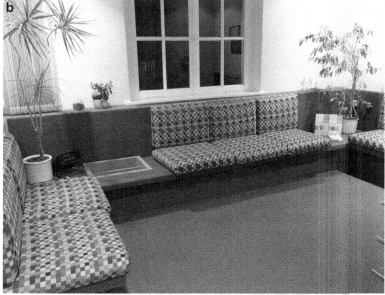

◘ **Abb. 4.9   a, b, c** Praxis Müller, Hannover (Fotos Sander)

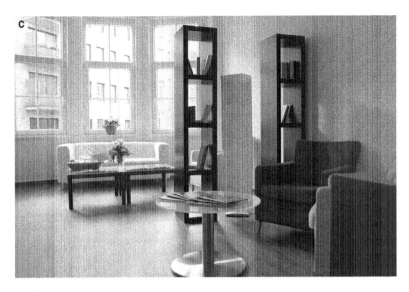

◘ Abb. 4.9 (Fortsetzung)

Lena ist entsetzt: Sie hat sich damals auf die Fachleute verlassen, dass die das schon richtigmachen werden. Und sie hat doch damals schon so viel Geld in die Sanierung gesteckt: Grad der Elektriker war seinerzeit fast doppelt so teuer wie man ihr ursprünglich gesagt hatte. Und jetzt das! Am liebsten würde sie die Firma von damals in Haftung nehmen, aber so viele Jahre danach ist das kaum mehr möglich und außerdem ist die Firma über 300 km von der Praxis entfernt – zudem ist hier ja auch noch der Generalunternehmer dazwischen, der eigentlich der direkte Auftraggeber der Firma war. Und zu einem zähen kosten- und zeitaufwändigen Rechtsstreit darüber hat Lena jetzt auch weder Zeit und Lust. Sie entschließt sich daher, dann lieber nach vorn zu schauen und eben richten zu lassen, was gerichtet werden muss. Aber sie ärgert sich über die unnötige neue Ausgabe.

> ❯ **Erarbeiten Sie in jedem Fall selbst einen Überblick über die für Ihre geplante Zahnarztpraxis derzeit geltenden Gesetze, Richtlinien und technischen Bestimmungen, damit Sie wissen, worauf Sie achten müssen (siehe hierzu auch ▶ Abschn. 7.5.2 und ▶ 4.7.2).**

Nicht immer gerät man an wirklich sachkundige Berater und gute ausführende Firmen. Oft steht auch der schnelle Geschäftsabschluss und das Verkaufen können mehr im Vordergrund und/oder es fehlt einfach auch an Fachwissen und Erfahrung der beratenden Person.

So gut auf der Visitenkarte zum Beispiel „Junior Sales Manager" aussehen mag. Es heißt nicht mehr und nicht weniger, dass es sich hierbei noch um einen jüngeren, eventuell noch unerfahreneren Branchenvertreter handelt. Dieser kann natürlich auch schon über sehr gute Kenntnisse bereits verfügen und ist vielleicht sogar engagierter noch an seinen ersten Projekten dabei als ein langjähriger Vertreter der Branche. In jedem Fall aber ist es wichtig, nicht einfach blind auf alles Gesagte gleich zu vertrauen, sondern auch vor allem im Zweifel kritisch nachzufragen.

Gute und sehr seriöse Informationsquellen für sind nach Erfahrung der Autoren für viele wichtige Punkte die Landeszahnärztekammern. Auch Mitarbeiter von Dentaldepots, die nachweislich mit der Planung und Umsetzung von (Um-)Bau von Zahnarztpraxen langjährige und vor allem praktische Erfahrung und Branchenkenntnis zum Thema Bau haben, sind in der Regel gute Berater,

> **Tipp**
>
> Oft können auch erfahrene Dental- und EDV-Servicetechniker sehr wertvolle und praxisnahe Umsetzungstipps geben. Dies betrifft nicht nur Neubauten, sondern insbesondere auch Umbauten von Bestandspraxen, für die der Stammservice-Techniker oft sehr gute Anregungen einbringen kann, da er die Verhältnisse vor Ort ja mit am besten kennt. Hierbei sollte es sich aber um solche Techniker handeln, die nicht aus dem Vertrieb auf die Wartung von Behandlungseinheiten umgeschult wurden, sondern solche, die über eine wirklich fundierte technische Ausbildung und entsprechende Kenntnisse verfügen.

4.7.2 Rechtliche Rahmenbedingungen

Eine Vielzahl rechtlicher Bestimmungen ist für eine Zahnarztpraxis zu beachten.

Die nachfolgende Liste erhebt keinen Anspruch auf Vollständigkeit, ist aber sicherlich ein Anhaltspunkt und zeigt die Dimension der Thematik an. In Neubauten sind diese Bestimmungen vollständig umzusetzen. Für den Umbau von Bestandspraxen gelten teilweise erleichtertere Bedingungen, aber auch nicht für jedes Thema – dies muss entsprechend mit den zuständigen Behörden abgestimmt werden. Insbesondere bei Neubauten ist durchaus ein frühzeitiger Dialog mit den Aufsicht führenden Behörden hilfreich, so dass im Dialog erarbeitete Kriterien gleich umgesetzt werden können und verhindert wird, dass später zeit- und kostenaufwendig ggf. kurzfristig nach- bzw. umgerüstet werden muss. Vieles bei den rechtlichen Vorgaben ist Länderrecht: Was mit der Praxis in einem Bundesland möglich und die Regel war, kann nach Umzug in ein anderes Bundesland plötzlich Schwierigkeiten machen. Es ist in jedem Fall wichtig, sich dazu zu informieren.

Rechtliche Rahmenbedingungen Zahnarztpraxis mit Relevanz für Bereich Bau und Technik

Baugesetzbuch/Landesbauordnung
- z. B. Baugenehmigungen, Nutzungsgenehmigung, Brandschutzbestimmungen, Barrierefreiheit

Arbeitsstättenverordnung
- z. B. Vorgaben zu Raumhöhe, Lüftung, Beleuchtung

Unfallverhütungsvorschriften
- z. B. Sicherheitsbestimmungen für Praxiselektrik

Röntgenverordnung
- z. B. bauliche Vorgaben für strahlensichere Abschirmung des Röntgenraums

Technische Regel für Biologische Arbeitsstoffe TRBA 250 und RKI-Empfehlungen
- z. B. Gestaltung Hygieneraum, Vorgaben für Behandlungszimmer

Abwasserverordnung
- z. B. lokalspezifische Behörden-Vorgaben für die Einleitung von Amalgamhaltigen Abwasser

Es ist nicht Schwerpunkt dieses Buches, hier alles wichtige inhaltlich im Einzelnen zu vermitteln. Hierzu gibt es separat spezielle Literatur, die sich nur diesem Thema widmet, aber Sie müssen sich in gesamtökonomischer Verantwortung Ihres Betriebes darüber im Klaren sein, dass Sie es wissen müssen und daher ist es uns als Autoren wichtig, das an dieser Stelle so ausdrücklich zu betonen.

> **Tipp**
>
> Unter dem Stichwort „Praxishandbuch" können Sie zum Beispiel auf der Website der Landeszahnärztekammer Baden-Württemberg unter dem Stichwort

4

„Praxishandbuch" unter dem Stichwort „Qualitätssicherung" eine Vielzahl von Richtlinien und Checklisten zur praktischen Umsetzung dazu als Word-Dokumente frei herunterladen.

4.7.3 Ganzzeitliche vorausschauende Leitungsplanung

Wenn sicherlich früher beim Verlegen von Leitungen an Stromkabel und Wasser- sowie Abwasserleitungen gedacht werden musste, hat sich das Bild vor allem für den Bereich der Elektrotechnik inzwischen erheblich gewandelt. Daher wird diesem Bereich auch ein separater Abschnitt gewidmet:

Neben dem Verlegen elektrischer Versorgungsleitungen für Lampen und Geräte sollten inzwischen auch heutzutage routinemäßig gezielt und bedarfsgerecht unterschiedliche Datenleitungen mitberücksichtigt werden: Und bei diesen ist inzwischen – und das ist vielen Zahnärzten so nicht bekannt – auch das letzte Wort nicht mehr nur mit Leitungen für das PC-Netzwerk und ggf. noch Leitungen für eine Telefonanlage gesprochen.

Im Sinne einer verantwortungsvollen, zukunftsorientierten Bauplanung sollte bereits in diesem Zusammenhang auch an weitere Leitungsanforderungen gleich mit gedacht werden, wie sie z. B. für Einbruch/Gefahren – und Störmeldeanlagen, Hausrufsysteme oder für eine zentrale Gebäudesteuerung z. B. für die Bereiche Beleuchtung oder Raumklimatisierung notwendig sind.

Der Praxisgründer braucht nicht sich unbedingt sofort dafür entscheiden, gleich in der Gründungsphase diese Leitungen alle sofort komplett zu nutzen und die entsprechenden Endgeräte gleich mit anzuschaffen – aber für sein eventuelles mögliches Später ist es extrem hilfreich, wenn bereits mit der ersten Planung zumindest die erforderlichen oder eventuell später benötigen Leitungen gleich mitverlegt werden. Dem Elektriker ist es erfahrungsgemäß

ziemlich egal, ob er nun 1, 2, 5 oder noch mehr Leitungen verlegt, wenn er ohnehin schon am Verdrahten ist – der Zeit- und Kostenaufwand erhöht sich erfahrungsgemäß hierdurch im Verhältnis zum erzielten Nutzen nur wenig.

Wesentlich aufwendiger ist es hingegen, später noch zusätzlich erforderliche Leitungen im laufenden Praxisbetrieb nachträglich zu verlegen. Wenn nicht alles wieder neu aufgerissen werden soll, kommt man dann zumindest an bestimmen Stellen nicht mehr um eine nachträgliche Aufputzführung der Leitungen herum. Und die neuen sicherlich umfänglichen Möglichkeiten drahtloser Informationsübertragung über das WLAN oder sonstige funkbasierte Informationsübertragungswege sind in ihrer Funktionssicherheit auch nicht unbegrenzt und können nicht alles, was dann fehlt, auffangen.

Sinnvoll ist es, wenn der Praxisgründer sich rechtzeitig zu den verschiedenen Möglichkeiten der Haustechnik beraten lässt um dann besser und verantwortlich entscheiden zu können, was er konkret braucht. Insbesondere bestehen meist Informationsdefizite im Bereich der Melde- und Steuerungstechniken- und es wäre schade, nur aus Unkenntnis von Möglichkeiten hier wichtige Potenziale für eine gute technische Infrastruktur zu verschenken, nur weil sie erst gar nicht bekannt waren.

Entscheidend ist, die eigenen technischen Wünsche gut zu kennen oder sie sich ggf. auch erst konkret zu erarbeiten. Was genau an technischer Ausrüstung möchte ich haben? Jetzt? Und ggf. später?

Hierbei ist vor allem wichtig, nicht nur den aktuellen Stand von jetzt als Bezugspunkt zu nehmen, sondern auch vorausschauend mögliche Erweiterungen in die Planung gleich mit einzubeziehen. So macht es durchaus Sinn, bereits in der aktuellen Bauphase bestimmte Schritte für später mit vorzusehen und zumindest die Grundlagen dafür zu schaffen, dass diese zu einem späteren Zeitpunkt verwirklicht werden können.

Lena

Als Lena die Praxis von ihrem Vorgänger gekauft hat, hat sie zunächst einmal aus Kostengründen nicht gleich einen Thermodesinfektor angeschafft, sondern zunächst einmal die Instrumente mit Tauchdesinfektion und anschließender Behandlung im Autoclaven aufbereitet. Einige Jahre nach Praxisgründung möchte sie nun doch einen Thermodesinfektor anschaffen. Gut, dass ihr Dentaltechniker gleich damals beim Steri-Umbau drauf geachtet hat, dass schon die notwendigen Wasser-Abwasser- und Elektroleitungen dafür vorverlegt und ein entsprechender Unterschrank als Platzhalter vorgesehen wurden. So war am Ende der Einbau des Thermodesinfektors keine große Sache und an einem Tag erledigt.

Ob und wie viel sich der Unternehmer entscheidet, noch an zusätzlichen Leitungen vorzuverlegen oder gleich auch entsprechende moderne technische Möglichkeiten der Steuerung und Sicherheitstechnik zu nutzen, muss auch hier letztlich in eigener Verantwortung und in Abwägung eigener Ansprüche und des finanziell möglichen selbst entschieden werden: Reicht dem einen abends zu schauen, ob das Licht in allen Räumen und alle Geräte aus sind, ist es für den anderen eine hohe Sicherheit, aufs Handy eine Meldung zu bekommen, wenn der Zentralstrom der Praxis abends auch wirklich ausgeschaltet ist. Auch versicherungsrechtliche Fragestellungen, zum Bespiel Vorgaben von Praxisinhaltsversicherungen, können hier in den Erwägungen dazu eine Rolle spielen.

Wie auch immer die Entscheidung fällt: Wichtig ist für eine ökonomische gute Praxisplanung in jedem Fall, dass der verantwortlich handelnde Unternehmer die entsprechenden Optionen der technischen Planung kennt und sich dann aktiv dafür oder dagegen entscheidet.

4.7.4 Elektrische Versorgungsleitungen

Auch wenn der Praxisinhaber im Normalfall eher wohl nicht über eine elektrotechnische Ausbildung verfügt und somit die Elektroinstallation gesetzlich verpflichtend an entsprechende Fachleute übertragen muss, ist es grundsätzlich aus Sicht der Autoren trotzdem hilfreich, wenn er als verantwortlicher Bauherr

auch in diesem Bereich einige Grundgedanken und Grundprinzipien selbst kennt und versteht, um die Planung und Durchführung der Arbeiten entsprechend auch besser nachvollziehen zu können. Nicht zuletzt hilft ihm das später auch als Betreiber der Anlage im laufenden Praxisbetrieb, wenn er wenigstens ein bisschen mit versteht und auch selbst weiß, was da genau wie und warum verbaut wurde. Auch bei technischen Störungen und deren Einschätzung ist einen Kenntnis dabei hilfreich.

Allgemein ist das Grundprinzip: Getrennte Absicherungen einzelner Praxis- und auch Gerätebereiche sind wichtig, um möglichst hohe Ausfallsicherheit bei einer elektrischen Störung zu gewährleisten.

Ebenfalls wichtig bei der Planung der Elektroanlage der Praxis ist es, insbesondere wenn eine Neuinstallation erfolgt, auch genügend Reserven für eventuell später noch geplante Erweiterungen vorzuhalten. Der alte Sicherungskasten von früher ist heute in einer Arztpraxis mit den vielfältigen elektrotechnischen Anforderungen eher ein Schaltschrank. Und in dem sollte genügend Platz sein, so dass auch später noch notwendige Änderungen Raum finden ohne dass wieder alles neu gebaut werden muss. Es ist eher nicht damit zu rechnen, dass in der Zukunft die Anzahlt elektrischer Geräte in der Praxis weniger werden wird. Im Gegenteil.

Zudem sollte der Praxisinhaber eine möglichst klare Vorstellung davon haben, welche Geräte er wo in welchen Räumen betreiben möchte und welchen elektrischen Versorgungsbedarf diese haben. Insbesondere ist wichtig zu wissen, welche Anlagen Drehstromanschlüsse brauchen oder in welchen Bereichen ggf. zumindest Drehstrom für künftige Anwendungen vorsorglich vorverlegt sein sollte, auch wenn er vielleicht noch nicht gleich benötigt wird.

Lena

Lena hat die alte Praxis von ihrem Vorgänger übernommen. Aus Kostengründen hat sie sich zunächst entschieden, den alten Kompressor und die alte Absauganlage weiter zu betreiben.

4

An einem heißen Sommertag steht aber die Absaugung plötzlich still. Die Hitze und dann noch der deutlich intensivere Betrieb der Praxis mit Arbeiten an mehreren Stühlen gleichzeitig – das war jetzt doch zu viel. Der hinzugezogene Techniker kann auch nichts mehr ausrichten und empfiehlt eine neue Absauganlage. Leider braucht die für die für Lenas Praxis geforderte Leistung Drehstrom – und der ist natürlich nicht verlegt, die alte Anlage lief noch mit 230V. Eben mal die Anlage tauschen ist somit nicht möglich – Lena muss erstmal den Elektriker holen.

Dass jeder Stromkreis entsprechend durch einen Leitungsschutzschalter gegen Kurzschlüsse oder ähnliche Überlastungen der Leitung abgesichert sein sollte, ist meist auch aus dem privaten Haushalt allgemein bekannt. Darüber hinaus gibt es aber auch zusätzliche Schutzeinrichtungen, die mit einbaut werden sollten: eine wichtige ist der Personenschutz vor Elektrounfällen mit dem so genannten Fehlerstromschutzschalter (umgangssprachlich und im folgenden kurz „FI"). Die derzeitigen gesetzlichen Vorgaben und Richtlinien zu seiner Verwendung in der Arztpraxis sollten dringend beachtet werden:

Bei dem „FI" handelt es sich um zusätzliche sehr sensible Sicherung, die sofort dann den Strom unterbricht, wenn es zu Leckströmen welcher Art auch immer im System kommt. Dies kann z. B. der Fall sein, wenn ein Kind bei Ihnen im Patienten-WC oder im Wartezimmer einen Metallstift in die stromführende Phase einer Steckdose steckt. Oder z. B. im Steri-Raum, wenn ein Gerät (z. B. Ihr Thermodesinfektor) aufgrund einer schadhaften Isolierung plötzlich unter Strom steht. Oder wenn Ihre Mitarbeiterin im Behandlungszimmer eine noch nicht bemerkte schadhafte Isolierung am Netzkabel an einem Kapselmischgerät mit den bloßen Händen berührt. In all diesen Fällen löst der „FI" aus und schützt damit vor lebensgefährlichen Stromschlägen.

Unabhängig von den ohnehin inzwischen geltenden umfänglichen Vorschriften für das Vorhandenseins eines FI-Schutzschalters ist dieser auch einfach praktisch gesehen eine sehr sinnvolle unfallverhütende Einrichtung, die schon in dieser Hinsicht zumindest im Behandlungsraum sowie auch in Bereichen wie Küche, Bad und Steri-Raum konsequent Anwendung finden sollte.

Allerdings muss man wissen, dass der „FI" eine sehr sensible Schutzeinrichtung ist und auch eher mal schneller auslöst als eine normale Sicherung. Hierzu ist wichtig, dass verschiedene Bereiche der Praxis, besser sogar auch wichtige einzelne Großgeräte, nicht zusammen über einen „FI" geschützt werden, sondern eine getrennte Absicherung erfolgt, auch wenn dies zunächst mehr Kosten bedeutet bei der Elektroinstallation. Auch sollte der EDV-Stromkreis immer getrennt von Gerätestromkreisen laufen.

Tom

Tom hat sich entschieden, die „FI"-Vorschrift möglich günstig zu „erledigen" und lässt den größten Teil seiner Praxis nur über nur einen „FI"-Schalter laufen. Nachdem eine Mitarbeiterin von ihm mal so richtig gründlich nachmittags im Steri-Raum aufräumt und dabei auch rund um die Steckdosenleisten im Unterschrank feucht wischt, passiert es, dass ein Spritzer Wasser in die Steckdose gerät, wodurch sofort der „FI" auslöst. Und von jetzt auf gleich hat Tom auf fast allen Steckdosen in seiner Praxis erstmal keinen Strom mehr. Tom ist fassungslos – und muss auch erstmal suchen, wo nun das Problem genau herkommt. Behandeln kann er heute nicht mehr und muss die Patienten, die noch da sind, abbestellen bzw. nach Hause schicken.

Auch wichtig ist, dass geltende Vorschriften zur Erdung für die Zahnarztpraxis eingehalten werden und die vorgeschriebenen Einrichtungen dazu verbaut sind oder werden. Diese haben zwar zunächst für den Praxisinhaber keine funktionelle Auswirkung auf den Praxisbetrieb, wenn sie fehlen, aber es sind wichtige gesetzlich vorgeschriebene Schutzeinrichtungen – und spätestens, wenn der Zahnarzt die nach Unfallverhütungsvorschrift vorgeschriebene Überprüfung seiner elektrischen Anlage vornehmen lässt, wird er hier bei Fehlen solcher Einrichtungen handlungspflichtig – und wenn so etwas nachträglich mühsam erst verbaut werden muss, ist das aufwendig und teuer.

Zudem ist auch bei der Neu- oder Umplanung einer Elektroanlage eventuell eine im Vorfeld wichtige grundsätzliche Entscheidung, ob und wenn ja welche Bereiche der Praxis gegebenenfalls durch einen Hauptschalter nach Praxisschluss arbeitstäglich aus Sicherheitsgründen ganz ausgeschaltet werden sollen. Auch ist zu überlegen, dass zum Beispiel auch die zentrale Wasserzufuhr der Praxis elektrisch gesteuert durch einen Hauptschalter mit unterbrochen werden kann, wenn dies gewünscht ist. Dies kann dann vor ausgedehnten Wasserschäden bei unbemerkten Rohr- oder Schlauchbrüchen an Geräten schützen.

In gleichem Zusammenhang gibt es natürlich auch Geräte in der Praxis, die heute oft durchgehend laufen und gerade nicht abgeschaltet werden dürfen. Neben dem Praxiskühlschrank ist dies vor allem als zentraler Punkt oft, sofern vorhanden, der EDV-Server. Da ein plötzlicher Stromausfall gerade dieses

Gerätes zudem zu schweren Schäden und Gefahr von Datenverlust führen würde, ist hier auch zusätzlich sinnvollerweise das Gerät noch durch eine unabhängige akkubetriebene Stromversorgung (so genannte USV) abzusichern.

Auch über die heute technischen Möglichkeiten eines Überspannungsschutzes sollte mit gedacht werden, da die komplexe Elektronik einer Vielzahl von Geräten auch in der Zahnarztpraxis diesbezüglich auch inzwischen hochempfindlich ist.

4.7.5 Leitungen für Telefon und IT

Für die Planung von IT-Technik und Telefonanlage empfehlen wir, mit einem einfachen unmaßstäblichen Grundriss der Praxis zu arbeiten.

In Ihrer Grundrissplanung legen Sie den Raum fest, in dem der Server und die Telefonanlage untergebracht werden sollen. Dann skizzieren Sie die anderen Räume und den Hausanschluss. In einer ersten Planung legen Sie die Telefonanschlüsse fest (◘ Abb. 4.10).

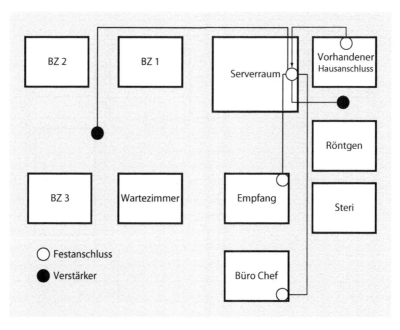

◘ **Abb. 4.10** Leitungsplanung Telefon

Durch die Kreise bestimmen Sie die ungefähre Lage in jedem betreffenden Raum. Die Höhe des Anschlusses ist normiert bzw. in einem Kabelkanal untergebracht. In Abstimmung mit Ihrem Fachberater für die Telekommunikation legen Sie auch fest, wo die Verstärker für Ihre schnurlosen Telefone angebracht werden sollen.

Bei der IT-Planung (◳ Abb. 4.11) gelten die gleichen Grundsätze wie bei der Planung der Telefonanlage.

Die schematischen Grundrisse sind mit dem Programm PowerPoint erstellt worden. Damit ist es auf einfache Weise möglich, Ihre Leitungsplanung zu erstellen und dabei Ihre Wünsche klar zu kommunizieren. Diese Planung kann von allen Beteiligten, vom Architekten bis hin zum Elektriker, verstanden werden.

Wir empfehlen insbesondere bei der Planung der IT-Leitungen, eher großzügig zu planen und lieber ein paar Netzwerkleitungen schon in Reserve in die Räume vorzuverlegen, für die Sie ggf. noch keine Netzwerkanbindung zum aktuellen Stand der Dinge planen.

Aber es ist derzeit davon auszugehen, dass der Bedarf für eine Möglichkeit einer IT-Anbindung im Zuge der weiteren technischen Entwicklung eher steigen als fallen wird. So besteht bereits jetzt für eine Vielzahl von Großgeräten eine Möglichkeit der Netzwerkanbindung: Sterilisationsgeräte übertragen so die vorgeschriebenen Protokolle an den Praxis-Computer, oder es bestehen Möglichkeiten, zentrale Geräte über eine interne Web-Oberfläche im Netzwerk am Computer (z. B. Kompressor, Absauganlage) zu überwachen und vieles mehr.

Auch sollten die Potenziale einer PC-Anbindung aller Behandlungszimmer und die Chancen einer papierlosen Karteiführung intensiv erwogen werden.

Wenn Sie noch unschlüssig sind, ob Sie die Terminplanung mit einem Praxisprogramm machen lassen wollen, weil die Bleistifteintragungen doch so schön nachvollziehen lassen, wer sie gemacht hat.

❯ **Die Autoren sind vielen Praxisteams begegnet, die aus verschiedenen Gründen die Terminplanung nicht umstellen wollten, aber noch keiner Praxis, die nach der Umstellung auf die EDV wieder zurück zum Terminbuch wollte.**

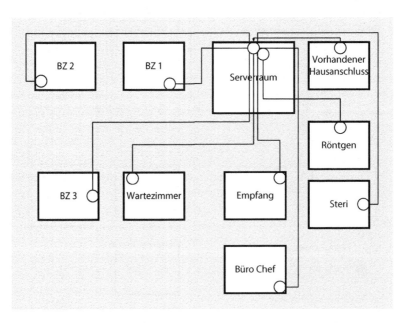

◳ **Abb. 4.11**   IT-Planung

Vermeiden Sie unnötige Redundanzen, also z. B. die Führung der Praxissoftware und zur Sicherheit das Ganze auch noch mit Patientenakten. Das kostet sehr viel Geld. Vereinzelt gibt es das Argument, dass EDV-Systeme ja nicht ausfallsicher seien, und dass dann die Karteikarte hilfreich sei. Das ist eine Frage der Planung der EDV-Anlage. Natürlich müssen Sie gegen Ausfälle gewappnet sein. Lassen Sie das technisch oder vertraglich sicherstellen.

> Achten Sie streng auf eine regelmäßige Sicherung der gesamten Praxisdaten, die Sie bitte dann auch nicht auf dem Gehäuse des Servers lagern, sondern nehmen Sie sie arbeitstäglich mit nach Hause, denn sonst sind in einem Brandfall die Praxisdaten tatsächlich unwiderruflich weg.

In jedem Fall sollten Server- und besonders auch Netzwerkschrank auch eher größer als kleiner und auf spätere Erweiterungsfähigkeit geplant werden. Beziehen Sie in jedem Fall Ihren IT-Planer und Ihr Depot in die gesamte Planung von Anfang an ein.

Eventuell sind auch neuere IT-strukturelle Entwicklungen auch in Zukunft für eine Zahnarztpraxis interessant, bei denen ganz auf einen eigenen Praxisserver verzichtet wird, sondern alternativ die Daten dann in Clouds oder in externen Rechenzentren gespeichert sind. Derzeit gibt es für diese Varianten aber noch gerade für die sehr sensiblen Patientendaten erhebliche Datenschutzbedenken, so dass die Autoren hierzu noch keine absolute Empfehlung aussprechen möchten. Der Markt in dieser Richtung sollte aber auch mit beobachtet werden.

Wichtig ist auch, dass gleich zu Anfang entschieden wird, ob ggf. WLAN in der Praxis zusätzlich zum LAN vorhanden sein soll. In diesem Fall sollte sehr streng drauf geachtet werden, dass nicht Praxisbesucher über das WLAN auf sensible Praxisdaten zugreifen können, sondern es sollten mehrere Netzebenen mit verschiedenen Zugängen eingerichtet werden.

Lassen Sie am besten auch die Telefonanlage vom IT-Planer mitplanen. Hier genügt in der Regel eine einfache Businessanlage mit Festtelefonen in der erforderlichen Anzahl und zusätzlich wenigen schnurlosen Apparaten.

4.7.6 Klingelanlage und Hausrufsysteme

Vergessen Sie bitte auch bei Ihren Planungen, sofern nicht schon bauseitig vorgegeben, nicht eventuelle Wünsche für Ihre Klingelanlage sowie eventuell auch zusätzlich gewünschte Leitungen für interne Hausrufsysteme.

4.7.7 Automatisierungs- und Steuerungstechnik

Inzwischen ist es, was vielen Menschen im Alltag noch nicht so geläufig ist, möglich, eine Vielzahl von elektrischen Geräten auch zentral im Haus zu steuern oder sogar diese Steuerung ganz oder anteilig von außen z. B. über das eigene Smartphone durchzuführen.

Auch können bestimmte Bereiche wie Beleuchtung, Klimatisierung, Sonnenschutz oder auch Heizung ganz oder anteilig entsprechend der lokalen Bedürfnisse automatisiert werden.

Durch konsequente Anwendung der Möglichkeiten von Steuerung, Überwachung und Automatisierung lässt sich häufig Energie einsparen. Zudem erhöht sich z. B. auch der Komfort vor Ort, wenn beispielsweise bereits Praxisräume noch vor Praxisbeginn temperiert werden können. Auch können über eine zentrale Steuerung oft Änderungen in den Bereichen ohne komplexe Neuverlegung von Leitungen einfach durch Umprogrammierung erledigt werden.

Sollten diese Möglichkeiten der Technik für den Unternehmer interessant sein, sollte er bereits bei der Planung eines Um- oder Neubaus die Grundlagen der entsprechenden Leitungen auch mit legen lassen bzw. zumindest diese Leitungen bereits vorverlegen lassen, um eventuell dann später darauf noch zurückgreifen zu können. Es gibt eine Vielzahl von Systemen der

Steuerung mit verschiedenen Vor- und Nachteilen. Eine detaillierte Schilderung würde den vorgesehenen Rahmen dieses Buches deutlich übersteigen.

Auch bedeutet natürlich solche moderne Technik eine gewisse Zunahme an Komplexität an anderer Stelle, die wiederum entsprechend zusätzlichen regelmäßigen technischen Support erfordert. Die Entscheidung dafür bzw. dagegen sollte daher sorgfältig abgewogen werden. Aber den Autoren ist es wichtig, auf die Möglichkeiten an sich zu verweisen, damit eine Nichtinstallation von solcher Technik nicht allein die Folge der Nichtkenntnis davon und nach einigen Jahren die Trauer groß ist, nichts davon gewusst zu haben.

Sprechen Sie Ihren Architekten, Praxisplaner und Ihren Elektrotechniker in jedem Fall darauf an und lassen sich zu den Möglichkeiten in diesem Gebiet mindestens ausführlich im Vorfeld beraten, bevor Sie dann für sich selbst eine Entscheidung dazu treffen.

4.7.8 Sicherheitstechnik

Ebenso sollte bei einer strukturierten Neu- bzw. Umbauplanung auch der mögliche Wunsch nach einem Einbau einer Einbruchmeldeanlage (Alarmanlage) schon bei der Planung mit berücksichtigt werden:

Einbrüche in Zahnarztpraxen werden häufiger. Auch wenn sich Einbrüche letztlich mit noch so guter Technik wohl nicht absolut verhindern werden lassen, ist eine Alarmanlage dennoch ein entscheidender und sehr wichtiger Baustein zur professionellen Sicherung des Praxisobjektes. Eventuell ist sie auch Grundlage für einen wirksamen Einbruchversicherungsschutz, was mit der Versicherung abgestimmt werden sollte.

Tom
Winko, der Studienkollege von Tom, hat seine spezialisierte Praxis in einem Industriegeiet eröffnet. Freie Parkflächen, gute Zugänglichkeit mit öffentlichen Verkehrsmitteln – zudem viel Platz und wenig Bauauflagen – das passte

einfach alles. Aber ein bisschen einsam ist es natürlich schon da draußen, gerade am Wochenende, vor allem sonntags, wenn die Geschäfte in der Umgebung dann auch alle geschlossen haben. Seine Freundin hat neulich schon mal gesagt, ob er eigentlich nicht Sorge habe, dass mal eingebrochen werden könne. Aber Winko ist da ganz entspannt: Es wird schon nichts passieren. Bis er sich dann am Montag nach dem 1. Advent morgens beim Betreten seiner Praxis über den kalten Windzug wundert und schnell merkt: Da hat keiner das Fenster versehentlich offengelassen, sondern das Fenster wurde gewaltsam geöffnet und die Praxis hatte ungebetenen Besuch. Das Büro ist verwüstet. Bei einigen Behandlungseinheiten sind die Polster aufgeschlitzt, und Kasse und einige wertvolle Geräte fehlen. Winko ruft sofort die Polizei. Aber die kann auch nur noch den Einbruch aufnehmen und einige Spuren sichern. Von den geklauten Sachen sieht Winko leider nichts wieder. Die Polizei rät aus Erfahrung in dem Gebiet für die Zukunft dringend zu einer Alarmanlage. Winko lässt einen Spezialisten dafür kommen: Dieser empfiehlt aufgrund schlechter Funkübertragungsbedingungen in den Praxisräumen dringend eine klassische leitungsgebundene Alarmanlage. Hierfür müssen aber alle Leitungen neu verlegt werden, und die werden, wenn Winko nicht die noch recht neue Praxis gleich wieder komplett renovieren lassen will, dann im Wesentlichen in Leitungskanälen auf Putz laufen müssen. Das sieht jetzt natürlich nicht so schön aus. Und der Aufwand hierfür ist auch nicht gering. Es wird mehrere Tage dauern, bis alles verlegt ist.

Standardkomponenten einer Einbruchmeldeanlage sind zum Beispiel Fenster- und Türschlussüberwachungskontakte sowie Bewegungsmelder. Auch die Videoüberwachung bestimmter Außen- und oder Innenbereiche ist möglich.

Für hohe technische Betriebssicherheit und geringe Störanfälligkeit sollte allerdings nicht die günstige Do-it-yourself-Anlage aus dem Baumarkt verwendet werden, auch wenn diese zunächst einmal gegebenenfalls dadurch besticht, dass sie sehr günstig ist und dass man für sie keine Kabel ziehen muss und alles über einfach Funksensoren funktioniert. Viele dieser Anlagen sind schnell gekauft, aber können ebenso schnell auch unerwünschte Fehlalarme auslösen, wenn Billigkomponenten nicht so funktionieren, wie sie sollen. Zudem lassen sie sich nur in den seltensten Fällen an die Notrufleitstelle eines externen Wachdienstleistungsanbieters anbinden.

Es sollte eher die Entscheidung für eine Markenanlage mit leitungsgebundener Signalführung fallen, die Meldungen auch in Bereichen schlechter Funkübertragung sicher überträgt.

Tom

Tom hat gehört, dass sich Winko eine Alarmanlage zugelegt hat. Nun will er auch eine. Aber so doof wie der wird er nicht sein. Dem hat doch glatt der Elektriker so eine sündhafte teure Markenanlage für mehrere 1000 Euro aufgeschwatzt. Das passiert ihm nicht. So viel ist klar. Das geht heute einfacher und billiger: Tom holt sich daher seine Anlage beim Baumarkt um die Ecke. Und Installationsvideos dazu gibt es eine Menge bei Youtube. Das wird er schon selber hinkriegen – und von dem, was er einspart, macht er lieber einen schönen Urlaub irgendwo wo die Sonne schön scheint und schreibt Winko dann eine Karte.

Aber irgendwie klappt es mit den Sensoren der Anlage dann nicht so richtig. Tom hat lange gebraucht, bis überhaupt erstmal alles soweit lief. Und jetzt hat diese blöde Alarmanlage schon zum 6. Mal in diesem Monat Einbruchfehlalarm gegeben nachts zwischen 2 und 3 Uhr. Und leider ist Toms Praxis nicht in einem Gewerbegebiet. Und die unmittelbaren Nachbarn sind nicht wirklich erfreut über die nächtlichen Gratiskonzerte der keinesfalls leisen Außensirene. Tom hat sich da schon einiges anhören müssen. Das ist ätzend. Außerdem nervt ihn auch, immer nachts selbst dann noch aus dem Bett zu müssen und sich zu kümmern. Dann braucht er gar keine Anlage, wenn er sowieso selbst die Nacht ständig in der Praxis verbringt!

Tom möchte das Problem baldmöglichst lösen: Eine richtige Hotline zum Nachfragen gibt es für das Produkt, was er hat, allerdings nicht, jedenfalls keine in deutscher Sprache. Tom muss lange und umständlich in Foren recherchieren. Und so richtig stabil läuft die Anlage danach immer noch nicht.

Und dann ist da noch diese blöde Praxisinhaltsversicherung, die haben doch echt auch einen Schaden. Als neulich Tom bei der jährlichen Meldung eine höhere Summe versichern wollte, sagten die ihm, dass er dann auch eine Alarmanlage vorweisen müsse – und jetzt kommt es: Als er denen sagte, er habe bereits eine, sagte die, seine sei nicht gut genug und nicht richtlinienkonform. Wenn er Versicherungsschutz weiter haben wolle, müsse er eine andere deutlich hochwertigere anschaffen. Tom ist sauer. Das hat er sich so jetzt aber nicht vorgestellt.

Die Möglichkeiten einer Alarmanlage enden aber auch nicht mit der Meldung von Einbrüchen.

Ebenfalls über eine solche Anlage können inzwischen oft auch gleich Störmeldungen wie Wasserschäden oder Gasaustritte oder der Stromausfall zentraler wichtiger Geräte miterfasst werden. Auch Rauchmelder können, sofern aufgrund der Praxisgröße nicht ohnehin eine separate Brandmeldeanlage vorgeschrieben ist, an so eine Anlage mit angebunden werden.

Auch Notruf- oder Überfalltaster im Bereich Ihrer Praxisrezeption sind hierüber zu verwirklichen, über die im Ernstfall dann zum Beispiel über eine Alarmservicestelle im Falle einer Bedrohung einer Mitarbeiterin am Empfang die Polizei benachrichtigt werden kann.

Zudem ist eine weitere interessante Option auch die Verwirklichung einer zentralen Schließanlage für die Praxis, die sogar gestufte Zugangsvoraussetzungen ggf. sogar innerhalb der Praxis für bestimmte Räume, sofern das gewünscht ist, ermöglicht.

Neben einer Innen- und oder Außensirene als Signalgeber vor Ort können Sie sich zusätzlich Alarme wie Brandalarm oder Wasseralarm oder Einbruch auch auf Ihr Handy oder Smartphone per Anruf oder SMS oder per Email senden lassen.

Darüber hinaus gibt es bei hochwertigen Markenprodukten, die hierbei dringend zu empfehlen sind, auch Möglichkeiten, solche Alarmanlagen dann zusätzlich noch durchgängig auf eine externe Notrufserviceleitstelle aufzuschalten. Diese überwacht ununterbrochen das System auf anfallende Alarmmeldungen und setzt sich nach Absprache im Ernstfall eines Alarms mit Ihnen als Praxisbetreiber sofort in Verbindung. Oder sie schickt erforderlichenfalls auch gleich automatisch die Polizei und/oder Feuerwehr. Auch besteht die Möglichkeit, dass eine Einsatzstreife eines Wachdienstes im Auftrag vorbeikommt, um nach dem Rechten zu sehen. Dies ist insbesondere im Falle von Abwesenheit im Urlaub oder über Feiertage sehr hilfreich, und solch eine Dienstleistung ist für vergleichsweise geringe monatliche Kosten zu buchen.

Für das gesamte Thema Alarm/Sicherheitstechnik gilt wie auch in den zuvor genannten Kapiteln: Die Autoren können und möchten Ihnen an dieser Stelle nicht Ihre Entscheidung dafür oder dagegen abnehmen, wichtig ist aber, dass Sie sich bereits bei der Planung Gedanken machen, ob das was für Sie ist oder ggf. werden kann in der Zukunft. Für den Fall, dass Sie das nicht ausschließen können, lassen Sie lieber gleich Ihren Elektriker die dann ggf. erforderlichen Leitungen, wenn die Wände ohnehin schon offen sind grad, unter Putz vorverlegen, dann ist für den Bedarf später alles unkompliziert vorhanden.

4.7.9 Wasser, Abwasser und Absauganlage

Allgemein sollte das Wasser der Zahnarztpraxis den Vorgaben der Trinkwasserverordnung entsprechen: hierzu ist die Einhaltung bestimmter mikrobiologischer Grenzwerte wichtig: dies ist durch entsprechende Testungen bereits möglichst frühzeitig zu prüfen. Sollte das Trinkwasser nämlich nicht den

Hygiene-Vorgaben des RKI entsprechen, droht im ungünstigen Falle eine Auflage von der Gewerbeaufsicht und oder dem Gesundheitsamt, umgehend die Ursache zu klären. Und das kann eine ziemlich aufwendige Suche bedeuten verbunden mit auch nicht gerade kleinen Baumaßnahmen. Zum Beispiel kann eine bereits bauseitig nicht vorschriftsgemäß verlegte Leitung mit Totstrecke vorliegen, deren Auffinden und Beseitigung erfahrungsgemäß einiges an Zeit und Geld kosten kann.

Lena

Karina, die Freundin von Lena, hat in einem Neubau eine Praxis neu eröffnet. Sie wollte von Anfang an keine Kompromisse, und auch zum Thema Trinkwasserqualität ist sie sich sicher. Schließlich ist alles neu, die Rohre, die Einheiten, was soll da dann noch sein? Umso entsetzter ist sie, als sie die Ergebnisse der mikrobiologischen jährlichen Überprüfung des Wassers aus Einheiten und Wasserhahn bekommt. Überall eine erhöhte Zahl von Legionellen. Sie erhält die Auflage, die Ursache umgehend abzustellen – nur wo liegt jetzt das Problem? Nach langer Suche findet Sie einen Sanitärbetrieb, der die Installation begutachtet, eine Rohrtotstrecke, wo sich die Keime festsetzen und so umfänglich vermehren konnten.

Zusätzlich sollte auch bei der Trinkwasserhausinstallation ein Schmutzpartikelfilter vorhanden sein, denn auf den meist sehr langen Rohrleitungsstrecken vom Wasserwerk bis zum Endverbraucher ist die Wahrscheinlichkeit groß, dass Fremdbestandteile in das eigentlich schon einmal feingereinigte Wasser eintreten (z. B. Sand, Rost, Rohrabrieb). Diese Verunreinigungen setzen sonst regelmäßig schneller als nötig die geräteseitigen Feinpartikelfilter in wasserführenden Dentaltechnikgeräten wie Thermodesinfektor, Autoclav oder auch den Behandlungseinheiten zu. Eventuell ist auch noch einmal bei mehrstöckigen Gebäuden, von denen die Zahnarztpraxis nur eine Etage betrifft, auch auf dieser Ebene direkt nach dem Zentralwasserhahn ein weiterer Filter sinnvoll.

Wichtig ist auch zu überlegen, wie genau die Absauganlage grundsätzlich aufgebaut sein soll, also ob zum Beispiel je Behandlungseinheit bereits Luft, Feststoffe und Wasser separiert werden, so dass nur noch Luft an der Saugmaschine überhaupt ankommt (so genannte Trockenabsaugung), oder ob zunächst an den Behandlungsstühlen abgesaugte Luft-Wasser-Gemisch von allen angeschlossenen Dentaleinheiten bis zur Saugmaschine zentral geleitet und erst dort weiter aufgetrennt wird (Nassabsaugung).

Darüber hinaus sollte auch gleich bedacht werden, dass regionalspezifische Vorgaben der Abwasserbehörden für die Einleitung von amalgambelasteten Abwasser vorliegen.

Tom

Bei Tom ist bei 2 seiner 4 Behandlungseinheiten regelmäßig der Amalgamabscheider defekt. Der Techniker regt an, doch besser auf Dauer auf eine zentrale Absauganlage umzusteigen, um das Problem lokal ein für alle Mal aus der Welt zu schaffen. Tom überzeugt das technisch sofort, und er lässt die erforderliche Umrüstung vornehmen. Ordnungsgemäß meldet er den erfolgten Umbau der Stadtentwässerung. Diese teilt ihm mit, dass die Änderung seiner Abwasseranlage gravierend sei und zunächst die eigentlich vorhandene Genehmigung dadurch in Frage gestellt sei. Tom muss als allererstes den gesamten Abwasserleitungsverlauf zur Begutachtung schriftlich mitteilen. Tom wird nervös. Er ist nicht mal sicher, ob es solche detaillierten Pläne überhaupt gibt. Und was ist, wenn die von der Behörde jetzt sagen, dass es so nicht geht? Muss er dann wieder alles rückbauen?

❯❯ Für die Einleitung amalgamgefrachteter Abwässer einer Zahnarztpraxis müssen entsprechend Anträge gestellt werden und die erforderlichen Genehmigungen vorliegen. Rechnen Sie damit, dass sich die Abwasserbehörden hierfür durchaus auch ausführliche Baupläne über die Abwasserrohrsituation vorlegen lassen, insbesondere wenn es sich um eine Erstgenehmigung handelt.

Zusätzlich sollte sich der Praxisinhaber grundsätzliche Gedanken dazu machen, wie weit er in allen Zimmern bodenseitige Wasseranschlüsse für die Behandlungseinheiten verlegen möchte oder ob er eventuell auch ganz darauf verzichtet und Einheiten anschafft, die ihr Brauchwasser über ein Bottlesystem beziehen, bei denen das Abwasser in einen Kanister aufgefangen wird. Bei solchen mobilen Absauganlagen ist aber auch hier zu beachten, dass auch diese bei entsprechender Belastung des Wassers seinen funktionsfähigen Amalgamabscheider besitzen müssen. Der Vorteil des Verzichts auf eventuelle Anschlüsse am Boden ist eine ggf. später einfachere Rückbaubarkeit bei kurzen Mietvertragslaufzeiten insbesondere in Objekten, bei denen nicht die Grundnutzung als Zahnarztpraxis bereits fest vorgesehen ist. Der Nachteil ist, dass je nach Behandlungsbedarf oft mehrfach die Brauchwasserbottles neu gefüllt werden müssen und meist mindestens 1x arbeitstäglich der Auffangkanister für das Abwasser manuell geleert werden muss, was zusätzlichen Zeitaufwand bedeutet, der in den Praxisablauf eingeplant werden muss.

4.7.10 Druckluft/Kompressor

Eine Vielzahl von Dentalgeräten benötigt für den Betrieb Druckluft, die meistens über einen zentralen Kompressor für die gesamte Praxis zur Verfügung gestellt wird. Der Praxisinhaber muss für die Bauplanung wissen und festlegen, in welchen Räumen er jetzt oder ggf. später Druckluft haben möchte, so dass auch hier die entsprechenden Leitungen möglichst gleich vollständig verlegt werden können. Für die Position des Kompressors sollte bedacht werden, dass dieser nicht unerheblich laute Betriebsgeräusche verursacht, auch wenn inzwischen vielfach in den Produktbeschreibungen von „flüsterleisen" Geräten die Rede ist – flüsterleise in menschlicher Hinsicht sind sie jedenfalls alle nicht – auch wenn es sicherlich lautere oder leisere Versionen gibt. Ideal ist es, den Kompressor im Keller oder in einem entsprechend schallisolierten Technikraum aufzustellen (siehe hierzu auch 4.5.10), und es gibt auch inzwischen die Möglichkeit von Schallschutzschränken.

Auch ist wichtig, dass die Leistung des geplanten Kompressors zu den aktuell und für später geplanten Betrieb gut passt. Ein Kompressor ist keine Anschaffung nur für wenige Jahre – sollte nach Praxisgründung schnell von 2 auf 4 Zimmer erweitert werden und dann der Kompressor nur deshalb nochmal neu gekauft werden müssen, weil seine Leistung nicht ausreicht, wäre das schade.

Sollte der Praxisinhaber wiederum auf eine feste Druckluftinstallation in einem Raum verzichten wollen, gibt es inzwischen auch Behandlungseinheiten mit bereits in der Behandlungseinheit selbst eingebauten Kompressor. Allerdings lässt dieser seine Anwesenheit hinsichtlich der Betriebsgeräusche auch nicht verheimlichen. Die Autoren raten, sich solche Einheiten zunächst einmal im Werk oder Depot demonstrieren zu lassen und dann zu entscheiden, ob das passt oder nicht.

4.7.11 Technikraum

Wenn in der Gesamtplanung ein eigener Technikraum für die Praxis vorzusehen ist, ist dies sicherlich eine gute Investition. Idealerweise können hier geräuschintensive Geräte wie Absaugung und Kompressor ebenso schallgeschützt und überwacht „in Ruhe" arbeiten. Ideal wäre darüber hinaus ein zusätzlicher gut klimatisierter und staubgeschützter Raum für die gesamte IT-Technik, also für den Server, den Netzwerkschrank und gegebenenfalls die Telefon- und Alarmanlage.

Zusätzlich sollte beim Praxisbau auch immer daran gedacht werden, dass ggf. zu Leitungen oder Rohren auch noch einmal später Zugänge erforderlich sind bei Reparaturen oder sonstigen Baumaßnahmen. Eine Leitungsführung über abgehängte Rasterkassettendecken ist hier zum Beispiel sicherlich einfacher zu handhaben als eine geschlossene Decke.

Lena

Lena hat in der Praxis sehr hohe Räume und sich für eine abgehängte Decke entschieden. Der Architekt rät ihr, weil das am einfachsten und günstigsten sei und zudem auch noch super aussehe, zu einer Spanndecke. Lena lässt die Decke mit den vorgesehenen Leuchten in allen Behandlungszimmern einbauen und ist zunächst auch sehr zufrieden. Aber dann plötzlich fällt eine der neuen Deckenleuchten komplett aus. Auch ein Wechsel der Birnen bringt nichts, der hinzugezogene Elektriker muss zur Schadensbegutachtung und Reparatur die Spanndecke aufmachen. Der Fehler an der Leuchte ist schnell gefunden, aber hinterher die Decke wieder zurückzuspannen: Das dauert mehrere Stunden und kostet einiges an Arbeitszeit mehr als die eigentliche Reparatur, und irgendwie so richtig sitzt die Decke jetzt auch nicht mehr wie vorher.

Auch interessant ist es, an bestimmten Stellen nach Empfehlung der ausführenden Gewerke aktiv Revisionsklappen einzuplanen in Bereichen, die nicht vollständig eröffnet werden können, wie zum Beispiel durchgängig verflieste Wände oder Trockenbauwände.

4.7.12 Lüftung/Klimatisierung

Geschlossene Räume, z. B. fensterlose Funktionsräume wie Eigenlabor oder Steri, müssen entsprechend der geltenden Vorschriften eine Belüftung haben. Diese ist fachgerecht vorzusehen.

Und eine allgemeine angemessene Raumklimatisierung ist auch nicht mehr nur verzichtbarer Luxus:

Die Funktionssicherheit einiger Dentalgeräte zum Beispiel im Steri-Bereich ist ab einer bestimmten hohen Raumtemperatur nicht mehr gewährleistet. Auch EDV-Anlagen wie Server oder Netzwerkschrank vertragen nicht allzu hohe außergewöhnliche Raumtemperaturen für längere Zeit ohne Gefahr einer Störung.

Zudem ist auch für die Mitarbeiter der Praxis eine regelmäßig zu hohe Raumtemperatur nicht zumutbar und auch gemäß geltender Arbeitsstätten-Richtlinien nicht zulässig.

Selbst wenn man mal die extremen Hochsommertage ausklammert – gerade im Aufbereitungsraum oder sonstigen kleinen Funktionsräumen einer Praxis ohne Fenster können allein schon durch die Abwärme der vorhandenen Geräte (PC, Sterilisator etc.) erhebliche Wärmebelastungen entstehen.

Daher sollte sich der Praxisinhaber auch in jedem Fall mit der Fragestellung der Anschaffung einer Klimaanlage beschäftigen bzw. diese in die langfristige Bauplanung in jedem Fall schon mal insoweit einbeziehen, dass er sie einfach ggf. auch nachträglich bei Bedarf noch einbauen kann.

Lassen Sie sich hierzu von einem erfahrenen Klimaanlagenbauer zu den Möglichkeiten in Ihrer geplanten Praxis oder für einen Umbau beraten. Er wird ihnen auch sagen können, welche Vorinstallationen ggf. auch dann schon sinnvoll sind, wenn Sie – zum Beispiel aus Kostengründen – erst später so eine Anlage nachinstallieren wollen. Beispielsweise sei hier an das Vorsehen von Kondenswasserabflüssen in der Wand zu denken oder auch an das Vorverlegen entsprechender elektrischer Zuleitungen.

4.7.13 Dentalgeräte

Dieses Buch ist kein Beratungsbuch für die konkrete Wahl der für Sie richtigen Geräte. Aber wir wollen Ihnen für Ihren Entscheidungsprozess einige allgemeine und aus unserer Erfahrung wichtige Punkte mit auf den Weg geben:

Markenhersteller haben ihren Preis, bieten aber auch oft deutlich mehr und besseren Support als kleine Einzelfirmen, und auch die Servicetechniker kennen sich bei Problemen mit diesen Geräten deutlich umfänglicher aus. Ersatzteile sind oft verlässlicher und schneller lieferbar.

> **Tipp**
>
> Rufen Sie einfach mal in der Hotline des Herstellers eines von Ihnen zur Anschaffung geplanten Gerätes an und testen Sie, ob Sie in angemessener Zeit Hilfe bekommen. Oder fragen Sie einfach mal in Ihrem Depot nach, ob ein Techniker dort die von Ihnen geplante Behandlungseinheit oder den Autoclaven später auch warten würde oder nicht.

Im außereuropäischen Ausland produzierte Geräte kleiner Firmen, die nur über einen Vertrieb in Deutschland verfügen, müssen nicht schlechter sein. Dennoch können Sie auch die einen oder anderen zusätzlichen Probleme bereiten: Oft sind sie qualitativ in der Summe deutlich schlechter verbaut. Zudem gibt es vielfach nur schlecht übersetzte und daher schwer verständliche deutsche Bedienungsanleitungen. Und häufig betreut deutschlandweit maximal ein Servicetechniker diese Geräte allein und kennt sich mit ihnen aus. Die Anfahrtskosten können Sie selbst sich überlegen, und was das im Ernstfall für Sie bedeuten kann, und Ersatzteilbestellungen können sich auch ganz schön verzögern, wenn die erforderlichen Teile über Wochen einfach nicht beim Zoll durchgehen. Das muss man mögen – oder genügend eigene Ersatzgeräte haben, um im Ernstfall lange genug warten zu können.

Tom

Toms Kumpel Paul hat sich eine sensationell günstiges Behandlungs-Cart aus dem außereuropäischen Ausland liefern lassen. Der deutsche Vertriebspartner hat auch einen guten Techniker für die Erstinbetriebnahme vorbeigeschickt, und soweit läuft alles. Als Tom aber nach einiger Zeit ein technisches Problem mit der Anlage hat, kann sein gewohnter Stammservicetechniker hier nicht wirklich helfen, weil er das Gerät nicht kennt und auch keine ausführliche deutschsprachige Anleitung vorliegt. Der Spezialtechniker der Firma, bei der Tom gekauft hat, ist für die nächsten 2 Wochen komplett ausgebucht und Tom bekommt auch gleich gesagt, dass die Anfahrt pauschal mit 80 Euro berechnet wird wegen der weiten Anfahrtswege. Das bedeutet 2 Wochen Ausfall einer ganzen Einheit und somit eines ganzen Behandlungszimmers. Das wird teuer.

Bei Behandlungseinheiten ist die Fragestellung „komplex oder einfach" von der Struktur her eine grundsätzliche. Sie können komplexe Geräte zum Preis eines höherwertigen Kleinwagens erstehen, oder auch günstigere einfacher gestrickte Modelle, deren Technik noch übersichtlich und auch ohne spezialisiertes EDV-Diagnostiktool vom Servicetechniker einigermaßen gut zugänglich ist.

4.7.14 EDV Anlage

Bei der EDV-Anlage lassen Sie sich einschlägig von Ihrem IT-Techniker hinsichtlich Auswahl geeigneter Geräte beraten. Denken Sie in jedem Fall auch daran, in Ihre Überlegungen schon an dieser Stelle die von Ihnen geplante Praxissoftware oder sonstige weitere Softwares mit zu berücksichtigen. Nichts ist ärgerlicher, als wenn am Ende der frisch von Ihnen gekaufte Server höchstens noch ein Jahr den Systemvoraussetzungen Ihrer Praxissoftware entspricht und schon im zweiten Jahr nach Praxisgründung neu gekauft werden muss.

Sollten Sie die geplanten PCs mit Behandlungsgeräten direkt verbinden, beachten Sie bitte, dass diese dann den strengeren Voraussetzungen der Medizingeräteverordnung unterliegen und entsprechend auch deutlich teurer sind.

Für die Röntgenanlage benötigen Sie einen speziellen Befundungsmonitor, der nicht mit handelsüblichen Büromonitoren zu vergleichen ist.

Planen Sie auch von Anfang an genügend Raum, lieber etwas mehr als zu wenig für Server- und Netzwerkschrank ein, so dass Sie später eventuell notwendige Erweiterungen unkompliziert nachrüsten können.

Lena

Lena hat bei Praxisgründung zunächst nur eine kleine EDV-Anlage angeschafft. Entsprechend klein ist auch ihr Netzwerkschrank. Aber wie die Dinge so laufen – und eigentlich ist das ja auch was Schönes – ist Lenas Praxis schon in den ersten 3 Jahren so gewachsen, dass sie sie von 2 auf 4 Behandlungsräume erweitert hat: Ent-

sprechend ist auch die EDV-Anlage gewachsen. Und so langsam wird es jetzt im Netzwerkschrank eng. Der ist bis zur Tür mit Kabeln vollgestopft – noch geht es gerade so, aber wenn man da mal ranmuss, um ein Kabel zu tauschen, ist es eine elende Friemelei, weil alles so eng ist da drin. Ihr IT-Techniker hat schon mal vorgewarnt, dass bei der nächsten Erweiterung auch ein neuer Netzwerkschrank her muss.

4.7.15 Konzepte technischer Betriebssicherheit

Ein wichtiger konzeptioneller Planungsfaktor ist auch, bei der technischen Gestaltung der Praxis die Betriebssicherheit im Störungsfall möglichst gut sicherzustellen. Schließlich sollen möglichst alle vorhandenen Behandlungszimmer voll ausgelastet sein – ein Zimmer nur als potenzielles Reservezimmer nahezu ganztags leer stehen zu haben, rechnet sich auf Dauer nicht.

Wenn Sie ohnehin vorhaben, zum Beispiel bei Neubau, mehrere Räume neu mit Behandlungseinheiten auszustatten, ist es ein gutes Konzept, die Anschlüsse für die Geräte in den Zimmern baugleich zu erstellen, so dass ggf. dann zum Beispiel ein defektes Behandlungscart umgehend und unkompliziert gegen ein anderes zwischen den Zimmern getauscht werden kann.

Alternativ ist auch, vor allem in Bestandspraxen, die nicht im oben genannten Sinne alles ändern können oder wollen, auch in dieser Hinsicht die Anschaffung einer mobilen Behandlungseinheit interessant. Diese hilft nämlich dann nicht nur bei Hausbesuchen außerhalb der Praxis, sondern kann auch eingesetzt werden im Falle eines Ausfalles einer der stationären Behandlungseinheiten.

Auch mobile Absauganlagen sind in gleicher Hinsicht flexibel im Zweifel zimmerunabhängige Hilfe.

Und Behandlungseinheiten mit Bottlesystemen für das Brauchwasser stehen auch bei einer kurzfristigen vorübergehenden Wasserabstellung im Haus der Praxis nicht gleich still.

Wenn mögliche nutzen Sie auch am besten baugleiche Motoren und Motorschläuche für

Ihre Hand – und Winkelstücke. Dann können Sie im Falle eines Defektes einfach umbauen und weiterarbeiten.

Ein zweiter Motor am Behandlungscart ist ebenfalls eine sehr sinnvolle Investition. Motoren für Hand- und Winkelstücke fallen häufig von jetzt auf gleich komplett aus und können oft nicht vor Ort repariert, sondern müssen eingeschickt werden, was selbst im günstigsten Fall mindestens drei Tage dauert. Wenn dann wenigstens der zweite Motor in Ordnung ist, kann trotzdem am Behandlungsstuhl weitgehend normal weitergearbeitet werden, anderenfalls steht das Zimmer still.

Auch ein spontaner Ausfall eines Netzwerkdruckers in der Praxis kann den Betrieb nicht unerheblich beeinträchtigen, können doch in diesem Fall keine Rezepte, Rechnungen oder sonstige wichtige Papiere gedruckt werden, und die Verwaltung steht still.

Hierbei ist es eine gute Idee, für solche Fälle immer wenigstens für den Anmeldungsrechner einen zusätzlichen Einzelplatzdrucker vorzuhalten, der den Notfall überbrücken kann.

Der Server sollte in jedem Fall für den Fall eines Stromausfalles über eine so genannte USV (unabhängige Stromversorgung/Batterie) abgesichert werden zusätzlich.

Auch ein Monitoring der wichtigen technischen Geräte ist eventuell zu erwägen. Inzwischen lässt sich bereits bei einigen Großgeräten wie zum Beispiel USV, Autolcav oder Kompressor oder auch bei Amalgamabscheidern der Betriebszustand sowie Störungen über eine geräteeigene Web-Oberfläche im Praxisnetz abrufen und darstellen. Warnmeldungen von Geräten oder die Anzeige notwendiger Wartungen können dann rechtzeitig erkannt und die erforderlichen Maßnahmen ergriffen werden.

Tipp

Haben Sie auch immer einen Notfallplan vorliegen, wie Sie den reibungslosen Fortlauf des Praxisbetriebes möglichst gut akut sichern, auch wenn tatsächlich einmal morgens der Server vom Monitor dunkel ist und die EDV stillsteht. Zum Beispiel dadurch, dass Sie immer am Vortag bereits die Liste der Patienten des Folgetages zumindest ausdrucken, oder auch, indem Sie jedenfalls die Anamnesebögen der Patienten und deren Kontaktdaten in Papierform zusätzlich ablegen. Und beschäftigen Sie sich damit, wie Sie ggf. die Datenprotokolle Ihrer Sterilisationsgeräte sichern und auslesen können, auch wenn im Netzwerk grad nichts geht.

Für den Fall eines Ausfalles des kabelgebundenen Internets, an dem in den nächsten Jahren wesentlich der leitungsgebundene Telefonanschluss mit hängen wird, ist es hilfreich, wenn zusätzlich umgehend eine mobile Telefon- und LAN-Verbindung aufgebaut werden kann.

Auch ideal wäre, die Großgeräte im Instrumentenaufbereitungsbereich doppeln zu können, da auch diese schnell einmal ausfallen und solche Ausfälle zügig zum Fehlen sauberer Instrumente führen können. Auch dann ist eine Fortsetzung des Praxisbetriebs schon nach wenigen Stunden nicht mehr möglich.

In größeren Praxiseinheiten werden ohnehin mehrere Geräte je Typ vorliegen müssen. Kleinen Praxiseinheiten hingegen kann sicherlich an dieser Stelle nicht wirtschaftlich die Anschaffung eines Zweitautoclaven oder eines zweiten Thermodesinfektors angeraten werden.

Im Störungsfall sollten die betreuenden Dentaldepots baldmöglichst Leihgeräte zur Verfügung stellen können. Für bestimmte Aufbereitungsschritte wie Vorreinigung und Desinfektion kann auch bei einer Vielzahl von Instrumenten vorübergehend auf manuelle Schritte zurückgegriffen werden, wenn die Abläufe dafür im Hygienemanagement entsprechend definiert sind – und notfalls muss in der Praxis nebenan dann mal gefragt werden, ob vorübergehend auf deren Geräte zurückgegriffen werden kann.

Entsprechendes gilt für die Röntgenanlage der Praxis.

4.8   Praxiskonzept

Halten Sie nun in einem Praxiskonzept Ihre persönlichen Vorstellungen für ihr Vorhaben schriftlich fest. Setzen Sie sich dabei auch kritisch mit möglichen Schwachstellen des Vorhabens und auch Ihren persönlichen Stärken und Schwächen auseinander.

Beschreiben Sie Ihr Vorhaben möglichst genau. Die nachfolgende Übersicht gibt in Stichworten notwendige Inhalte eines Konzepts wieder:

> **Notwendige Inhalte eines Konzepts**
> - Kurze Beschreibung des Gründers, Lebenslauf
> - Besondere fachliche Qualifikationen
> - Besondere persönliche Eigenschaften, die die Positionierung und Ihr Konzept beeinflussen können (die größten Stärken/die elementarsten Schwächen)
> - Gegenwärtige Tätigkeit
> - Geplanter Zeitpunkt der Gründung oder der Praxisentwicklung
> - Ort oder Region, gibt es schon Pläne?
> - Was wird bevorzugt: Übernahme, Neugründung, BAG?
> - Falls der Ort schon feststeht, wie ist die dortige Wettbewerbssituation?
> - Gibt es Wettbewerber, die ein herausragendes USP haben?
> - Festlegung der Positionierung

Werfen wir zur Veranschaulichung einen Blick auf die Ausgangssituationen unserer virtuellen Existenzgründerin Lena und unseres virtuellen Entwicklungszahnarztes Tom:

Lena

Lena hat keine besondere fachliche Spezialisierung und strebt auch keine an. Sie weiß, dass sie nichts für Chirurgie übrig hat. Was sie besonders mag, ist die Patienten hinsichtlich ihrer Zahngesundheit zu beraten. Sie möchte in erster Linie langfristig zufriedene Kunden haben, die sich möglichst lang an ihren eigenen Zähnen erfreuen.

Prophylaxe hält sie für sehr wichtig. Als besondere persönliche Eigenschaft ist ihr fürsorglicher und behütender Umgang mit Patienten, mit denen sie auch gern mal etwas Privates bespricht. Sie ist in der Stadt geboren, hat hier studiert und kennt – aufgrund ihrer freundlichen Art – viele Menschen. Ihre größte Stärke ist die Kommunikationsfähigkeit. Fachlich macht es ihr besondere Freude, Patienten mit Hilfe moderner Zahnmedizin und Prophylaxe zu lange gesunden Zähnen und Zahnfleisch zu verhelfen. Lena lässt sich von anderen nicht gern etwas sagen. Sie hat ihre eigenen Vorstellungen von der Begrüßung und Verabschiedung der Patienten und ist deshalb sogar schon mit ihrem Chef aneinandergeraten, obwohl der eigentlich sehr sympathisch ist. Auch mit den Helferinnen gibt es manchmal Streit.

Organisatorisch ist sie sicher: Sie hat klare Vorstellungen von optimalen Abläufen, Patientenführung und dem Einsatz der Mitarbeiterinnen. Sie möchte in ihrer Stadt bleiben und spielt mit dem Gedanken, sich allein oder mit einer Kommilitonin in einem neu errichteten Einkaufszentrum, in das auch mehrere Ärzte einziehen sollen, niederzulassen. Die Zahnarztdichte in der Gegend ist durchschnittlich, besonders auffällige Wettbewerber existieren nicht.

Nach einer Bedürfnisanalyse (▶ Kap. 2) und Diskussion mit ihrem Berater entscheidet sich unser Beispiel Lena, allein eine Neugründung in dem Einkaufszentrum zu planen und noch in diesem Jahr Seminare zur Mitarbeiterführung zu besuchen. Sie will deutlich nach außen kommunizieren, dass sie eine Praxis für die gesamte Familie betreibt, also in erster Linie Allgemeinzahnärztin ist. Da sie aber die Prophylaxe als wichtigen Baustein für ihr Behandlungskonzept sieht, möchte sie das in den Vordergrund stellen. Das Marketinggrundgerüst steht auf der Basis: Lena Dentist – Familienzahnärztin mit den Schwerpunkten Zahnerhalt und Prophylaxe.

Tom

Tom fühlt sich im Alltagstrott der normalen Zahnmedizin nicht wohl. Es macht ihm einfach keinen Spaß. Außerdem entspricht sein Gewinn mit nur etwa 70.000 Euro pro Jahr nicht seinen

Idealvorstellungen. Mit seinem Partner, der mit der Situation zufrieden ist, versteht er sich ausgezeichnet. Toms große Leidenschaft ist die ästhetische Zahnmedizin. Es macht ihm Freude, wenn er – was am Anfang leider selten nachgefragt wurde – einer netten Frau durch Bleaching oder Veneers zu einem ästhetisch ansprechendem Äußeren verholfen hat. Er merkt, dass sich das herumspricht. In letzter Zeit ist die Nachfrage nach ästhetischer Zahnheilkunde gestiegen, auch wenn es immer noch nicht viel ist. Tom hat schon Fortbildungskurse besucht. An seinen Berater ist er mit der Frage herangetreten, ob man aus dieser Leidenschaft etwas machen kann. Dessen größte Sorge ist, dass man evtl. mit einer solchen Spezialisierung Stammpatienten vergrault. Diese Sorge hat Tom nicht: Die Patienten haben eine sehr hohe Bindung an die Praxis. Dennoch sind sich beide einig, das Marketingkonzept „behutsam" zu entwickeln.

Zu seinen größten Stärken zählt Tom die Teamfähigkeit und die Kommunikation mit Helferinnen und Patienten. Das macht Spaß, das Praxisklima samt Organisation ist super. Beeinträchtigende Schwächen hat Tom nicht. Tom möchte seine Idee zusammen mit seinem Partner in den vorhandenen Praxisräumen verwirklichen. Die Praxis kann um drei weitere Räume erweitert werden. Im näheren Umfeld gibt es keine Wettbewerber mit einer vergleichbaren Ausrichtung.

Bei unserem Beispiel Tom steht das Marketinggrundgerüst auf der Basis: Dr. Tom Kiefer und Partner – Zahnheilkunde mit dem Schwerpunkt kosmetische Zahnmedizin. Auf Basis der Positionierung kann nun die Gründung bzw. Entwicklung geplant werden.

4.9   Corporate Identity

Auf der Basis Ihrer Positionierung, Spezialisierung, Kooperationsform, technischen Ausstattung Lage etc. bilden Sie ein Corporate Identity (CI) aus. Es handelt sich allgemein um die typischen Merkmale Ihrer Praxis, die ihre Identität

ausmacht. Im Einzelnen gibt es für die Praxis folgende wesentliche Bestandteile der CI:

- Corporate Design (CD): Das Corporate Design umfasst alle optischen Maßnahmen der Praxis, von der Architektur (auch Corporate Architecture, CA), Praxisfarben, Mitarbeiterkleidung, Websitegestaltung, Logo, Key Visual, Briefpapier etc. Es handelt sich um die visuelle Identität.
- Corporate Communication (CC): Es umfasst das gesamte Kommunikationsverhalten, von den Praxisinhabern zu den Patienten und Mitarbeitern, von den Mitarbeitern zu den Patienten und vom Team untereinander sowie auch zu Lieferanten und anderen Partnern.
- Corporate Behaviour (CB): Es umfasst das Verhalten der Praxis insgesamt, z. B. den Umgang mit Kritik, und das Finanzgebaren. Man kann das CB auch als die Sichtweise der Praxis von außen bezeichnen.

Die Corporate Identity zu entwickeln beinhaltet ein Konzept zur Einheitlichkeit in allen oben beschriebenen Punkten. Diese Einheitlichkeit ist wichtig für das Marketing und damit für die Wahrnehmung der Praxis von außen, aber auch für die Nachvollziehbarkeit des Handelns intern. Alle Menschen, Patienten und Mitarbeiter, benötigen eine Orientierung. Wenn Sie ihnen diese nicht geben, werden sie sich woanders hinwenden. Am besten nachvollziehen können Sie das im Produktbereich. BMW würde nicht mehr existieren, wenn es das Corporate Design grundlegend verändern würde, ohne Stern würde ein Mercedes nicht verkauft werden können. Aber auch in anderen Bereichen ist die Einheitlichkeit lebenserhaltend, oder können Sie sich ein Wimbledon-Tennisturnier vorstellen, bei denen die Spieler nicht in weiß spielen müssen?

Mit der Umsetzung der Positionierung in eine Corporate Identity schaffen Sie die nötige Orientierungshilfe für Patienten und Mitarbeiter. Dabei können Sie es natürlich nicht allen Recht machen. Aber wenn Sie das anstreben, sollten Sie auch nicht versuchen, ein Unternehmer-Zahnarzt zu werden.

4

> **Tipp**
>
> Lassen Sie sich von Ihrem Praxisberater und/oder einer auf Zahnärzte spezialisierten Medienagentur beraten. Hinsichtlich Corporate Communication und Corporate Behaviour kann ein gemeinsam von Chef, Team und Berater erlebtes Praxisseminar empfohlen werden. Fragen Sie die Autoren.

4.10   Finanzplanung Praxis

4.10.1   Einführung

Wir wollen im Folgenden eine grundlegende Finanzplanung Ihrer Praxis durchführen. Dazu werden wir die einzelnen Schritte am Beispiel der Planung von Lenas Praxisgründung ausführlich beschreiben. Doch zunächst müssen ein paar Grundlagen vorangestellt werden.

Der Zahnarzt wird als Person bzw. Personengesellschaft gesehen. Deshalb gibt es keine Trennung zwischen Ihrer Praxis als Unternehmen und Ihrer Person. Sie sind Person und Praxis in einem. Anders wäre das bei einer Kapitalgesellschaft, z. B. einer GmbH. Da spricht man auch von einer juristischen Person, die von der natürlichen Person des Eigentümers der GmbH getrennt ist. Wie ein Mensch hat die GmbH übrigens Organe, den Geschäftsführer, die Gesellschafterversammlung und ggf. den Aufsichtsrat. Eine GmbH muss, wenn sich kein Geschäftsführer findet, liquidiert werden („lebenswichtiges Organ").

Ein Teil einer Personengesellschaft sind Sie als Teilhaber einer BAG. Sie werden von außen juristisch als Einheit, als eine Gesellschaft betrachtet. Im Innenverhältnis gibt es hier die gesamtschuldnerische Haftung, d. h., jeder Partner haftet für den anderen mit, ein Gläubiger kann sich bei jedem Partner beliebig bedienen (▶ Abschn. 3.2.3). Gegenüber dem Finanzamt werden Sie mit Ihrem Gewinnanteil steuerpflichtig.

Als solche Person werden Sie ein Einkommen erzielen. Einkommen sind grundsätzlich steuerpflichtig. Deshalb müssen Sie alle Einnahmen und Ausgaben erfassen. Das macht Ihr Steuerberater. Aber Sie sollten die Zusammenhänge verstehen. Dazu dienen die folgenden Ausführungen. Außerdem ist das Verständnis für die Finanzplanung der Praxis unerlässlich.

4.10.2   Begriffe

Die wichtigsten Begriffe werden in Form eines Beispiels vorgestellt.

Lena

Lena will mit der Praxis noch warten und zunächst als Plakatkleberin tätig werden. Dazu kauft sie sich einen Eimer, eine Bürste, eine Leiter, ein gebrauchtes Fahrrad und reichlich Leim. Jedes Teil kostet weniger als 410 Euro **netto** (dass ist der Preis ohne **Mehrwertsteuer**). Zusammen 1000 Euro. Das ist ihre **Investition**. Die Plakate bekommt sie vom Auftraggeber gestellt. Lena bekommt für ihre **Leistungen** im Jahr 00 ein Honorar von 20.000 Euro. Finanztechnisch heißt das **Umsatz** bzw. **Umsatzerlöse** oder **Erlöse** (das ist je nach Autor etwas strittig, zumindest sind diese Begriffe üblich). Davon muss sie Steuern zahlen, und zwar je nach persönlichen Verhältnissen ca. 13 %, also 2600 Euro. Man muss übrigens ab einem Einkommen von ca. 8000 Euro an Steuern zahlen (**Steuerfreibetrag**).

Nun hatte Lena aber **Kosten** in Höhe von 2600 Euro. Die darf sie von ihrem Erlös **absetzen**, bevor die Steuerschuld ermittelt wird, denn nur damit kann sie ihre Tätigkeit ausführen. Sie muss also nur für ihren **Gewinn** in Höhe von 17.400 Euro Steuern zahlen. Mal angenommen, das sind immer noch 13 %. (Real ist es etwas weniger, weil der Prozentsatz von der Höhe des Einkommens abhängt, das nennt man progressive Besteuerung. Der Spitzensteuersatz liegt 2017 bei 42 % zzgl. Solidaritätszuschlag zzgl. ggf. Reichensteuer). 13 % von 17.400 Euro sind 2262 Euro statt 2600 Euro.

❯❯ **Wer wenig Steuern zahlt, kann auch nicht viel Steuern sparen.**

Anmerkung: Im Finanzwesen wird in der Regel die Zeiteinheit weggelassen. Alle Geldangaben beziehen sich immer auf ein Jahr, wenn nichts anderes dabeisteht. Dabei muss es nicht zwingend das Kalenderjahr sein. Obwohl in den meisten Fällen das Kalenderjahr als Geschäftsjahr gewählt wird, gibt es bei einigen Unternehmen Ausnahmen, z. B. von März bis Februar oder Juli bis Juni.

Lena

Im Januar 01 kauft sich Lena ein Auto für 18.000 Euro netto, das sie ausschließlich für ihr Geschäft braucht. Außerdem kauft sie für 300 Euro netto neuen Leim. Alles andere hat sie noch. Der Unterhalt des Fahrzeuges kostet in diesem Jahr 2000 Euro. Ihr Erlös 01 beträgt 40.000 Euro (Steuersatz ca. 23 %). Nun ist es aber keineswegs so, dass sie ihr Auto in voller Kaufpreishöhe von der Steuer absetzen darf. Das Finanzamt geht davon aus, dass das Auto ja auch in den Folgejahren noch einen Wert hat, wenn auch einen immer geringeren. Lena darf nur diesen jährlichen **Wertverlust** von der Steuer absetzen. Doch wie hoch ist der?

Der Gesetzgeber hat es sich da einfach gemacht und nimmt einen jährlich gleichbleibenden Verlust in Abhängigkeit von der üblichen **Nutzungsdauer** an. Bei Autos ist das in der Regel 6 Jahre. In jedem Jahr verliert ihr Auto also 3000 Euro an Wert.

Anmerkung: Wenn Lena das Auto im September gekauft hätte, könnte sie noch die Monate September, Oktober, November, Dezember ansetzen. Ihr Auto verliert also 4/12 von 3000 = 1000 Euro an Wert in diesem Jahr, also immer monatsweise rechnen!

Diesen Wertverlust kann Lena als Kosten ansetzen, die man auch **Abschreibungen** oder **Absetzungen für Abnutzungen (AfA)** nennt (❏ Tab. 4.3).

Eine solche Tabelle wird übrigens **Gewinn- und Verlustrechnung (GuV)** genannt.

Lenas Unternehmen ist offenbar rentabel. Die GuV nennt man auch **Rentabilitätsberechnung**. Lena muss also für 34.700 Euro Steuern zahlen, Steuersatz ca. 21 % = 7300 Euro. Sie hat netto zur Verfügung: 27.400 Euro.

❏ Tab. 4.3	Abschreibungen
40.000 Euro	Erlöse
300 Euro	- Leim
2000 Euro	- Fahrzeugunterhalt
3000 Euro	- Abschreibung Kfz
34.700 Euro	**= Gewinn**

❏ Tab. 4.4	Liquiditätsrechnung
40.000 Euro	**Einnahmen**
300 Euro	**- Ausgaben** für Leim
2000 Euro	- Ausgaben für Fahrzeugunterhalt
7300 Euro	- Steuern
30.400 Euro	**= Geld in der Tasche**

Anmerkung: Unser Beispiel Lena muss das Fahrzeug in ihrem **Anlageverzeichnis** führen, um in den jährlichen Steuervorteil zu kommen. Diesen Vorgang nennt man **aktivieren**. Die AfA-Tabellen für die verschiedenen Anschaffungsgegenstände googelt man am besten unter „Finanzministerium".

Lena

Da Lena die 18.000 Euro für das Auto von ihrer Oma geschenkt bekommen hatte, hat sie keine weiteren Verpflichtungen in dieser Angelegenheit. Deshalb sieht ihre eigene Rechnung etwas anders aus (❏ Tab. 4.4) In Lenas Portemonnaie sieht es besser aus als in ihrer GuV. Da sind 3000 Euro mehr drin. Lena ist gut zahlungsfähig, also **flüssig**. Das liegt daran, dass die Abschreibungen eben nur virtuelle Kosten sind, die aber steuermindernd wirken. Bei Lenas Betrachtung zählen aber nur die tatsächlich geflossenen **Einnahmen** und die tatsächlich geflossenen **Ausgaben**.

Man nennt ❏ Tab. 4.4 auch Liquiditätsrechnung.

Anmerkung 1: Wenn Lena nicht eine so nette Oma hätte, würde sie jetzt sicher einen Kredit für ihr Auto – z. B. aus den (steuerfreien) 3000 Euro pro Jahr – tilgen müssen.

Anmerkung 2: Wer glaubt, dass der Staat, der Lena hier ein Geschenk von 3000 Euro pro Jahr macht, für die sie keine Steuern (das wären je nach dem ja ca. 630 Euro) zahlen muss, der irrt. Der Staat macht keine Geschenke. Die Anschaffung des Fahrzeuges musste ja aus bereits versteuertem Geld getätigt werden.

Liquiditätsrechnung
- Einnahmen
- Ausgaben

Rentabilitätsrechnung
- Erlöse
- Kosten

Beide Rechnungen müssen vorteilhaft sein. Das Unternehmen muss rentabel sein, jedenfalls auf Dauer, ansonsten kann Lena nicht überleben. Auch wenn Lena 100.000 Euro von der Oma bekommen hätte und somit lange Zeit liquide wäre: Irgendwann ist das Geld weg, wenn das Unternehmen dauerhaft unrentabel ist. Aber auch wenn das Unternehmen rentabel ist, muss die Liquidität immer sichergestellt sein. Wenn Lena z. B. das Geld von ihren Kunden einfach nicht erhält, kann sie sich kein Benzin kaufen, nicht weiterarbeiten und ist schließlich zahlungsunfähig und damit pleite. Auch wenn ihr das Geld zusteht.

Die Planungsregel lautet daher: Liquidität geht vor Rentabilität. Wir wollen planerisch sicherstellen, dass das Unternehmen rentabel ist, stellen aber zunächst die Liquidität sicher, z. B. in Form von Krediten.

Jetzt haben Sie schon fast alle Begriffe kennengelernt, die Sie für Ihre Finanzplanung brauchen. Nur zwei sind noch wichtig: Geringwertige Wirtschaftsgüter (GWG) und Mehrwertsteuer (MwSt.).

- **Geringwertige Wirtschaftsgüter (GWG)**

Wenn Sie ein Auto kaufen und es im Betrieb führen, müssen Sie es über die Zeit der Nutzungsdauer (und darüber hinaus, wenn es noch im Betrieb bleibt) in Ihrem **Anlagenverzeichnis** führen. Das gilt grundsätzlich für alle Gegenstände, die der Abnutzung unterliegen, die Sie also über mehrere Jahre verteilt abschreiben. Nur bei Gegenständen mit einem geringen Preis wäre das selbst unserem Staat zu aufwendig. Hier wird die Abschreibung in voller Höhe im Jahr der Anschaffung zugelassen, also z. B. Lenas Leiter, obwohl die doch länger hält als ein Jahr. Deshalb ist die Leiter in Beispiel Teil 1 voll in den Kosten erfasst. Aber es gibt eine Grenze, bis zu der das möglich ist: 410 Euro netto. Es gibt auch noch eine andere Möglichkeit, das zu gestalten, aber das würde hier zu weit führen. Besprechen Sie das mit Ihrem Steuerberater. Jedenfalls nennt man diese Gegenstände **Geringwertige Wirtschaftsgüter**.

Verbrauchsmaterialien wie den Leim und die Unterhaltskosten für Lenas Auto können unabhängig von der Höhe im Jahr der Anschaffung abgeschrieben werden. Auch die Kosten für Ihren Berater gehen in voller Höhe in die Kosten des betreffenden Jahres.

Anmerkung: Die Abschreibungen führen in Ihrem Anlagenverzeichnis zu einem **Restbuchwert RBW**. Lenas Auto hat nach einem Jahr einen RBW von 15.000 Euro, danach 12.000 und so weiter. Nach 6 Jahren ist der RBW Null. Wenn das Auto aber im Betrieb und damit im Anlagenverzeichnis bleibt, wird er dort mit einem „Erinnerungswert" von 1 Euro geführt. Der RBW hat nichts mit dem tatsächlichen Marktwert zu tun. Wenn Lena das Auto nach 8 Jahren für 1000 Euro verkauft, ist dies ein Erlös, den sie versteuern muss.

- **Mehrwertsteuer (MwSt.)**

Auf alles, was in Deutschland verkauft wird, Produkte oder Dienstleistungen, wird eine Steuer fällig, die Mehrwertsteuer in Höhe von zurzeit i. d. R. 19 %. Wenn Sie ein Produkt für 100 Euro kaufen, zahlen Sie an den Verkäufer 119 Euro. Bei Waren merken Sie das gar nicht, weil der Handel gegenüber dem Endverbraucher verpflichtet ist, den **Bruttobetrag**, also den Preis einschließlich MwSt., auszuweisen. Die MwSt. in Höhe von 19 Euro führt der Händler dann an das Finanzamt ab. Ihm bleiben nur die

100 Euro. Und wenn Ihnen ein großer Markt für Elektronik-Geräte „die Mehrwertsteuer erlässt", tut er das natürlich nicht, denn das darf er nicht. Er gibt Ihnen einen Rabatt, weist das Gerät für 100 Euro aus und führt 15,97 Euro (Achtung: so herum sind es nicht 19 %) an das Finanzamt als MwSt. ab. Er hat also einen Nettoerlös von 84,03 Euro erzielt und eine MwSt. von 19 % = 15,97 Euro aufgeschlagen.

Der Händler hat aber einen Vorteil, den seine Misere etwas ausgleicht: Wenn er ein Produkt kauft, sagen wir für 10 Euro, zahlt er zwar 11,90 Euro an seinen Lieferanten, kann sich die MwSt. in Höhe von 1,19 Euro vom Finanzamt zurückholen. Praktisch sieht das so aus, dass er bei seiner monatlichen (oder vierteljährlichen oder jährlichen) Umsatzsteuererklärung (Umsatzsteuer und Mehrwertsteuer sind für die Praxis identische Begriffe) nicht die oben erwähnten 19 Euro, sondern 19 − 1,19 = 17,81 Euro abführt. Man nennt dies **Vorsteuerabzug**.

Für die Praxis des Unternehmers bedeutet dies, dass ihn die MwSt. kaum interessiert. Er sieht nur die 100 Euro Netto-Erlös und den 10 Euro Netto-Kaufpreis. Sie ist lediglich aus zwei Gründen bedeutsam:

- Der Preis ist viel höher, als er eigentlich ist, nur durch eine willkürliche Steuer hochgetrieben. Das hält viele Menschen davon ab, seine Produkte zu kaufen. Die MwSt. bremst die Konjunktur.
- Er muss die MwSt. zunächst bezahlen, also „vorschießen". Das beeinträchtigt seine Liquidität (den Begriff kennen Sie nun schon). Wie wir später sehen werden, muss diese Liquidität finanziert werden, d. h. der Händler bezahlt dafür Zinsen (bzw. bekommt keine, wenn er die MwSt. aus eigenen Mitteln vorstreckt).

Anmerkung: Bei einigen Produkten ist die MwSt. reduziert, z. B. bei Lebensmitteln (7 %). Haben Sie sich schon mal beim Bäcker gewundert, warum der Sie fragt, ob Sie sein Brötchen mitnehmen oder bei ihm verzehren wollen? Wenn Sie es mitnehmen, sind 7 % MwSt. im Brötchenpreis enthalten, wenn Sie es dort essen, 19 %, weil damit eine Dienstleitung verbunden ist (Café-Betrieb). Nach außen kann der Bäcker das nicht kommunizieren, das würde niemand verstehen. Also verkauft er das Brötchen in jedem Fall für 1 Euro. Nur wenn Sie es mitnehmen, behält der Bäcker 93 Cent, wenn Sie es dort essen, 84 Cent. Und das ist in seiner Kasse durch verschiedene Knöpfe vorprogrammiert. Also das Brötchen immer schön mitnehmen, wenn der Bäcker überleben soll und Sie auch in Zukunft noch gute Brötchen essen wollen!

Frage: Wozu das Ganze, wenn doch die gezahlte MwSt. immer als Vorsteuer wieder abgezogen werden kann? Antwort: Sie kann nicht vom Endverbraucher abgezogen werden, denn der erhebt ja keine MwSt. und darf deshalb die gezahlte MwSt. auch nirgendwo abziehen. Für den Staat fällt die MwSt. also faktisch erst am Ende des Wertschöpfungsprozesses an, auch wenn er die einzelnen Beträge bis dahin schon häppchenweise erhält.

■ Für den Zahnarzt

Und jetzt kommt es: Auf medizinische Dienstleistungen wird keine MwSt. erhoben. Wenn Ihr Honorar 1000 Euro beträgt, sind das 1000 Euro, der Patient zahlt keine MwSt. Allerdings kommen Sie auch nicht in den Genuss des Vorsteuerabzuges. Sie werden betrachtet wie ein Endverbraucher. Deshalb müssen Sie auch, wenn Sie sich Ihr erstes Luxus-Auto auf Praxiskosten kaufen, nicht nur 100.000 Euro bezahlen, sondern wie jeder Endverbraucher auch, 119.000 Euro. Ein „normaler" Unternehmer müsste nur 100.000 Euro zahlen (zunächst die MwSt. vorstrecken, die bekommt er aber ja wieder). Für den Zahnarzt wäre es also besser, wenn auf seine Leistungen die MwSt. erhoben würde, weil seine Kosten dann niedriger wären. Bitte wieder zwei Punkte beachten:

- Der Gesetzgeber hat in diesem Fall eine Ausnahme gemacht, damit das Gesundheitswesen für die Patienten (bzw. den Beitragszahler) finanzierbar bleibt.
- Ihre Preise würden, wenn Sie mehrwertsteuerpflichtig wären, steigen, und deshalb würde Ihnen vielleicht mancher Patient mit privater Zuzahlung wegbleiben.

4

Auf zahntechnische Leistungen muss die MwSt. in Höhe von 7 % erhoben werden. Die Rechnung, die der Zahnarzt vom Labor bekommt, berechnet er 1 zu 1 an den Patienten weiter. Für im Eigenlabor hergestellten Zahnersatz muss der Zahnarzt ebenfalls die MwSt. in Höhe von 7 % in Rechnung stellen und diesen Betrag auch an das Finanzamt abführen. Allerdings gibt es hier die Kleinunternehmerregelung: Wenn der Laborumsatz weniger als 17.500 Euro im Jahr beträgt, muss die Mehrwertsteuer nicht erhoben werden (▶ Kap. 8). Fragen Sie Ihren Steuerberater.

4.10.3 Der große Irrtum von der Absetzbarkeit

An dieser Stelle sei auf einen weit verbreiteten Irrtum hingewiesen. Kennen Sie den Satz: „Dieses Gerät sollten Sie jetzt kaufen, das können Sie doch von der Steuer absetzen und dann ganz viel Steuern sparen." Dazu wollen wir eine stark vereinfachte Rechnung durchführen.

Annahme: Ihr Gewinn beträgt 100.000 Euro, Ihr Steuersatz liegt bei 35 %, d. h., Sie müssen 35.000 Euro an das Finanzamt abführen. Ihnen bleiben 65.000 Euro.

Jetzt überredet Sie ein guter Verkäufer, ein eigentlich nutzloses Gerät für 400 Euro zu kaufen, weil Sie dann ja weniger Steuern zahlen müssen. Das stimmt auch: Sie müssen nur noch für lediglich 99.600 Euro Steuern zahlen = 34.860 Euro und haben somit 140 Euro Steuern gespart. Aber die Bilanz sieht so aus (◘ Tab. 4.5).

Sie haben 260 Euro weniger in der Tasche, als wenn Sie das Gerät nicht gekauft hätten. Das heißt, solche Praxisinvestitionen lohnen sich nur, wenn damit Geld verdient werden kann – oder sie eben Spaß machen.

◘ **Tab. 4.5**　Bilanz

100.000 Euro	Erlöse
400 Euro	- Gerät
34.860 Euro	- Steuern
64.740 Euro	**Gewinn nach Steuern**

4.10.4 Finanzplanung für die neue Praxis

Im Folgenden wollen wir nun die Finanzplanung für Lenas Praxis begleiten. Zuerst setzt sie sich mit den anstehenden Investitionen auseinander.

Investitionsplanung

Lena
Lena macht eine Liste mit den Investitionen (◘ Tab. 4.6). Dabei schätzt sie den Anschaffungswert und erkundigt sich über die Nutzungsdauer bei ihrem Praxis- oder Steuerberater oder beschafft sich die Informationen aus einer AfA-Tabelle. Da die Liste sehr lang wurde, hat Lena die einzelnen Positionen aus ihrer Sicht sinnvoll und nach Nutzungsdauer zusammengefasst und sortiert.

Eine Liste mit den zu erwartenden Preisen finden Sie in ▶ Kap. 10. Beachten Sie bitte, dass Sie stets den Brutto-Preis aufführen müssen. Bei Angeboten von Ihrem Depot werden in der Regel bei den einzelnen Positionen die Nettobeträge aufgeführt und erst am Schluss die Mehrwertsteuer ausgewiesen.

Hinweis: Es wird vereinfachend angenommen, dass Lena alle Investitionen im Januar tätigt. Eine Verteilung der Abschreibungen auf Monate wird nicht vorgenommen.

Die Übernahmekosten bestehen aus dem materiellen und dem ideellen Praxiswert. Wie man diesen Praxiswert ermittelt, wird in ▶ Abschn. 4.5 erläutert. Der materielle Wert wird auf 3–5 Jahre abgeschrieben, wenn die Ausstattung entsprechend alt ist, sonst länger. Der ideelle Praxiswert wird auf 3 Jahre abgeschrieben, wenn der Abgeber nicht weitermacht, und auf 6 Jahre, wenn er als Partner in der Praxis bleibt. Da Lena eine Neugründung macht, fallen keine Übernahmekosten an.

Für die Umbaukosten, wenn sie denn anfallen, müssen Sie sich Angebote bzw. Erfahrungswerte vom Depot, einer Baufirma, vom

⬛ Tab. 4.6 Investitionsplanung Lena

Gegenstand	Anschaffungswert [in Euro]	Nutzungsdauer [in Jahren]	AfA Jahr 1 [in Euro]	AFA Jahr 2 ff [in Euro]
Übernahme	–	3–6	–	–
Umbaukosten	–	10	–	–
Großgeräte	250.000	10	25.000	25.000
Maler, Fußböden, Reinigung	5000	10	500	500
Sanitär, Technik	12.000	10	1200	1200
Architekt	–	10	–	–
Möbel	70.000	8	8750	8750
Kleingeräte	20.000	5	4000	4000
Telefon, Sprechanlage etc.	2500	5	500	500
IT, technische Ausstattung	36.000	4 (3)	9000	9000
Sonstiges				
Verbrauchsmaterial	8000	1	8000	–
Gebühren, Notar etc.	3000	1	3000	–
Steuer- und Praxisberater	5000	1	5000	–
Summe	**411.500**	–	**64.950**	**48.950**

Architekten oder von Ihrem Praxisberater einholen. Die Leistungen des Architekten in diesem Zusammenhang werden wie die Umbaukosten in 10 Jahren abgeschrieben.

Großgeräte sind alle länger einsetzbaren Gegenstände wie beispielsweise Behandlungseinheiten und Röntgengeräte. Beim Maler und bei der Wascharmaturen-Ausstattung hatte Lena noch besondere Wünsche, die ihr der Vermieter nicht erfüllen wollte.

Die Möbel sind alle Einbau- und Wartezimmermöbel etc. Zu den Kleingeräten würde z. B. ein Laser gehören. Die übrigen Positionen erklären sich selbst.

Die AfA pro Jahr berechnet sich dann aus dem Anschaffungswert geteilt durch die Nutzungsdauer. Die Summe ist der Betrag, der als

Abschreibung von den Erlösen abzuziehen ist. Er wird uns in der GuV wieder begegnen.

Zu beachten ist hier, dass einige Posten vollständig im Jahr der Anschaffung abgeschrieben werden. Die Nutzungsdauer ist 1. Deshalb tauchen diese Beträge im Jahr 2 auch nicht mehr auf. Die Abschreibungen sind auch in den Folgejahren gleich, erst wenn bei anderen Gegenständen die Nutzungsdauer überschritten ist, verändert sich der Abschreibungsbetrag.

In ► Kap. 10 befinden sich die gleichen Tabellen als Muster für Sie für Ihre persönliche Praxisplanung. Es empfiehlt sich allerdings, diese Berechnung in Form eines Programms, z. B. in Excel, durchzuführen. Sie können ein solches Programm bei den Autoren anfordern.

4

Planung private Ausgaben

Lena

Um ihren persönlichen finanziellen Bedarf abzuschätzen, fügt Lena ihre privaten Ausgaben, die teilweise auch mit ihrer Unternehmertätigkeit zu tun haben, in die Finanzplanung mit ein (◻ Tab. 4.7). Da Lena als Zahnärztin selbstständig sein wird, muss sie sich um ihre Altersversorgung selbst kümmern. Als Pflichtmitglied der Zahnärztekammer ist sie auch Pflichtmitglied in ihrem Versorgungswerk.

Die Zahnärztekammer Niedersachsen schreibt auf ihrer Website (► http://www.zkn.de):

» Die Mitglieder des Altersversorgungswerkes zahlen einen Beitrag in Höhe des Betrages, den ein Angestellter an die Deutsche Rentenversicherung Bund

zahlen muss, wenn sein Einkommen über der Beitragsbemessungsgrenze liegt. Liegt das Einkommen aus zahnärztlicher Tätigkeit darunter, kann eine Beitragsbegrenzung beantragt werden.

Es empfiehlt sich also, sich bei der zuständigen Kammer zu informieren. Lena hat für das erste Jahr eine vollständige Befreiung und für das zweite Jahr eine Herabsetzung auf 500 Euro im Monat beantragt. Sie können ansonsten von Werten in Höhe von 1000 Euro pro Monat ausgehen.

Hinsichtlich einer sinnvollen Versicherungsplanung kann auch auf das Büchlein „Der Weg in die Freiberuflichkeit" der Bundeszahnärztekammer verwiesen werden. Hier wird auch auf die große Bedeutung der Berufsunfähigkeitsversicherung verwiesen, die

◻ **Tab. 4.7**   Planung Privatausgaben

Position	Pro Monat [in Euro]	Pro Quartal 1. Jahr [in Euro]	Pro Quartal 2. Jahr [in Euro]
Vorsorgeaufwendungen			
Altersversorgungswerk	0 bzw. 500	0	1500
Krankenversicherung	400	1200	1200
Risikoleben, BUV	100	300	300
Weitere Versicherungen	300	900	900
Persönliche Lebensführung			
Miete	500	1500	1500
Haushalt	500	1500	1500
KFZ, Bahn etc.	300	900	900
Kleidung	100	300	300
Kinder	–	–	–
Urlaub	200	600	600
Sonstiges	300	900	900
Praxisfinanzierung			
Kredit (ohne Zinsen)	0 bzw. 1700	0	5100
Summe	**2700**	**8100**	**14.700**

Sie familienstandsgerecht abschließen sollten. Weitere Versicherungen:

= Private Unfallversicherung
= Krankentagegeldversicherung
= Praxisausfallversicherung (bitte im Einzelfall klären, ob dies eine private oder eine Praxisausgabe ist)

Lena

Für eine vereinfachte Darstellung hat Lena bereits jetzt entschieden, ein Darlehen in Höhe von 400.000 Euro mit einer Laufzeit von 20 Jahren aufzunehmen und es ab dem 2. Jahr zu tilgen. Für das 1. Jahr möchte sie die Möglichkeit nutzen, tilgungsfrei gestellt werden zu können. Bei der Finanzplanung mit einem Programm kann diese Position im Iterationsprozess öfter angepasst werden. Insgesamt kalkuliert Lena mit 8100 Euro in den Quartalen des 1. und mit 14.700 Euro in denen des 2. Jahres. Vereinfachend nehmen wir an, dass sich das auch in den Folgejahren so fortsetzt.

Hinweis: Die Planung in Quartalen hat sich bewährt. Die Jahresbetrachtung wäre – gerade bei Existenzgründungen – zu grob und die monatliche Betrachtung zu aufwendig. Wie wir allerdings sehen werden, muss bei der Liquiditätsplanung zur Ermittlung des Betriebsmittelkredites allerdings noch eine Verfeinerung vorgenommen werden.

- **Planung Honorarumsatz**

Die Planung des Honorarumsatzes ist sicher der schwierigste Teil der Finanzplanung und kann im Rahmen dieses Buches nur angerissen werden. Die Autoren empfehlen die Aufteilung in die Leistungsbereiche, z. B.

= Kons/Chirurgie
= Implantatchirurgie
= Zahnersatz
= Kieferbruch/Funktionsanalyse
= KFO
= PA
= Prophylaxe
= Cosmetic Dentistry

Die einzelnen Leistungsbereiche sollten dann wiederum unterteilt werden in die Erstattungen

in Form von GKV-Bema-Leistungen, von privaten Zuzahlungen in diesem Bereich und in die Erstattungen durch Privatpatienten. Dann sollte quartalsweise die Anzahl der geplanten Fälle GKV und Privat vorgenommen und die einzelnen Leistungen mit mittleren zu erwartenden Umsätzen versehen werden. Ein Vorschlag hierzu ist in ▶ Kap. 10 aufgeführt.

Für Lenas Praxis wollen wir die Planung etwas vereinfachen. Sie nimmt an, dass sie in jedem Quartal des 1. Jahres 100 GKV-Fälle sowie 20 Privat-Fälle und in den Folgejahren 300 GKV-Fälle sowie 50 Privat-Fälle pro Quartal behandelt. Zu beachten ist hier, dass lediglich der Honorarumsatz geplant wird. Der Laborumsatz, z. B. für ZE, wird hier nicht betrachtet, weil es sich um einen „Durchlaufposten" handelt (◘ Tab. 4.8).

Lena

Lena plant, dass alle 100 GKV-Fälle den Bereich K/CH durchlaufen, also 100 %, während es z. B. im Bereich PA nur 40 % sind. 50 % aller GKV-Fälle zahlen im Bereich K/CH etwas dazu, z. B. für aufwendigere Füllungen. 20 % aller Privatpatienten lassen eine PA-Behandlung durchführen. Lena kalkuliert, dass z. B. der Preis für eine Prophylaxe bei ihr 55 Euro für GKV-Patienten beträgt. Alle Patienten (100 %) bekommen eine Prophylaxe-Behandlung. Im Ergebnis erzielt Lena einen Quartalsumsatz von 40.100 Euro im ersten und 116.300 Euro im zweiten Jahr entsprechend 160.400 Euro und 465.200 Euro pro Jahr.

Es wird empfohlen, die Planung des Honorarumsatzes ausführlich mit dem Praxisberater zu besprechen und sich bei Kollegen über deren Erfahrungen zu informieren. Weiterhin wird empfohlen, die einzelnen Quartale mit einer langsam steigenden Fallzahl zu versehen.

Liquiditätsplanung

Lena

Nachdem nun die Ausgangszahlen der Finanzplanung weitestgehend festgelegt sind, beginnt Lena mit der Liquiditätsplanung (◘ Abb. 4.12). Auf der Einnahmenseite plant Lena entsprechend

◻ Tab. 4.8   Planung Honorarumsatz

Leistun-gen	Erstatter	Schnitt pro Fall [in Euro]	Anteil der Fälle [in Prozent]	Quartalsumsatz 1. Jahr [in Euro]	Quartalsumsatz 2. Jahr ff. [in Euro]
K/CH	GKV-Bema	80	100	8000	24.000
	GKV-Privat	100	50	5000	15.000
	Privat	200	100	4000	10.000
PA	GKV-Bema	210	40	8400	25.200
	GKV-Privat	130	40	5200	15.600
	Privat	550	20	2200	5500
Pro-phylaxe	GKV-Privat	55	100	5500	16.500
	Privat	30	100	1800	4500
Summe	–	–	–	**40.100**	**116.300**

ihrer Honorarumsatzplanung 40.100 Euro pro Quartal ein. Aus den Erfahrungen ihrer Bekannten fügt sie nachrichtlich einen Laborumsatz in Höhe von 40 % hinzu, der bei den Ausgaben wieder herausfließt. Dieser Durchlaufposten dient lediglich dazu, ihren Gesamtumsatz abzuschätzen. Für den Erfolg und ihre Privatentnahme ist das ohne Belang.

Achtung: Der Laborumsatz ist hier sehr hoch angenommen. Erfahrungsgemäß liegt er zwischen 10 % und 40 %, es kann auch gut im Mittel mit 20 % gerechnet werden.

Von Bedeutung ist die Tatsache, dass sie einmalig eine Einlage tätigt. Da sie entsprechend einmalig Praxisinvestitionen in Höhe von 411.500 Euro plant (siehe Ausgaben unten), muss sie für die entsprechende Liquidität sorgen. Die bereitgestellten 400.000 Euro können z. B. ein Kredit der Bank sein. Das Ergebnis der Berechnung wird zeigen, ob die Einlage richtig gewählt ist. Ihre Höhe kann in weiteren Schritten angepasst werden.

> **Tipp**
>
> Weil die Berechnung teilweise ein iterativer (math.: schrittweise Annäherung) Prozess ist, empfiehlt sich die Anwendung eines

Programms. Das hat auch den Vorteil, dass man mittels Kopien verschiedene Szenarien durchspielen kann.

Auf der Ausgabenseite liegt die Höhe der Privatentnahme auf der Basis ihrer Planung fest. Ihr Praxisberater hat Lena empfohlen, sich auf ihr Privatkonto einen Dauerauftrag einzurichten, das sie wie ein Gehaltskonto ansehen soll. Das Praxiskonto steht für private Ausgaben ansonsten nicht zur Verfügung.

Um die Personalkosten zu ermitteln, hat Lena „ZFA Tarifvertrag" gegoogelt. Dabei stellt sie fest, dass die Monatsbruttogehälter von Helferinnen zwischen 1500 und 2500 Euro liegen. Zur Bruttovergütung muss noch ein Aufschlag von mindestens 25 % gemacht werden, um den Arbeitgeberanteil der Sozialversicherung (Kranken-, Renten-, Arbeitslosenversicherung) und weitere Kosten der Personalführung abzudecken. Mit der Annahme eines Bruttogehaltes von 1800 Euro und 3 Helferinnen ergeben sich Quartals-Personalkosten in Höhe von ca. 20.000 Euro.

Die übrigen Kosten hat sie nach Erfahrungswerten geschätzt. Eine Beispieltabelle ist in ▶ Kap. 10 aufgeführt.

Liquidität Basisjahr = Jahr 1					
Einnahmen	**1. Quartal**	**2. Quartal**	**3. Quartal**	**4. Quartal**	**Summe**
Einlage	400.000 €				400.000 €
Honorarumsatz	40.100 €	40.100 €	40.100 €	40.100 €	160.400 €
Labor (ca. 40% des Honorarumsatzes)	16.040 €	16.040 €	16.040 €	16.040 €	64.160 €
Sonstiger Umsatz					0 €
Summe Einnahmen	**456.140 €**	**56.140 €**	**56.140 €**	**56.140 €**	**624.560 €**
Ausgaben					
Entnahme Inhaber	8.100 €	8.100 €	8.100 €	8.100 €	32.400 €
Personalkosten	20.000 €	20.000 €	20.000 €	20.000 €	80.000 €
Honorare Vertretungen etc.	0 €	0 €	0 €	0 €	0 €
Laborkosten Fremdlabor (durchlaufend)	16.040 €	16.040 €	16.040 €	16.040 €	64.160 €
Materialkosten	5.000 €	5.000 €	5.000 €	5.000 €	20.000 €
Raumkosten einschl. Wasser, Strom etc.	5.000 €	5.000 €	5.000 €	5.000 €	20.000 €
KFZ-Kosten	0 €	0 €	0 €	0 €	0 €
Bürokosten (Telefon, Porto etc.)	1.000 €	1.000 €	1.000 €	1.000 €	4.000 €
Miete / Leasing Geräte	500 €	500 €	500 €	500 €	2.000 €
Reparatur/Instandhaltung	500 €	500 €	500 €	500 €	2.000 €
Versicherungen	1.500 €	1.500 €	1.500 €	1.500 €	6.000 €
IT-Kosten	1.000 €	1.000 €	1.000 €	1.000 €	4.000 €
Marketing	3.000 €	3.000 €	3.000 €	3.000 €	12.000 €
Fortbildung	1.000 €	1.000 €	1.000 €	1.000 €	4.000 €
Zinsen (geschätzt)	5.000 €	5.000 €	5.000 €	5.000 €	20.000 €
Steuern (geschätzt, siehe GuV)*					0 €
Sonstiges	5.000 €	5.000 €	5.000 €	5.000 €	20.000 €
Investition	411.500 €				411.500 €
Summe Ausgaben	**484.140 €**	**72.640 €**	**72.640 €**	**72.640 €**	**702.060 €**
Saldo Einnahmen - Ausgaben	-28.000 €	-16.500 €	-16.500 €	-16.500 €	-77.500 €
Bestand am Anfang der Periode	0 €	-28.000 €	-44.500 €	-61.000 €	
Bestand am Ende der Periode	-28.000 €	-44.500 €	-61.000 €	-77.500 €	

◘ Abb. 4.12   Liquiditätsplanung Jahr 1: Lena

Lena

Die Zinskosten hat Lena so ermittelt, dass sie 5 % Zinsen für die aufgenommenen 400.000 Euro kalkuliert. Das sind 20.000 Euro im Jahr. Die sonstigen Kosten für Beiträge, Geschenke, Bewirtungen, Wartezimmerlektüre, Geldverkehr, Dekorationen, Buchführung, Abrechnungen etc. werden oft unterschätzt. Hier hat Lena 5000 Euro pro Quartal angesetzt. Die Zeile mit den Steuern hat sie zunächst freigelassen, weil sie in dieser Phase noch nicht abschätzen kann, wie hoch diese sein werden. Aber auch ohne Steuern sind ihre Ausgaben immer höher als die Einnahmen, die Praxis wird im ersten Jahr vermutlich noch nicht rentabel sein. Der Kontost-

and sinkt von 0 zu Beginn der Praxisgründung auf −77.500 Euro am Ende des ersten Jahres. In diesem Zusammenhang wird später über einen Betriebsmittelkredit zu sprechen sein.

Für das zweite Jahr haben sich die Umsatzzahlen erheblich verbessert. Ihre Privatentnahme hat sich wegen der Rückzahlung des Kredites erhöht. Hier wird noch einmal deutlich, dass die Kredittilgung aus dem privaten, also versteuerten Geld, stattfinden muss. Die Personalausgaben hat Lena verdoppelt, ebenso sind die Materialkosten entsprechend dem Umsatz gestiegen (◘ Abb. 4.13). Die Einnahmen sind nun höher als die Ausgaben, was sich beim Kontostand am Ende des zweiten Jahres in Höhe

Liquidität Jahr 2					
Einnahmen	1. Quartal	2. Quartal	3. Quartal	4. Quartal	Summe
Honorarumsatz	116.300 €	116.300 €	116.300 €	116.300 €	465.200 €
Labor (ca. 40% des Honorarumsatzes)	46.520 €	46.520 €	46.520 €	46.520 €	186.080 €
Sonstiger Umsatz					0 €
Summe Einnahmen	162.820 €	162.820 €	162.820 €	162.820 €	651.280 €
Ausgaben					
Entnahme Inhaber / GF-Gehalt	14.700 €	14.700 €	14.700 €	14.700 €	58.800 €
Personalkosten	40.000 €	40.000 €	40.000 €	40.000 €	160.000 €
Honorare Vertretungen etc.	0 €	0 €	0 €	0 €	0 €
Laborkosten Fremdlabor (durchlaufend)	46.520 €	46.520 €	46.520 €	46.520 €	186.080 €
Materialkosten	10.000 €	10.000 €	10.000 €	10.000 €	40.000 €
Raumkosten einschl. Wasser, Strom etc.	5.000 €	5.000 €	5.000 €	5.000 €	20.000 €
KFZ-Kosten	0 €	0 €	0 €	0 €	0 €
Bürokosten (Telefon, Porto etc.)	1.000 €	1.000 €	1.000 €	1.000 €	4.000 €
Miete / Leasing Geräte	500 €	500 €	500 €	500 €	2.000 €
Reparatur/Instandhaltung	500 €	500 €	500 €	500 €	2.000 €
Versicherungen	1.500 €	1.500 €	1.500 €	1.500 €	6.000 €
IT-Kosten	1.000 €	1.000 €	1.000 €	1.000 €	4.000 €
Marketing	3.000 €	3.000 €	3.000 €	3.000 €	12.000 €
Fortbildung	1.000 €	1.000 €	1.000 €	1.000 €	4.000 €
Zinsen (geschätzt)	5.000 €	5.000 €	5.000 €	5.000 €	20.000 €
Steuern (geschätzt, siehe GuV)*					0 €
Sonstiges	5.000 €	5.000 €	5.000 €	5.000 €	20.000 €
Summe Ausgaben	134.720 €	134.720 €	134.720 €	134.720 €	538.880 €
Saldo Einnahmen - Ausgaben	28.100 €	28.100 €	28.100 €	28.100 €	112.400 €
Bestand am Anfang der Periode	-77.500 €	-49.400 €	-21.300 €	6.800 €	
Bestand am Ende der Periode	-49.400 €	-21.300 €	6.800 €	34.900 €	

◘ Abb. 4.13 Liquiditätsplanung Jahr 2 ff.: Lena

von 34.900 Euro auch deutlich bemerkbar macht. Aber noch ist eine Unsicherheit da: Lena weiß nicht, wie viele Steuern sie zahlen muss, und hat diesen Posten erst einmal ausgelassen.

Wie eine Darlehens- bzw. Kreditvergabe funktioniert, wird in ► Abschn. 4.10.5 beschrieben.

Anmerkung 1: Die Steuerzahlung ist streng genommen eine Privatausgabe. Hier wurde sie lediglich aus programmtechnischen Gründen zur Vereinfachung in die Liquiditätsplanung übernommen.

Anmerkung 2: Die fixen Praxiskosten (unabhängig vom erwirtschafteten Umsatz) liegen erfahrungsgemäß bei 86 %, die variablen (also von Ihnen umsatzabhängig steuerbaren) lediglich bei 14 %.

Anmerkung 3: Als Vorsorgeaufwendungen sollten Sie von ca. 32.000 Euro ausgehen, wovon ca. 20.000 Euro steuerlich absetzbar sind (in den Beispielrechnungen in diesem Abschnitt werden im Hinblick auf eine überschlägige Finanzplanung im Businessplan keine feinen Differenzierungen vorgenommen).

Schauen wir uns nun die Rentabilität an.

■ **Gewinn- und Verlustrechnung**

Nachdem nun alle Zahlen feststehen, wird im Programm automatisch die Plan-GuV erzeugt. Das sieht bei Lena so aus (◘ Abb. 4.14).

Zunächst einmal sieht die GuV ähnlich aus wie die Liquiditätsplanung. Abweichend ist, dass hier die Einlage sowie die Investition nicht auftauchen. Diese sind auch lediglich

Gewinn- und Verlustrechnung				
Erlöse	**Basisjahr**	**Jahr 2**	**Jahr 3**	**Jahr 4**
Honorarumsatz	160.400 €	465.200 €	465.200 €	465.200 €
Labor (ca. 40% des Honorarumsatzes)	64.160 €	186.080 €	186.080 €	186.080 €
Sonstiger Umsatz	0 €	0 €	0 €	0 €
Summe Erlöse	**224.560 €**	**651.280 €**	**651.280 €**	**651.280 €**
Kosten				
Personalkosten	80.000 €	160.000 €	160.000 €	160.000 €
Honorare Vertretungen etc.	0 €	0 €	0 €	0 €
Laborkosten Fremdlabor (durchlaufend)	64.160 €	186.080 €	186.080 €	186.080 €
Materialkosten	20.000 €	40.000 €	40.000 €	40.000 €
Raumkosten einschl. Wasser, Strom etc.	20.000 €	20.000 €	20.000 €	20.000 €
KFZ-Kosten	0 €	0 €	0 €	0 €
Bürokosten (Telefon, Porto etc.)	4.000 €	4.000 €	4.000 €	4.000 €
Miete / Leasing Geräte	2.000 €	2.000 €	2.000 €	2.000 €
Reparatur / Instandhaltung	2.000 €	2.000 €	2.000 €	2.000 €
Versicherungen	6.000 €	6.000 €	6.000 €	6.000 €
IT-Kosten	4.000 €	4.000 €	4.000 €	4.000 €
Marketing	12.000 €	12.000 €	12.000 €	12.000 €
Fortbildung	4.000 €	4.000 €	4.000 €	4.000 €
Sonstiges	20.000 €	20.000 €	20.000 €	20.000 €
Summe Kosten	**238.160 €**	**460.080 €**	**460.080 €**	**460.080 €**
Betriebsergebnis (EBITDA)	**-13.600 €**	**191.200 €**	**191.200 €**	**191.200 €**
Abschreibungen	64.950 €	48.950 €	48.950 €	48.950 €
Betriebsergebnis incl. Abschreibungen (EBIT)	**-78.550 €**	**142.250 €**	**142.250 €**	**142.250 €**
Zinsaufwendungen (geschätzt)	20.000 €	20.000 €	20.000 €	20.000 €
Ergebnis vor Steuern	**-98.550 €**	**122.250 €**	**122.250 €**	**122.250 €**
Ertragssteuern (wegen Ergebnis schätzen; in Liqui eintragen)	0 €	0 €	0 €	0 €
Jahresüberschuss / Jahresfehlbetrag	**-98.550 €**	**122.250 €**	**122.250 €**	**122.250 €**
Cash-Flow (Ergebnis vor Steuern zzgl. Abschreibungen)	-33.600 €	171.200 €	171.200 €	171.200 €
Entnahmebilanz (Cash-Flow abzgl. tats. Entnahme u. Steuern)	-66.000 €	112.400 €	112.400 €	112.400 €
Kumuliertes Ergebnis	-66.000 €	46.400 €	158.800 €	271.200 €

⬤ Abb. 4.14 Plan-Gewinn- und Verlustrechnung (GuV): Lena

liquiditätswirksam und beeinflussen den Geschäftserfolg nur indirekt. Wirksam werden die Investitionen erst bei den Abschreibungen. Der Laborumsatz ist wie in der Liquiditätsplanung ein Durchlaufposten. Auffällig ist, dass die Privatentnahme nicht mehr auftaucht. Die Privatentnahme ist zwar eine Ausgabe, stellt aber keine Kosten dar. Der Praxisinhaber muss von seinem Gewinn leben, und der ist unten ausgewiesen (Ergebnis vor Steuern).

Das Betriebsergebnis (auch EBITDA genannt) ergibt sich aus den Erlösen abzüglich Kosten, wenn noch die Abschreibungen als Kosten berücksichtigt werden, ergibt sich das Betriebsergebnis inkl. Abschreibungen (EBIT). Wenn nun noch die Zinsen für die Praxisfinanzierung, die im Gegensatz zur Tilgung des Kredites als Kosten angesehen werden, abgezogen werden, ergibt sich das Ergebnis vor Steuern.

4

Lena

Das ist für Lena im 1. Jahr negativ. Sie arbeitet nicht rentabel. Das ist nicht weiter schlimm, denn wir sehen ja bereits in den Spalten der Jahre 2–4, dass sich das ändert. Ungünstig ist hier, dass sie so hohe Abschreibungen hat. Denn auch ohne Abschreibungen ist die Praxis unrentabel, und sie müsste im 1. Jahr keine Steuern zahlen. Weniger als keine Steuern zahlen ist aber für Personengesellschaften nicht vorgesehen. Bei Kapitalgesellschaften könnte man den Verlust auf das nächste Jahr vortragen, bei Praxen geht das nur eingeschränkt. Lena sollte sich also überlegen, die Investitionen so weit wie möglich zu verschieben. Im 2. und in den Folgejahren macht Lena einen Plan-Gewinn von 122.250 Euro. Ihr Steuerberater sagt, dass sie mit 36 % Steuern rechnen soll, was ihr auch die Google-Suche unter „Steuerrechner" bestätigt. Das sind ab dem 2. Jahr also ca. 11.000 Euro pro Quartal Steuern. Lena trägt das in die Liquiditätsplanung des 2. Jahres ein und erhält folgende Berechnung (◘ Abb. 4.15).

Liquidität Jahr 2					
Einnahmen	**1. Quartal**	**2. Quartal**	**3. Quartal**	**4. Quartal**	**Summe**
Honorarumsatz	116.300 €	116.300 €	116.300 €	116.300 €	4655.200 €
Labor (ca. 40% des Honorarumsatzes)	46.520 €	46.520 €	46.520 €	46.520 €	186.080 €
Sonstiger Umsatz					0 €
Summe Einnahmen	162.820 €	162.820 €	162.820 €	162.820 €	651.280 €
Ausgaben					
Entnahme Inhaber/ GF-Gehalt	14.700 €	14.700 €	14.700 €	14.700 €	58.800 €
Personalkosten	40.000 €	40.000 €	40.000 €	40.000 €	160.000 €
Honorare Vertretungen etc.	0 €	0 €	0 €	0 €	0 €
Laborkosten Fremdlabor (durchlaufend)	46.520 €	46.520 €	46.520 €	46.520 €	186.080 €
Materialkosten	10.000 €	10.000 €	10.000 €	10.000 €	40.000 €
Raumkosten einschl. Wasser, Strom etc.	5.000 €	5.000 €	5.000 €	5.000 €	20.000 €
KFZ-Kosten	0 €	0 €	0 €	0 €	0 €
Bürokosten (Telefon, Porto etc.)	1.000 €	1.000 €	1.000 €	1.000 €	4.000 €
Miete / Leasing Geräte	500 €	500 €	500 €	500 €	2.000 €
Reparatur/Instandhaltung	500 €	500 €	500 €	500 €	2.000 €
Versicherungen	1.500 €	1.500 €	1.500 €	1.500 €	6.000 €
IT-Kosten	1.000 €	1.000 €	1.000 €	1.000 €	4.000 €
Marketing	3.000 €	3.000 €	3.000 €	3.000 €	12.000 €
Fortbildung	1.000 €	1.000 €	1.000 €	1.000 €	4.000 €
Zinsen (geschätzt)	5.000 €	5.000 €	5.000 €	5.000 €	20.000 €
Steuern (geschätzt, siehe GuV)*	11.000 €	11.000 €	11.000 €	11.000 €	44.000 €
Sonstiges	5.000 €	5.000 €	5.000 €	5.000 €	20.000 €
Summe Ausgaben	145.720 €	145.720 €	145.720 €	145.720 €	582.880 €
Saldo Einnahmen - Ausgaben	17.100 €	17.100 €	17.100 €	17.100 €	68.400 €
Bestand am Anfang der Periode	-77.500 €	-60.400 €	-43.300 €	-26.200 €	
Bestand am Ende der Periode	-60.400 €	-43.300 €	-26.200 €	-9.100 €	

◘ **Abb. 4.15**   Liquiditätsplanung Jahr 2 ff., erster Iterationsschritt: Lena

Auffällig ist hier, dass unser Beispiel Lena nunmehr während der ersten zwei Jahre ständig einen negativen Kontostand hat. Das ist nicht weiter schlimm, muss aber mit der Bank kommuniziert werden. In einem weiteren Iterationsschritt müssten die Zinsen für einen Betriebsmittelkredit zu den Zinsausgaben hinzugefügt werden. Die sind nicht unbeträchtlich.

Aus Gründen der Vereinfachung wollen wir im Rahmen dieses Beispiels darauf verzichten. Wie man mit diesem Kredit umgeht, wird in ► Abschn. 4.10.5 beschrieben.

Wenn Sie bei einer quartalsweisen Liquiditätsrechnung wie im obigen Beispiel ein Minus feststellen, sollten Sie davon ausgehen, dass die tatsächliche monatliche negative Spitzenlast doppelt so hoch wie Ihr höchster Quartalswert sein kann. Näheres dazu in ► Kap. 6.

Lena

Lena sollte daher mit ihrer Bank über einen Betriebsmittelkredit von 2 mal 77.500 Euro = 155.000 Euro sprechen. Wenn diese Frage geklärt ist, hat sie die Liquidität ihres Vorhabens sichergestellt. Jedenfalls solange die geplanten Ziele auch tatsächlich erreicht werden. Es ergibt sich eine neue GuV (◘ Abb. 4.16). Lena erzielt einen nachhaltigen Gewinn von 78.250 Euro. Im unteren Teil wird eine Cash-Flow- und Entnahmebilanzrechnung durchgeführt. Der Cash-Flow ist das Ergebnis vor Steuern und zuzüglich der liquiditätsmäßig vorhandenen Abschreibungen. Zieht man die Steuern und die tatsächliche Entnahme, die Lena privat vornimmt, ab, zeigt sich, ob sie mehr oder weniger entnommen hat, als sie eigentlich „verdient" hat.

Im 1. Jahr hat sie 66.000 Euro mehr entnommen, als sie eigentlich verdient hat. Dieser relativ geringe Betrag ist auch darauf zurückzuführen, dass sie die Tilgung des Kredites im 1. Jahr ausgesetzt hat. Bereits im 2. Jahr entnimmt Lena 68.400 Euro weniger, als sie dürfte. Sie kann sich überlegen, ihre monatlichen Entnahmen – wenn es denn wirklich so gut laufen sollte – zu erhöhen.

4.10.5 Darlehen und Kredite

Die Aufnahme eines Darlehens (alternative Schreibweise: Darlehn) bzw. Kredits ist das Ausleihen von Geld oder Gegenständen gegen ein Entgelt. Das Entgelt wird als Zins (z. B. in Euro) bezeichnet. Da es sich in der Regel an dem Darlehensbetrag festmacht, und zwar in Form einer Prozentzahl, wird hier vom Zinssatz (in Prozent) gesprochen. Ein Kredit ist das gleiche wie ein Darlehen; hier gibt es nur akademische Diskussionen über feine Unterschiede, die im Rahmen dieses Buches nicht relevant sind. Umgangssprachlich werden größere Ausleihbeträge Darlehen genannt, kleine dagegen Kredite.

Lena

Lena hat einen Finanzierungsbedarf von 400.000 Euro. Den möchte sie gern über ein Darlehen decken. Auf den notwendigen Betriebsmittelkredit werden wir später eingehen. Grundsätzlich hat sie die Möglichkeit, ein sog. Tilgungsdarlehen, ein Annuitätendarlehen oder ein endfälliges Darlehen aufzunehmen. Schauen wir uns zunächst das Tilgungsdarlehen an. Grundsätzlich ist es so, dass Lena für ihr Darlehen Zinsen zahlen und es zurückzahlen muss. Vereinfachen wir das und nehmen an, sie würde die 400.000 Euro in 4 Jahren zurückzahlen. Der Zinssatz beträgt 5 % (◘ Tab. 4.9). Im ersten Jahr muss Lena für die vollen 400.000 Euro 5 % Zinsen = 20.000 Euro bezahlen, am Ende des Jahres tilgt sie 100.000 Euro. Im nächsten Jahr muss sie dann nur noch für 300.000 Euro Zinsen zahlen und so weiter.

Auffällig ist hier, dass die Rate (Tilgung plus Zins) von Jahr zu Jahr kleiner wird, bzw. am Anfang am höchsten ist. Das ist gerade am Anfang einer Existenzgründung unvorteilhaft, da der Liquiditätsbedarf dann besonders hoch ist.

Ein Annuitätendarlehen gleicht diesen (für manche) nachteiligen Umstand aus, indem über die gesamte Laufzeit eine feste Rate vereinbart wird. Im Ergebnis werden unter

Gewinn- und Verlustrechnung				
Erlöse	Basisjahr	Jahr 2	Jahr 3	Jahr 4
Honorarumsatz	160.400 €	465.200 €	465.200 €	465.200 €
Labor (ca. 40% des Honorarumsatzes)	64.160 €	186.080 €	186.080 €	186.080 €
Sonstiger Umsatz	0 €	0 €	0 €	0 €
Summe Erlöse	**224.560 €**	**651.280 €**	**651.280 €**	**651.280 €**
Kosten				
Personalkosten	80.000 €	160.000 €	160.000 €	160.000 €
Honorare Vertretungen etc.	0 €	0 €	0 €	0 €
Laborkosten Fremdlabor (durchlaufend)	64.160 €	186.080 €	186.080 €	186.080 €
Materialkosten	20.000 €	40.000 €	40.000 €	40.000 €
Raumkosten einschl. Wasser, Strom etc.	20.000 €	20.000 €	20.000 €	20.000 €
KFZ-Kosten	0 €	0 €	0 €	0 €
Bürokosten (Telefon, Porto etc.)	4.000 €	4.000 €	4.000 €	4.000 €
Miete / Leasing Geräte	2.000 €	2.000 €	2.000 €	2.000 €
Reparatur/Instandhaltung	2.000 €	2.000 €	2.000 €	2.000 €
Versicherungen	6.000 €	6.000 €	6.000 €	6.000 €
IT-Kosten	4.000 €	4.000 €	4.000 €	4.000 €
Marketing	12.000 €	12.000 €	12.000 €	12.000 €
Fortbildung	4.000 €	4.000 €	4.000 €	4.000 €
Sonstiges	20.000 €	20.000 €	20.000 €	20.000 €
Summe Kosten	**238.160 €**	**460.080 €**	**460.080 €**	**460.080 €**
Betriebsergebnis (EBITDA)	**–13.600 €**	**191.200 €**	**191.200 €**	**191.200 €**
Abschreibungen	64.950 €	48.950 €	48.950 €	48.950 €
Betriebsergebnis incl. Abschreibungen (EBIT)	**–78.550 €**	**142.250 €**	**142.250 €**	**142.250 €**
Zinsaufwendungen (geschätzt)	20.000 €	20.000 €	20.000 €	20.000 €
Ergebnis vor Steuern	**–98.550 €**	**122.250 €**	**122.250 €**	**122.250 €**
Ertragssteuern (wegen Ergebnis schätzen; in Liqui eintragen)	0 €	44.000 €	44.000 €	44.000 €
Jahresüberschuss / Jahresfehlbetrag	**–98.550 €**	**78.250 €**	**78.250 €**	**78.250 €**
Cash-Flow (Ergebnis vor Steuern zzgl. Abschreibungen)	**–33.600 €**	**171.200 €**	**171.200 €**	**171.200 €**
Entnahmebilanz (Cash-Flow abzgl. tats. Entnahme u. Steuern)	**–66.000 €**	**68.400 €**	**68.400 €**	**68.400 €**
Kumuliertes Ergebnis	**–66.000 €**	**2.400 €**	**70.800 €**	**139.200 €**

◘ **Abb. 4.16** Plan-Gewinn- und Verlustrechnung (GuV), erster Iterationsschritt: Lena

◘ **Tab. 4.9** Verzinsung und Rückzahlung eines Tilgungsdarlehens

	Restschuld [in Euro]	Zinsen (5 % auf Restschuld) [in Euro]	Tilgung [in Euro]	Summe [in Euro]
Jahr 1	400.000	20.000	100.000	120.000
Jahr 2	300.000	15.000	100.000	115.000
Jahr 3	200.000	10.000	100.000	110.000
Jahr 4	100.000	5000	100.000	105.000

Berücksichtigung aller Verzinsungen exakt der gleiche Tilgungsbetrag und der gleiche Zins gezahlt wie in dem oben aufgeführten Beispiel. In ▶ Kap. 10 wird dies in Form einer beispielhaften Berechnung bewiesen.

Wenn Lena nun ein Annuitätendarlehen unter gleichen Bedingungen (4 Jahre Laufzeit, Zinssatz 5 %) aufnimmt, dann beträgt die jährliche Rate konstant über 4 Jahre 120.000 Euro. Wie zu erwarten war, liegt dieser Betrag genau zwischen 120.000 und 105.000 Euro aus dem „normalen" Darlehen. Am Anfang ist dann der Zinsanteil in der Rate sehr hoch und die Tilgung niedrig, am Ende umgekehrt.

Kommen wir zurück auf Lenas tatsächlichen Darlehensbedarf:

Lena

Sie wollte sich 400.000 Euro leihen und über eine Laufzeit von 20 Jahren zurückzahlen. Ein Blick in die in ▶ Kap. 10 aufgeführte Annuitätentabelle ergibt für die Kombination von 5 % und 20 Jahren einen Faktor von $f = 0{,}08024$. Der Darlehensbetrag von 400.000 Euro multipliziert mit f ergibt die jährliche Rate in Höhe von 32.096 Euro bzw. 2675 Euro pro Monat. Da Lena als Tilgungsrate 1700 Euro pro Monat (private Ausgaben ab Jahr 2) und Zinsen in Höhe von ca. 1667 Euro pro Monat (Liquiditätsplan Jahr 1), gesamt also 3367 Euro, vorgesehen hatte, liegt Lena hier mit 692 Euro auf der „sicheren Seite".

Jetzt möchte sie genau prüfen, wie viel von der Rate Tilgung und wie viel Zins ist. Dazu googelt sie „Annuitätenrechner" und stellt dort ihre 400.000 Euro, den Zinssatz von 5 % und eine anfängliche Tilgung von 3 % ein. Diese Zahl bedeutet, dass am Anfang 3 % ihres Darlehensbetrages in Höhe von 400.000 Euro = 12.000 Euro pro Jahr bzw. 1000 Euro pro Monat getilgt werden. Es ergibt sich damit die von ihr geplante Laufzeit von etwa 20 Jahren. Der Annuitätenrechner weist eine Rate in Höhe von 2667 Euro pro Monat aus, davon sind 1000 Euro pro Monat Tilgung (siehe oben) und entsprechend 1667 Euro Zinsen. Die Zinsen hat Lena also exakt erfasst (5000 Euro im Quartal), bei der Tilgung des Kredites hat sie noch Reserven, da sie ja 1700 Euro eingeplant hatte.

Anmerkungen: Diese Berechnung gilt natürlich nur für die ersten Jahre, weil sich das Verhältnis von Tilgung und Zins mit der Zeit verschiebt. Ihre Bank legt Ihnen einen exakten Zins- und Tilgungsplan vor. Die geringfügige Differenz zwischen den Berechnungen aus der Annuitätentabelle und dem Annuitätenrechner ist auf Rundungsfehler und auf die nicht genau einstellbare Rückzahlungsdauer zurückzuführen.

Bei einem endfälligen Darlehen wird über die Laufzeit keine Tilgungsrate, sondern lediglich eine Zinsrate vereinbart. Die Rückzahlung des Darlehens wird in einer Summe zum Ende der Laufzeit fällig. Der Darlehensnehmer spart diese Summe an und sichert sie in der Regel durch eine Kapitallebensversicherung ab. Am Ende der Laufzeit bzw. eben beim Tod des Darlehensnehmers wird die Lebensversicherung ausgezahlt, und mit diesem Betrag wird das endfällige Darlehen getilgt. Das war noch vor einigen Jahren steuerlich vorteilhaft. Heute raten die meisten Experten den Zahnärzten zum Annuitätendarlehen. Fragen Sie hierzu Ihre Bank, Ihren Finanz- oder Steuerberater.

Lena

Nun muss sich Lena noch über ihre „roten Zahlen" in der Liquiditätsberechnung Gedanken machen. Sie hatte einen kurzfristigen Finanzierungsbedarf von maximal 77.500 Euro in den ersten zwei Jahren ermittelt. Ihr Berater hat ausgeführt, dass das in der Monatsspitze auch mal doppelt so hoch sein kann, wenn eine quartalsmäßige Berechnung zugrunde liegt. Beide einigen sich darauf, dass sie zunächst von einem zusätzlichen Finanzierungsbedarf in Höhe von maximal 150.000 Euro ausgehen wollen.

Nun gibt es drei Möglichkeiten: Erstens die Finanzierung über ein zusätzliches Darlehen, die Aufstockung des vorhandenen Darlehens und die Vereinbarung eines Betriebsmittelkredits. Die ersten beiden Alternativen wollen wir hier nicht diskutieren, weil sich systematisch nichts ändert. Ein Betriebsmittelkredit dient zur Deckung eines zeitlich befristeten Finanzierungsbedarfs. Er wird in der Regel als sog.

◘ Tab. 4.10 Zinsberechnung Betriebsmittelkredit

Tage	Soll [in Euro]	Zinsen/Jahr [in Euro]	Zinsen/Tag [in Euro]	Summe [in Euro]
12.03.01	30.000	3000	8,22	8,22
31.07.01	50.000	5000	13,70	21,92
18.09.01	20.000	2000	5,48	27,40

4

Kontokorrentkredit gebucht, was bedeutet, dass nur für die Tage Zinsen auf den Betrag zu zahlen sind, der tatsächlich in Anspruch genommen wird. Die üblichen Zinssätze für Betriebsmittelkredite liegen zwischen 7 % und 15 %. Für unsere Beispielrechnung wollen wir von einem Zinssatz von 10 % ausgehen. Eine vereinfachte Berechnung zeigt, wie das funktioniert (◘ Tab. 4.10).

Hier wird das Konto die ganze Zeit „im Haben geführt", d. h. es fallen keine Zinsen an, im Gegenteil, der Kontoinhaber erhält Zinsen. Lediglich an 3 Tagen muss er den Kontokorrentkredit in Anspruch nehmen, und zwar mit 10 % Zinsen (pro Jahr). Das er diesen Kredit aber nur tageweise in Anspruch nimmt, zahlt er die Zinsen lediglich für einen Tag. Als Beispiel hier 8,22 Euro für einen „überzogenen Tag" in Höhe von 30.000 Euro. Unser Beispiel Lena vereinbart einen Kontokorrentrahmen von 150.000 Euro. Wir nehmen für die weitere Berechnung jetzt an, dass sie in den Jahren 1 und 2 diesen Rahmen im Mittel an jedem Tag in Höhe von 60.000 Euro ausschöpft. Bei einem vereinbarten Zinssatz in Höhe von 10 % zahlt sie dann jährlich 6000 Euro = 1500 Euro Zinsen pro Quartal.

Um die Ergebnisse dieser hier vorgestellten Finanzierungsberechnung sollte der Finanzplan vor und während der Bankgespräche angepasst werden.

Tipp

Führen Sie im Finanzplanprogramm im ersten Schritt max. 1–2 Iterationen aus. Die Berechnung versetzt Sie in die Lage, qualifiziert mit Ihrem Praxis- und

Steuerberater sowie mit Ihrer Bank zu sprechen. Die Ergebnisse führen Sie in Ihre Berechnungen ein. Sie sollten auch ein Normal-Case- und ein Worsed-Case-Szenario ermitteln. Im Ergebnis sind Sie bei Ihrer Existenzgründung sicherer aufgestellt, als wenn Sie ungeplant loslegen.

4.10.6   Vorsicht vor der Steuer

In Lenas Finanzplanung taucht ab dem 2. Jahr eine Steuerzahlung auf. In der Praxis gibt es bei Existenzgründern in diesem Zusammenhang aber eine Falle, auf die in diesem Abschnitt ausdrücklich hingewiesen werden soll. Im folgenden Beispiel wollen wir von einer Praxisübernahme ausgehen, in der der Übernehmer von Beginn an einen Gewinn macht, wir nehmen an in Höhe von 100.000 Euro pro Jahr. Das bedeutet, dass er jährlich ca. 39.000 Euro Steuern zahlen muss. Tatsächlich ist er aber im Jahr 1 gerade erst vom Finanzamt erfasst worden, und die können die Steuer erst berechnen, wenn die Jahresabschlüsse vorliegen. Der Existenzgründer wartet gemäß ◘ Abb. 4.17 etwa 2,5 Jahre auf die erste Nachricht vom Finanzamt.

Im ersten Jahr macht er einen Gewinn in Höhe von 10.000 Euro, weiß das aber noch nicht exakt, denn das ergibt sich erst aus der Berechnung seines Steuerberaters, die dieser erst in Jahr 2 vornehmen kann. In diesem Jahr gibt der junge Zahnarzt auch seine Steuererklärung für Jahr 1 ab. Wie viel Gewinn er in Jahr 2 macht, weiß er natürlich noch nicht.

Jahr 1: Gewinn 100.000 Euro	Jahr 2: Gewinn unbekannt	Jahr 3: Gewinn unbekannt
	Steuererklärung für Jahr 1	Im Juli: Schreiben vom FA:
		Steuerschuld Jahr 1: 39.000 Euro
		Schätzung Jahr 2: 39.000 Euro, nachträgliche Vorauszahlung
		Schätzung Jahr 3: anteilige nachträgliche Vorauszahlung: 19.500 Euro
		Schätzung Jahr 3: Vorauszahlung 3. Quartal Jahr 3: 9.750 Euro
		Summe August Jahr 3: 107.250 Euro

▢ Abb. 4.17 Steuerfalle Existenzgründer

Das Jahr 3 kommt, die Steuererklärung für Jahr 2 ist bis zum Sommer noch nicht fertig. Da bekommt der Gründer ein Schreiben vom Finanzamt mit dem Steuerbescheid für Jahr 1: 39.000 Euro. Darüber hinaus schreibt das Finanzamt, dass es davon ausgeht, dass der Zahnarzt in Jahr 2 wohl genauso viel Einkommen hatte wie in Jahr 1, und verlangt eine nachträgliche Vorauszahlung für Jahr 2 in Höhe von 39.000 Euro. Für das Jahr 3 wird Ähnliches angenommen, und für die erste Hälfte von Jahr 3 wird eine entsprechende Vorauszahlung in Höhe von 19.500 Euro fällig. Alles ist im August zu zahlen. Und da wird dann auch die quartalsmäßige Vorauszahlung für das 3. Quartal Jahr 3 in Höhe von 9750 Euro fällig.

Der junge Zahnarzt muss nun auf einen Schlag 107.250 Euro bezahlen. Diesen Betrag sollte er angespart haben.

Tipp

Arbeiten Sie in der ersten Zeit streng nach Ihrem Finanzplan und gleichen Sie ihn monatlich mit den tatsächlichen Ergebnissen ab. Entnehmen Sie nur so viel Geld, wie Sie geplant haben, am besten durch Überweisung auf ein privates Konto. Passen Sie ggf. die Zahlung an. Und das für die Steuer berechnete und im Liquiditätsplan ausgewiesene Geld legen Sie zurück auf ein Tagesgeldkonto.

4.10.7 Besonderheiten von KFO und MKG

Die hier vorgestellten Zusammenhänge gelten grundsätzlich auch für Kieferorthopäden und Mund-, Kiefer- und Gesichtschirurgen. Es gibt in Deutschland ca. 3000 niedergelassene Kieferorthopäden und ca. 1000 MKG-Chirurgen. Bei 66.000 behandelnd tätigen Zahnärzten insgesamt ergibt sich eine Relation zur Bevölkerungszahl von 1250 Patienten pro Zahnarzt. Der Vergleichswert für KFO betrüge 27.500 Patienten pro Zahnarzt und für MKG 82.500 Patienten. Allerdings ist zu beachten, dass KFO abweichend berechnet werden sollte. In der Bedarfsplanung ist vorgesehen, dass die Verhältniszahl zwischen Kieferorthopäden und Einwohnern zwischen 0 und 18 Jahren 1:4000 beträgt.

Auch die Kostenstrukturen weichen in den Spezialpraxen ab: So verfügen lediglich ca. 16 %

aller Zahnarztpraxen über ein Labor mit Zahntechniker, während dies bei KFO-Praxen vermutlich nahezu 100 % sind. Vermutlich hat kaum eine MKG-Praxis ein Labor.

In ► Kap. 10 ist zur Orientierung je eine typische Kostenstruktur für eine KFO- und für eine MKG-Praxis dargestellt.

4.10.8 Investitionsplanung und Wirtschaftlichkeit für die etablierte Praxis

Unser Beispiel Tom möchte nun gern seinen Traum verwirklichen und die ästhetische Zahnheilkunde zu einem Schwerpunkt machen:

Tom

Tom fragt sich, ob bzw. wann es sich rechnet, die Praxis zunächst einmal um zwei Praxisräume zu vergrößern und die neuen Leistungen anzubieten. Er stellt eine Liste zusammen mit den geplanten Investitionen und Veränderungen. Dabei geht er davon aus, dass er selbst noch genügend zeitliches Potenzial hat, allerdings benötigt er eine weitere Helferin, um das Angebot verwirklichen zu können (◘ Tab. 4.11).

Tom stellt die aktuelle Situation der Praxis in einem Finanzplan dar (◘ Abb. 4.18). Die Berechnung ist so eingestellt, dass seine und die Entnahmen seines Partners genauso hoch sind, dass sie zusammen mit den Kosten den Einnahmen entsprechen. Der Saldo zwischen Einnahmen und Ausgaben ist ausgeglichen. Die Abschreibungen betragen jährlich 50.000 Euro, so dass der Gewinn zusammen bei 120.857 Euro

netto liegt. Nun fügt er seine neue Investition in eine Planungstabelle ein (◘ Tab. 4.12). Die Anschaffung führt zu einer erhöhten Abschreibung von 5000 Euro pro Jahr. Tom einigt sich mit seinem Partner, die Investition gemeinsam zu tätigen und innerhalb von ca. 10 Jahren gemeinsam zu tilgen. Tom stellt die Tilgungsrate in Höhe von 400 Euro pro Monat in seinen Plan ein. Dies führt auch zu erhöhten Entnahmen in der Liquiditätsplanung. Außerdem erhöhen sich Personal- und Mietkosten sowie Kosten für Marketing auf Ausgabenseite in seiner Liquiditätsplanung, wie ◘ Abb. 4.19 zeigt. Zu beachten ist, dass die Investition mit einem Zinssatz von 5 % zusätzliche Zinsausgaben von 625 Euro im Quartal nach sich zieht.

Die erhöhten Kosten führen zur deutlichen Verringerung des Gewinns, wie in der automatisch berechneten GuV ausgewiesen wird. Deshalb kalkuliert unser Beispiel Tom seine neuen Einnahmen und schaut, wann die Entnahmebilanz positiv wird. Wenn das der Fall ist, ist die Investition wirtschaftlich (zur Entnahmebilanz: ► Abschn. 4.10.4).

In einem iterativen Prozess trägt Tom nun die Anzahl der Fälle ein, die er mindestens bearbeiten muss, damit sich die Investition lohnt. Dabei kalkuliert er für jeden Fall einen Honorarumsatz in Höhe von 150 Euro (◘ Abb. 4.20). Das Einstellen von 80 Fällen GKV und 25 Fällen Privat, also zusammen rund 35 Fälle im Monat bzw. ca. 2 Fälle pro Tag, führt zu einem zusätzlichen Honorarumsatz in Höhe von 63.000 Euro. In der GuV ergibt sich bei unverändertem Gewinn für die Praxisinhaber eine geringfügig positive Entnahmebilanz (◘ Abb. 4.21).

Tom

Das bedeutet, dass sich Toms finanzielle Situation erst ab etwa zwei zusätzlichen Fällen pro Tag in seinem Lieblingsgebiet, der Cosmetic Dentistry, rechnet. Tom will die Angelegenheit jetzt mit seinem Steuerberater, mit seinem Partner und mit seiner Frau wegen der zusätzlichen Arbeitszeit besprechen.

◘ **Tab. 4.11** Maßnahmen- und Kostenplan für Praxiserweiterung

Maßnahme	Kosten
Neue Helferin	2000 Euro/M.
Miete für neue Räume	500 Euro/M.
Geräte	50.000 Euro
Marketing	2000 Euro/M.

Einnahmen	1. Quartal	2. Quartal	3. Quartal	4. Quartal	Summe
Honorarumsatz	122.839 €	122.839 €	122.839 €	122.839 €	491.357 €
Labor (ca. 40% des Honorarumsatzes)	49.136 €	49.136 €	49.136 €	49.136 €	196.543 €
Sonstiger Umsatz	0 €	0 €	0 €	0 €	0 €
Summe Einnahmen	**171.975 €**	**171.975 €**	**171.975 €**	**171.975 €**	**687.900 €**
Ausgaben					
Entnahme Inhaber	42.714 €	42.714 €	42.714 €	42.714 €	170.857 €
Personalkosten	40.000 €	40.000 €	40.000 €	40.000 €	160.000 €
Honorare Vertretungen etc.	0 €	0 €	0 €	0 €	0 €
Laborkosten Fremdlabor (durchlaufend)	**49.136 €**	**49.136 €**	**49.136 €**	**49.136 €**	**196.543 €**
Materialkosten	10.000 €	10.000 €	10.000 €	10.000 €	40.000 €
Raumkosten einschl. Wasser, Strom etc.	5.000 €	5.000 €	5.000 €	5.000 €	20.000 €
KFZ-Kosten	0 €	0 €	0 €	0 €	0 €
Bürokosten (Telefon, Porto etc.)	1.000 €	1.000 €	1.000 €	1.000 €	4.000 €
Miete / Leasing Geräte	500 €	500 €	500 €	500 €	2.000 €
Reparatur/Instandhaltung	500 €	500 €	500 €	500 €	2.000 €
Versicherungen	1.500 €	1.500 €	1.500 €	1.500 €	6.000 €
IT-Kosten	5.000 €	5.000 €	5.000 €	5.000 €	20.000 €
Marketing	3.000 €	3.000 €	3.000 €	3.000 €	12.000 €
Fortbildung	1.000 €	1.000 €	1.000 €	1.000 €	4.000 €
Zinsen (geschätzt)	3.625 €	3.625 €	3.625 €	3.625 €	14.500 €
Steuern (geschätzt, siehe GuV)*	6.000 €	6.000 €	6.000 €	6.000 €	24.000 €
Sonstiges	3.000 €	3.000 €	3.000 €	3.000 €	12.000 €
Summe Ausgaben (ohne Entnahme)	**129.261 €**	**129.261 €**	**129.261 €**	**129.261 €**	**687.900 €**
Saldo Einnahmen - Ausgaben	0 €	0 €	0 €	0 €	0 €

◨ **Abb. 4.18** Liquiditätsplan: Praxis Tom

◨ **Tab. 4.12** Investitionsplanung Praxis Tom

Gegenstand	Anschaffungswert [in Euro]	Nutzungsdauer [in Jahren]	AfA [in Euro]	RBW 1. Jahr [in Euro]
Neue Geräte	50.000	10	5000	45.000
Summe	50.000	–	5000	45.000

Der Vorteil dieser vereinfachten Rentabilitätsberechnung besteht darin, auf einfache Weise die Wirtschaftlichkeit von Maßnahmen und die zusätzlich erforderlichen Umsätze im betreffenden Segment schnell abschätzen zu können. Sind die Zahlen einmal eingetragen, kann leicht jede beliebige Variante berechnet werden. Sie können das Programm bei den Autoren anfordern.

❯ **Vor einer Investitionsentscheidung konsultieren Sie unbedingt Ihren Steuer- oder Praxisberater.**

4

Liquidität Basisjahr = Jahr 1

Ausgaben					
Entnahme Inhaber	43.914 €	43.914 €	43.914 €	43.914 €	175.657 €
Personalkosten	46.000 €	46.000 €	46.000 €	46.000 €	184.000 €
Honorare Vertretungen etc.	0 €	0 €	0 €	0 €	0 €
Laborkosten Fremdlabor (durchlaufend)	49.136 €	49.136 €	49.136 €	49.136 €	196.543 €
Materialkosten	10.000 €	10.000 €	10.000 €	10.000 €	40.000 €
Raumkosten einschl. Wasser, Strom etc.	6.500 €	6.500 €	6.500 €	6.500 €	26.000 €
KFZ-Kosten	0 €	0 €	0 €	0 €	0 €
Bürokosten (Telefon, Porto etc.)	1.000 €	1.000 €	1.000 €	1.000 €	4.000 €
Miete / Leasing Geräte	500 €	500 €	500 €	500 €	2.000 €
Reparatur/Instandhaltung	500 €	500 €	500 €	500 €	2.000 €
Versicherungen	1.500 €	1.500 €	1.500 €	1.500 €	6.000 €
IT-Kosten	5.000 €	5.000 €	5.000 €	5.000 €	20.000 €
Marketing	9.000 €	9.000 €	9.000 €	9.000 €	36.000 €
Fortbildung	1.000 €	1.000 €	1.000 €	1.000 €	4.000 €
Zinsen (geschätzt)	3.625 €	3.625 €	3.625 €	3.625 €	14.500 €
Zinsen (geschätzt) neu	625 €	625 €	625 €	625 €	2.500 €
Steuern (geschätzt, siehe GuV)	6.000 €	6.000 €	6.000 €	6.000 €	24.000 €
Sonstiges	3.000 €	3.000 €	3.000 €	3.000 €	12.000 €
Investition	50.000 €				50.000 €
Summe Ausgaben	237.300 €	187.300 €	187.300 €	187.300 €	799.200 €
Saldo Einnahmen - Ausgaben	425 €	425 €	425 €	425 €	1.700 €
Bestand am Anfang der Periode	0 €	425 €	850 €	1.275 €	
Bestand am Ende der Periode	425 €	850 €	1.275 €	1.700 €	

◻ **Abb. 4.19** Liquiditätsplanung: Praxis Tom neu

Honorarumsatz Basisjahr

Fälle			1. Quartal	2. Quartal	3. Quartal	4. Quartal	Summe
Fälle GKV			80	80	80	80	320
Fälle Privat			25	25	25	25	100
Leistungen Erstatter	**Schnitt pro Fall**	**Anteil Fälle**		**Umsatz**			**Summe**
Cosmetic Dentistry							
GKV-Privat	150 €	100,0%	12.000 €	12.000 €	12.000 €	12.000 €	48.000 €
Privat	150 €	100,0%	3.750 €	3.750 €	3.750 €	3.750 €	15.000 €
Summe Honorar			**15.750 €**	**15.750 €**	**15.750 €**	**15.750 €**	**63.000 €**

◻ **Abb. 4.20** Honorarumsatz zusätzlich: Praxis Tom neu

4.11 Persönliche Finanzziele definieren

Wichtig ist in jedem Fall, dass Ihre betriebswirtschaftliche Planung zu Ihren konkreten Lebensansprüchen und Ihrer individuellen Lebensplanung passt: So mag für den einen Praxisinhaber ein möglichst hoher Gewinn das entscheidende Kriterium sein, da er aufgrund einer Vielzahl von privaten finanziellen Verpflichtungen (z. B. Immobilien, sonstige Privatkredite) und hohen Lebensansprüchen

Gewinn- und Verlustrechnung	
Erlöse	**Basisjahr**
Honorarumsatz	491.357 €
Labor (ca. 40% des Honorarumsatzes)	196.543 €
Honorarumsatz neu (zusätzlich Labor nicht berechnet)	63.000 €
Sonstiger Umsatz	0 €
Summe Erlöse	**750.900 €**
Kosten	
Personalkosten	184.000 €
Honorare Vertretungen etc.	0 €
Laborkosten Fremdlabor (durchlaufend)	196.543 €
Materialkosten	40.000 €
Raumkosten einschl. Wasser, Strom etc.	26.000 €
KFZ-Kosten	0 €
Bürokosten (Telefon, Porto etc.)	4.000 €
Miete / Leasing Geräte	2.000 €
Reparatur/Instandhaltung	2.000 €
Versicherungen	6.000 €
IT-Kosten	20.000 €
Marketing	36.000 €
Fortbildung	4.000 €
Sonstiges	12.000 €
Summe Kosten	**532.543 €**
Betriebsergebnis (EBITDA)	**218.357 €**
Abschreibungen	50.000 €
Abschreibungen neu	5.000 €
Betriebsergebnis incl. Abschreibungen (EBIT)	**163.357 €**
Zinsaufwendungen (geschätzt)	14.500 €
Zinsen neu (geschätzt	2.500 €
Ergebnis vor Steuern	**146.357 €**
Ertragssteuern (aufgrund Ergebnis schätzen; in Liqui eintragen)	24.000 €
Jahresüberschuss / Jahresfehlbetrag	**122.357 €**
Cash Flow (Ergebnis vor Steuern zzgl. Abschreibungen)	201.357 €
Entnahmebilanz (Cash-Flow abzgl. tats. Entnahme und Steuern)	1.700 €

◘ **Abb. 4.21**   Gewinn- und Verlustrechnung (GuV): Praxis Tom neu

sonst nicht auskommt. Einem anderen wiederum ist es nicht so wichtig, vorranging den Gewinn immer weiter zu maximieren und findet seine persönliche Zufriedenheit im Leben auch schon bei einem deutlich geringeren Gewinn, mit dem er gut auskommt für seine Ansprüche. Hier ist es Ihre Aufgabe, das für sich zu reflektieren und zu schauen, was Ihnen persönlich wichtig ist. Was konkret Ihre Ziele sind und wie Sie sie verwirklichen wollen.

In jedem Fall sollte allgemein aber immer genügend Gewinn am Ende nach Abzug von Steuern übrig bleiben, so dass Sie von dem erwirtschafteten Geld existenzielle Ausgaben der persönlichen Lebensführung sicher und entspannt begleichen können.

Bei hoher Summe an Abschreibungen, wie es häufig in den ersten Jahren nach Praxisgründung der Fall ist, ist zwar die Ihnen zur Verfügung stehende Liquidität auch bei geringerem Gewinn noch hoch genug, dass Sie trotzdem Ihre persönlichen Ausgaben zunächst relativ gut werden begleichen können. Dennoch stellt dieser Status quo keinesfalls eine stabile betriebswirtschaftliche Situation des Unternehmens dar. Im Gegenteil: notwendige Ansparungen für Reinvestitionen, die eigentlich auch über die Abschreibungssumme mit aufgebaut werden können und sollten, können dann nicht mehr im erforderlichen Ausmaß erfolgen.

Tom

Tom und seine Frau haben 3 Kinder und sind beide erwerbstätig. Sie haben abgesprochen, dass beide zu gleichen Teilen zum notwendigen Lebensunterhalt beitragen. Tom hat daher eine feste Summe, die er unter dem Strich als Gewinn zum Familienunterhalt beitragen muss, damit alles gut und entspannt passt.

Tom könnte leicht noch mehr Stunden in der Gemeinschaftspraxis, in der er arbeitet, arbeiten. Behandlungsbedarf wäre genug vorhanden. Auch könnte er sicherlich ab und zu das ein oder andere noch mehr den Patienten aktiv an Behandlungsleistungen anbieten. Aber das alles möchte Tom gar nicht. Der Gewinn, den er hat, reicht ihm. Lieber hat er dann mal mehr Zeit für seine vielzähligen Hobbies und für seine Kinder, als dass er noch mehr arbeiten und verdienen möchte. Zudem bietet er auch sehr ungern aktiv noch Zusatzleistungen an. Er ist kein Verkäufer und ist zufrieden so, wie es gerade ist und möchte daran, jedenfalls aktuell, nichts ändern.

Lena

Lena ist Mutter von 4 schulpflichtigen Kindern. Nachdem Lena sich entschlossen hat, eine große Zahnarztpraxis am Wohnort neu zu grün-

den, hat ihr Mann Ingo seine bisherige angestellte Tätigkeit aufgeben und versorgt nun zur Entlastung von Lena allein Haushalt und Kinder. Nachdem er die Kinder im Kindergartenalter überhaupt kaum tagsüber in der Woche gesehen hat, freut er sich nun besonders darauf, jetzt einmal ganz für die Familie da sein zu können, mit allem was dazugehört.

Lena muss hingegen jetzt durch die Tätigkeit in ihrer Praxis alleine das Geld für die Familie verdienen. Und das ist gar nicht so wenig. Da ist z. B. das eigene Haus, das sie sich zusammen mit ihrem Mann vor einigen Jahren gekauft hat, abzubezahlen. Und die Kinder gehen alle auf kostenpflichtige Privatschulen. Außerdem haben sowohl Lena als auch Ingo allgemein eher hohe Lebensansprüche: Es sollte schon teure Markenkleidung sein, und auch Essengehen im Restaurant und Urlaub – das soll schon auf einem gewissen Niveau sein und das kostet natürlich auch gut Geld.

Aber Lena hat mit ihrem Steuerberater zusammen durchgerechnet, was sie an Gewinn vor Steuer erwirtschaften muss, damit es am Ende nach Abzug der Steuern mit den festen und darüber hinaus noch gewünschten Ausgaben für sie und ihre Familie entspannt passt.

Und da sie ein sehr gutes und in ihrer Region einzigartiges Praxiskonzept im Bereich Ästhetischer Zahnheilkunde entwickelt hat, verdient sie derzeit tatsächlich so viel Geld, dass das alles so passt, wie sie es sich wünscht. Aber sie muss natürlich auch ihre volle Energie jetzt in die Praxis stecken. Für die Familie bleibt da nicht mehr so viel Zeit übrig wie früher.

4.12   Businessplan

Der schriftlich gefasste Businessplan beinhaltet alle wie oben erarbeiteten Bausteine, zuzüglich Bausteine des Marketingkonzeptes (▶ Kap. 9). Er dient in erster Linie dazu, dass sich der Gründer bzw. Entwickler Klarheit über sein Vorhaben verschafft und dass er sich nicht nur in seinen Gedanken, sondern systematisch und strategisch damit auseinandersetzt.

Darüber hinaus dient es als Vorlage zur Kapitalbeschaffung bei der Bank. Aber auch wenn eine externe Finanzierung nicht erforderlich sein sollte, kann der Businessplan unter Umständen dazu führen, dass der Geldgeber sein Geld vielleicht besser anderweitig investiert als in das geplante Vorhaben. Wenn der Businessplan aufgebaut ist, ermöglicht dies auch eine professionelle Begleitung des Projektes einschließlich einer Erfolgskontrolle. Das Controlling, also die Möglichkeit der gezielten Steuerung der Praxis, wird dadurch verbessert. Schließlich werden mit dem Businessplan auch Abhängigkeiten und Risiken transparent, was für den Erfolg des Vorhabens essenziell ist.

Die Bestandteile eines Businessplans sind nicht genormt. Als Orientierung sollten die in der Übersicht aufgeführten Elemente enthalten sein.

Bestandteile eines Businessplans
- Lebenslauf des Gründers/Entwicklers; persönliche Daten
- Beschreibung der gegenwärtigen Situation
- Spezialisierung
- Positionierung
- Rechtsform der Praxis, ggf. Einbindung Partner
- Lage der Praxis
- Analyse des wettbewerblichen Umfelds
- Mitarbeiterkonzept
- Mitarbeiterauswahl
- Marketingstrategie
- Werbekonzept
- Finanzplan
- Erläuterungen zum Finanzplan
- Risikobewertung
- Zusammenfassung

Zur Analyse des wettbewerblichen Umfeldes sollten Sie davon ausgehen, dass nach Riegl (2011) die mittlere Wegstrecke, die ein Patient zur Praxis zurücklegt, 8,3 km beträgt. Als Betrachtungsradius wäre demnach ein Kreis um die Praxis mit einem Durchmesser von ca. 16 km ein guter Orientierungswert. Dieser Wert steigt mit der Spezialisierung. Bei implantologisch tätigen Zuweiserpraxen kann vom doppelten Wert ausgegangen werden.

> **Tipp**
>
> Unter dem Stichwort „Businessplan" finden Sie im Internet auch zahlreiche Beispiele für Businesspläne als Vorlage für Ihren eigenen Plan. Gut sind zum Beispiel die Vorlagen unter ▶ http://www.existenzgruender.de/DE/Weg-in-die-Selbstaendigkeit/Businessplan/inhalt.html.
>
> Weitere gute Quellen für Businessplanvorlagen und Anleitungen dazu erhalten Sie regelmäßig auch bei den Industrie- und Handelskammern. Geben Sie hierzu einfach bei Google die Stichworte IHK und Businessplan ein.

4.13   Erfolgsaussichten

Es wird immer wieder die Frage nach den Erfolgsaussichten einer Gründung oder eines Vorhabens gestellt. Leider gibt es hier kein Patentrezept. Die Autoren haben in einer Grafik zusammengefasst, was nach ihrer Erfahrung die wesentlichen Erfolgsfaktoren sind (◻ Abb. 4.22).

Die maßgebliche Größe für den Erfolg bei der zahnärztlichen Gründung oder Praxisentwicklung ist die Person des Praxisinhabers. Hier gibt es Menschen, die das richtige Gespür für den Markt und die Wünsche der Patienten haben. Andere können so gut mit ihren Kunden umgehen, dass sie einfach umschwärmt und vielfach weiter empfohlen werden. Manche gehen dabei sehr strukturiert vor, manche chaotisch. Wenn man hier versucht, die wesentlichen Grundzüge abstrakt zu beschreiben, finden die sich z. B. auch in den acht Grundpfeilern des zahnärztlichen Marketings (▶ Kap. 9) wieder.

Sander hat in der ZWP (4/2007) versucht, eine Charakterisierung zu entwickeln: „Abgeleitet aus der Motivationslehre kann vereinfachend

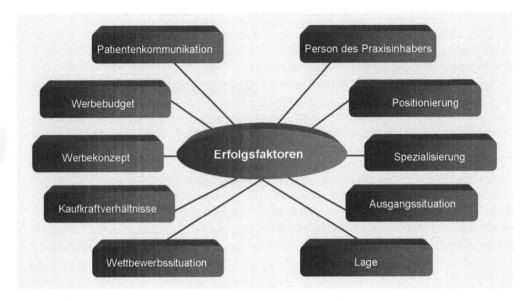

Abb. 4.22 Erfolgsfaktoren

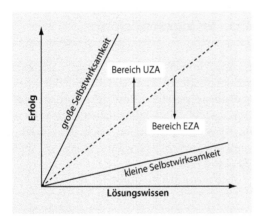

Abb. 4.23 Abhängigkeit des Erfolgs vom Lösungswissen und der Selbstwirksamkeit. Aus: ZWP (4/2007). Mit freundlicher Genehmigung der OEMUS MEDIA AG

gesagt werden, dass Erfolg das Produkt ist aus Selbstwirksamkeit und Lösungswissen. Die Selbstwirksamkeit kann als Überzeugung, alles selbst erreichen zu können, verstanden werden. Sie stellt also eine Art von – durch Erfahrung begründetem – Selbstbewusstsein dar. Die anscheinend „geborenen Führungskräfte" haben eine große Portion Selbstwirksamkeit. Das Lösungswissen kann auf Führungskräfte- bzw.

Manager-Seminaren vermittelt werden. Ein hoher Erfolgswert kann durchaus erreicht werden, wenn lediglich ein Faktor sehr groß ist, also entweder die Selbstwirksamkeit oder das Lösungswissen (**D** Abb. 4.23).

In der Grafik ist der Erfolgswert in Abhängigkeit vom Lösungswissen dargestellt. Mit steigendem Lösungswissen steigt auch der Erfolg. Bei geringer Selbstwirksamkeit kann selbst mit größerem Lösungswissen lediglich ein mäßiger Erfolg erreicht werden. Mit großer Selbstwirksamkeit hingegen steigt die Erfolgswertkurve schon bei kleinem Lösungswissen schnell an. Der typische Unternehmerzahnarzt (UZA) siedelt sich eher oberhalb und der typische Entwicklungszahnarzt (EZA) eher unterhalb der Winkelhalbierenden an. Anmerkung: Die Begriffe Lösungswissen, Selbstwirksamkeit und Erfolg beziehen sich nicht auf die zahnmedizinischen Aspekte, sondern ausschließlich auf die unternehmerischen."

Gleich nach der Person des Praxisinhabers ist die Positionierung zu nennen, die ebenfalls zu den acht Grundpfeilern gehört, und die eng mit der Person des Zahnarztes zusammenhängt. Eine klare Entscheidung für den Weg, auf dem man seine spezielle Zielgruppe findet und auf dem man es nicht allen recht machen kann, ist heute eine wesentliche Voraussetzung für Erfolg.

Ein Zeichen von Marktwirtschaftlichkeit ist die zunehmende Arbeitsteilung. In der Zahnmedizin findet sich die in Form von Spezialisierungen wieder. Nur sind mit der Spezialisierung auch Gefahren verbunden (◘ Abb. 4.24).

Wenn bei einer bestimmten Leistung, in der Zahnmedizin kann man sich hier z. B. stellvertretend die Implantologie vorstellen, eine erhöhte Nachfrage festzustellen ist, dann gibt es auf der Anbieterseite ein entsprechendes Mitziehen: Viele wollen etwas von dem Kuchen abhaben. Doch stets folgt nach einiger Zeit die Ernüchterung. Viel Geld verdienen am Ende nur wenige (Markt-Winner), viele verdienen damit wenig (Markt-Loser). In ◘ Abb. 4.24 wurde zusätzlich ein sich über die Zeit vergrößerndes Marktpotenzial unterstellt. Für die Implantologie kann angenommen werden, dass die Anzahl der gesetzten Implantate weiter steigen wird. Gleichzeitig sinken aber auch die Preise, sowohl für das Implantat selbst, für die chirurgische Leistung als natürlich auch für den Zahnersatz. Für den einzelnen Patienten wird die Leistung erschwinglicher, was wiederum die Nachfrage beflügelt. Dann sind die Anbieter im Vorteil, die sich mit einer entsprechenden Spezialisierung richtig positioniert haben. Langfristig werden die, die eine fachliche Spezialisierung halbherzig angehen, die Leistungen nur weniger gewinnbringend anbieten können.

An dieser Stelle soll noch einmal ausdrücklich darauf hingewiesen werden, dass die Spezialisierung als Allgemeinzahnarzt durchaus die Grundlage für eine sinnvolle Positionierung darstellen kann. Den Autoren sind Zahnärzte bekannt, die ausschließlich KZV-Leistungen anbieten und dabei einen Gewinn von mehr als dem Doppelten des Durchschnitts erzielen. In all diesen erfolgreichen Fällen sind aber eine klare Praxisstrategie und eben die Positionierung deutlich zu erkennen.

Die Ausgangssituation ist insbesondere bei Praxisübernahmen ein maßgebliches Erfolgskriterium. Wenn eine gut aufgestellte Praxis übernommen wird und die Person des Übernehmers unternehmerisch und fachlich geeignet ist, wird sie vermutlich auch weiterhin erfolgreich bleiben. Allerdings spiegelt sich das

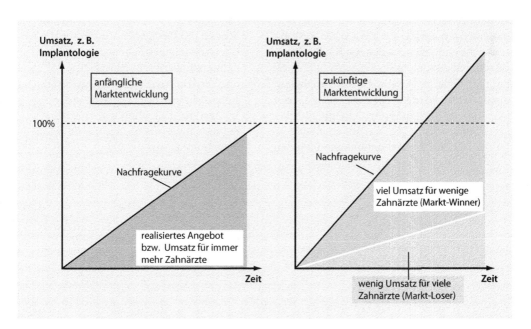

◘ **Abb. 4.24**   Gefahr der Spezialisierung

auch im Kaufpreis wider. Inwieweit sich ein bestimmter Kaufpreis rechnet, kann mit der in ▶ Abschn. 4.5 beschriebenen Methodik berechnet werden.

Die Lage der Praxis wurde bereits angesprochen. Es ist von dem Grundsatz auszugehen, dass von zwei ansonsten gleichen Praxen diejenige erfolgreicher sein wird, die eine erhöhte Aufmerksamkeit erreicht, z. B. durch eben ihre Lage. Das kann eine Innenstadtlage, die Lage an einer exponierten Stelle (z. B. Ausfallstraße), in einem auffälligen Gebäude oder weiteres sein. Die Lage verliert übrigens grundsätzlich mit dem Spezialisierungsgrad an Bedeutung. Hier spielen weitere Faktoren eine Rolle, z. B. die Anbindung an eine Klinik oder weiteres.

Stellen Sie sich vor, Sie wollen der zweite „Kinderzahnarzt" in einer Gemeinde mit 20.000 Einwohnern werden, sehr zum Verdruss Ihres dort ebenfalls ansässigen Wettbewerbers. Das wird aber nur dann – wenn überhaupt – funktionieren, wenn Sie sich etwas ganz Besonderes einfallen lassen, z. B. preisdotierte Malwettbewerbe der Kindergartengruppen in Ihrer Praxis mit entsprechenden Presseberichten o. Ä. Es ist grundsätzlich ein erhöhtes Maß an Positionierung erforderlich, wenn die Wettbewerbssituation verschärft ist.

Bei vielen Praxen spielen die Kaufkraftverhältnisse eine große Rolle. So kann in Düsseldorf ein anderer Preis für eine Prophylaxe durchgesetzt werden als im Osten von Mecklenburg-Vorpommern. Allerdings sollte dieser Punkt auch nicht überbewertet werden. Bei einer klaren Preiskommunikation können auch in Regionen mit weniger Kaufkraft gute Preise durchgesetzt werden.

Mit dem Werbekonzept und -budget befasst sich ▶ Kap. 9. Deshalb soll an dieser Stelle nur darauf hingewiesen werden, dass wiederum bei zwei vergleichbaren Praxen diejenige mehr Umsatz erwirtschaftet, die ein ausgereiftes Werbekonzept und ein höheres Werbebudget hat. Diese Praxis wird mehr Aufmerksamkeit erzeugen. Allerdings muss hier das Maß der Wirtschaftlichkeit beachtet werden. Eine Berechnung kann mit der in ▶ Abschn. 4.10.8 beschriebenen Methodik durchgeführt werden.

Mit der Bedeutung der Patientenkommunikation schließt sich der Kreis hin zu der Person des Praxisinhabers.

> **Wer in der Lage ist, seine Patienten zu begeistern, wird Erfolg haben.**

Leider gibt es kein Patentrezept oder eine Formel, mit welchen wie auch immer gewichteten Parametern der Praxisinhaber zu welchem Erfolg kommen kann.

- **Zum Weiterarbeiten und Vertiefen (Literatur)**

- Zu Rechts- und Steuerfragen: Hinz und Bolz (2009) Erfolgreiche Gründung und Übernahme einer Zahnarztpraxis. Zahnärztlicher Fachverlag, Herne
- Zur Versicherungsplanung: Bundeszahnärztekammer (2007) Der Weg in die Freiberuflichkeit. Quintessenz, Berlin
- Zahnärztliche Mitteilungen: ▶ http:// www.zm-online.de

Die Planung umsetzen – Vom Konzept zum Objekt

Thomas Sander und Michal-Constanze Müller

5.1   **Meilensteine und Projektplanungsmatrix – 125**

5.2   **Geeignete Partner suchen – 125**
5.2.1   Existenzgründungs- bzw. Praxisberater – 125
5.2.2   Steuerberater – 131
5.2.3   Anwalt – 132
5.2.4   Architekt – 132
5.2.5   Marketingberater und Mediengestalter – 134
5.2.6   Depot – 134
5.2.7   Bank – 135
5.2.8   Fördermittel – 136
5.2.9   Einzelne Gewerke oder ein Generalunternehmer für alles? – 136
5.2.10   Bauplanung und Bau-„Controlling" – die wichtigsten Punkte – 137
5.2.11   Personalaquisition – 138

5.3   **Preise und Preisverhandlungen – 140**
5.3.1   Beratungskosten – 140
5.3.2   Material- und Gerätekosten – 140
5.3.3   Baupreise – 141
5.3.4   Mietpreise – 142

5.4   **Praxiswert und seine Ermittlung – 142**
5.4.1   Goodwill und materieller Wert – 142
5.4.2   Unternehmensbewertung – 142
5.4.3   Praxisbewertung speziell Bereich Medizin – 144

© Springer-Verlag GmbH Deutschland 2018
T. Sander, M.-C. Müller (Hrsg.), *Meine Zahnarztpraxis – Ökonomie*, Erfolgskonzepte Zahnarztpraxis & Management, https://doi.org/10.1007/978-3-662-54561-4_5

5.5   **Unternehmensanmeldungen – 150**

5.6   **Konkretisierung Business- und Zeitplan – 151**
5.6.1   Systematische Projektplanung – 151
5.6.2   Konkretisierung des Businessplans – 151

In ▶ Kap. 4 haben Sie sich mit grundsätzlichen Entscheidungen bei der Praxisplanung und – Konzeptionierung beschäftigt: Sie haben sich für eine bestimmte Praxisform, ihren Standort, Schwerpunkt, Raumgestaltung und technische Ausstattung entschieden. Sie wissen im Prinzip, was Sie wollen.

In diesem Kapitel werden Sie nun erfahren, wie Sie das Ziel definieren und welche Planungsschritte im Hinblick auf die Zielerreichung notwendig sind. Nun geht es an die Umsetzung. Das Ziel muss erreicht werden. Die einzelnen Schritte dazu wollen wir uns in diesem Kapitel ansehen.

5.1 Meilensteine und Projektplanungsmatrix

Hilfreich ist- das Vorhaben der Praxisplanung in Meilensteinen zu denken. Einige wichtige Meilensteine haben Sie bereits im vergangenen Kapitel abschließend bearbeitet:

Positionierung, Businessplan, Standortentscheidung, Rechtsformentscheidung, Raum- und Technische Planung, Businessplan und Finanzierungskonzept. Das Thema Marketingkonzept behandeln wir in ▶ Kap. 9.

Dieses Kapitel stellt insbesondere die Meilensteine der praktischen Umsetzung ihrer Idee, wie Sie sie im Businessplan formuliert haben, vor: Sie lernen hier, was bei der Suche nach geeigneten Partnern für Ihr Vorhaben zu beachten ist. Es werden die Themen Preise und Preisverhandlungen, Personalakquisition sowie Fristen und Zeiträume für notwendige Anmeldungen ihres Vorhabens besprochen.

Wenn Sie die Planung systematisch angehen, empfiehlt sich die Festlegung in Form eines Zeiten- bzw. Projektplanes. Dieser kann am Beispiel von Lenas Vorhaben z. B. wie folgt aussehen (◼ Abb. 5.1).

Die Strichplanung zeigt den Zeitraum der jeweiligen Meilensteinplanung an, das x das Ende. Ziel dieser Matrix ist es, dass Sie sich selbst anhand Ihres Vorhabens rechtzeitig überlegen, wann mit welchen Aufgaben begonnen werden muss. So ist beispielsweise die Personalplanung

etwas, was erfahrungsgemäß zu spät begonnen wird.

In der Planung sollten insbesondere auch die im Projekt mitwirkenden Personen und Institutionen berücksichtigt werden. Das ermöglicht Ihnen eine noch größere Transparenz Ihrer Planung und verschafft Ihnen Klarheit darüber, an alle notwendigerweise Beteiligten zu denken. Sehen Sie dazu auch ein Muster für eine Projektmatrix in Excel (◼ Abb. 5.2).

5.2 Geeignete Partner suchen

Es sollte dem Praxisgründer bzw. -entwickler klar sein, dass man nicht alle Schritte auf dem Weg zum Ziel allein erledigen sollte. Es gibt für viele Fragen Experten, die zwar bezahlt werden müssen, deren Hilfe in Anspruch zu nehmen sich aber langfristig rechnet. Wir versuchen, die Spezifikationen im Folgenden näher zu beschreiben.

5.2.1 Existenzgründungs- bzw. Praxisberater

Der Existenzgründungs- oder Praxisberater kann auch als Unternehmensberater verstanden werden. Das sind in der Regel Personen, die ein breites Wissen aus den Erfahrungen bei der Beratung vieler Betriebe erlangt haben. Je nach Ausrichtung sind die Berater dann auch meist auf bestimmte Branchen spezialisiert. Der Berufsweg der Berater kann ganz unterschiedlich sein, von der kaufmännischen über die technische bis hin z. B. zur psychologischen Ausbildung ist hier nahezu alles möglich. Die meisten, aber nicht alle, haben studiert. Das Wesentliche ist die umfangreiche fachliche Erfahrung und die Erfahrung bei der Beratung selbst.

> **Ein guter Berater wird seine Mandanten so unterstützen, dass sie selbst ein angemessenes Wissen aufbauen.**

Praxisberater zeichnen sich also durch ein breit angelegtes Wissen aus; das spezielle Fachwissen

Meilenstein	Monate 1–2	Monate 3–4	Monate 5–6	Monate 7–8	Monate 9–10	Monate 11–12
Klärung Rechtsform	----------					
Standort und Wettbewerber	----X					
Festlegung Spezialisierung	----X					
Alt.: Übernahme klären	----X					
Businessplan schreiben			---------X			
Praxisgestaltung planen			----------X			
Mitarbeiterauswahl		---------	---------	---------X		
Finanzplan erstellen			----------X			
Bankgespräche führen				------	-----X	
KZV einbinden				------X		
Steuer- und Rechtsberater einbinden				----------	----------	---------X
Versicherer einbinden					---------X	
Depots einbinden				----------	---------X	
Marketingkonzept				----------	---------X	
Praxiseröffnung						X

□ **Abb. 5.1** Meilensteinplanung

angrenzender Bereiche wie z. B. Steuer- und Rechtsberatung können und dürfen sie nicht abdecken. Manchmal müssen auch noch für Versicherungs- und Finanzierungsfragen spezielle Fachberater hinzugezogen werden.

Der Praxisberater sollte sich auch in Fragen der Förderung – zum einen bei seiner Beratung und zum anderen bei dem Vorhaben – auskennen. Es gibt eine umfangreiche Förderlandschaft in Deutschland. Gerade Existenzgründungen werden stark gefördert. Googeln Sie „Existenzgründung KfW" und „Existenzgründung Länder" oder „Existenzgründung RKW". Die KfW ist die Kreditanstalt für Wiederaufbau, eine

Staatsbank, über die viele staatliche Förderprogramme abgewickelt werden. Die Länder haben oft noch zusätzlich eigene Programme, die über die IHK (Industrie- und Handelskammern) oder das RKW bearbeitet werden. Das RKW wurde nach dem ersten Weltkrieg am 10. Juni 1921 als „Reichskuratorium für Wirtschaftlichkeit in Industrie und Handwerk" in Berlin gegründet. Die Initiative ging vom Wirtschaftsministerium aus. Seit seiner Gründung ist es das Ziel des RKW, die Wettbewerbsfähigkeit von kleinen und mittleren Unternehmen zu steigern. Das RKW Rationalisierungs- und Innovationszentrum der Deutschen Wirtschaft e.V. ist als

Bauzeitenplan Steriumbau

Praxisname: Dr. M.C. Müller
Projektleiter: Dr. M.C. Müller
Vertreter:
Datum Matrixerstellung:
Beginn Monat Matrix

Planung Steriumbau

Mitwirkende:

MC Dr. M.C. Müller 01794152604
MM Mann Möbel: Frau Weleda/Herr Paulmann
AB Gerf-Dental Andreas Bartel, 01711184243
HM Elektroborges: Hr. Meyxahos 01725378852
SR Tischler Stephan Rabethge Montage/Demontage
RP EDV Installation: Herr Roesler /Fa. Pluradent
AW Malerarbeiten
MR Fa. Rall Sanitär, Hr Mehdisada 0511 / 831369
PT Praxisteam
OC Fa. Oegerclean Reinigung 015229201961
LL Fa. Liedtke/Lindau: Herr Liedtke 01712604664

Verantwortlichkeit:

B muss beteiligt werden
E Entscheidung
I muss informiert werden

Mitwirkende: MC | AB | MM | PT | SR | HM | RP | MF | SB
Nr. LL
B

Zeitplan

Bauschritte	2.6.	3.6.	6.6.	7.6.	8.6.	9.6.	10.6.
Aufbereitungsraum							
Schränke ausräumen komplett	PT	PT					
Staubdichte Abdeckung		SR					
Schrank über Tür entfernen		SR					
Demontage vorhandener Möbel Steri		SR					
Demontage Kabelkanal		EB					
Neubefestigung Deckenleuchte		EB					
Demontage Thermodesinfektor		ABI					
Demontage Autoclav		ABI					
Demontage PC Steri		MCI					
Demontage Auftischwasserhähne		ABI					
Montage vStücke Doppelkammersiph		AB					
Malerarbeiten		AW	AW				
Grundreinigung 1 nach Abrissarbeiten			ÖC				
Klimagerät montieren					LL	LL	LL

◘ Abb. 5.2 Muster für eine Projektmatrix

5

Aufgabe		HM		HM?		
Remontage Kabelkanal						
Neue Abdeckung Thermodose		AB				
Aufbau Leihautoclav Zimmer 3		PT				
Aufbau Sterizelle Zimmer 3	PT					
Anlieferung /Monate Sterimöbel			MM			
Bohrungen Kabeldurchlass etc.			MM			
Bohrung Auftischwasserhahn				AB		
Abnahme Möbelmontage Steri				AB		
Grundreinigung 2 nach Möbelmontage			ÖC			
Remontage Thermodesinfektor				AB	AB	
Remontage Autoclav				AB	AB	AB
Montage DAC				AB	AB	AB
Remontage PC				MC	ÖC	
Anbindung Geräte an Software				AB	AB	
Grundreinigung 2 abends					PT	PT
Einräumen Steri					AB	AB
Einweisung Personal DAC					PT	PT
Wiederaufnahme Betrieb						ÖC
Grundreinigung Nr. 3						
Sanitärinstallationen						
Hauptwassermagnetventil		ME				
Hebeanlagenalternativen Besprechung		ME				
Montagen Steriraum/evt.Wasserhahn			ME			
Hebenanlage neue Feinschrauben		ME				
evt. Hebeanlage neue Schläuche		ME				

evt. auch andere Gewerke

!!Sondermaterial Schlauch 5m Melag Bestellung 3.6.!

B

###

B

■ Abb. 5.2 (Fortsetzung)

Vorgang				Bemerkung
evt. Abdichtung Hebeanlagengrube	ME			B
evt. PatWC Brücke HWLeitung check	ME	ME		B
Elektromontagearbeiten				
Abdeckung	PT	PT		
Tausch Stoffleitungen Küche...	HM	HM		
E-Check Messungen ergänzen	HM	HM		
Separate Zuleitung Deckenleu Zi 3	HM	HM		
Verlegung Zuleitung(en) Klimagerät	HM	HM		muss bis 7.6. fertig sein, geschaltet, ohne Fi erstmal
Verlegung Zuleitung Wasserventil	HM	HM		
Verlegung Zuleitung Wassermelder	HM	HM		
Projektgespräch Hebeanlage...	HM			mit Dr. Müller und Fa. Rall/Hr Mehdisada zusammen
ggfWassermeldeanlage Hebeanlage	HM	HM		in jedem Fall separate Zuleitung vorbereiten
ggfRelais Wassermelder/Hebeanlage	HM	HM		evt. Zuleitung vorbereiten
fehlende Abdeckungen installieren	HM	HM		bis auf eine liegen die schon hier vor von Ihnen
Deinstallation Kabelkanal ABRaum	HM!			gleich als erstes, damit Tischler weitermachen kann
Wiederbefestigung Deckenleu Steri	HM	HM		
Verplombung Hauptverteilung neu	HM	HM		
Verlegung Kühlschrankleitung Nr. 2	HM	HM		
Remontage Kabelkanal		HM?	HM?	
Klimaanlageninstallation				
Zuleitung für Außengeräte verlegen	HM	HM		
Balkonaußengerät montieren	LL	LL		B
Altgeräte Balkon demontieren	LL	LL	LL	B
Zimmer 1			LL	
Zimmer 2	LL	LL		B

◘ **Abb. 5.2**   (Fortsetzung)

5

					LL	LL	LL		LL?	LL?	LL
B	Zimmer 3										
B	Zimmer 4						LL			LL	LL
B	Aufbereitungsraum /Steri								LL?	LL	LL

Copyright: Dr. Thomas Sander

Hebeanlage: Klärung welche Chemikalien, ggf. Testlauf in Firma in Bielefeld dann auch möglich; Lautstärke: nicht dB-Wert vorhanden, im Werk dürfte man sie sich in
Bielefeld aber anhören konkreter
Halteverbot 3.6.-8.6. 7-18h 25m ist bestellt und bestätigt

■ **Abb. 5.2** (Fortsetzung)

bundesweites Netzwerk regional und überregional gemeinnützig aktiv.

Der Gründungsberater begleitet Sie durch die gesamte Phase der Überlegungen vor der Gründung bis hin zur Stabilisierung der Praxis in der ersten Zeit nach der Gründung.

> **Tipp**
>
> Setzen Sie sich mit Ihrem Gründungsberater spätestens ein Jahr vor Gründung zusammen. Diese Beratung kostet unter Berücksichtigung der Förderung nur wenige Hundert Euro. Die Beratung nach Gründung (Festigung oder Gründungscoaching) kostet, wenn es denn erforderlich ist, ca. 1 % Ihres Investitionsvolumens.

Es lohnt sich allerdings fast immer; den Autoren sind Fälle durch Fehlberatung bekannt, bei denen der Gründer bis zu 60.000 Euro über die Laufzeit der Praxis verloren hat. Suchen Sie sich Ihren Berater nach Kompetenz, Erfahrung und Sympathie aus. Fragen Sie auch gern die Autoren.

Der Praxisberater begleitet Sie durch konkrete Praxisentwicklungs-Projekte. Auch hier ist es sinnvoll, vor den ersten konkreten Schritten nach der Beratung zu fragen, weil so viele Fehler vermieden werden können. Die Erstberatung ist meistens unentgeltlich. Nutzen Sie das.

In jüngster Zeit wird verstärkt die Dienstleitung des betriebswirtschaftlichen Managements der Praxis durch externe Berater entwickelt. Dabei gibt es Beispiele für sehr erfolgreiches Zusammenarbeiten. Auch hierfür sollten Sie grundsätzlich offen sein.

5.2.2 Steuerberater

Die Tätigkeiten des Steuerberaters sind im Steuerberatungsgesetz geregelt. Er ist wie Sie freiberuflich tätig und unterliegt daher nicht der Gewerbeordnung. Es gibt zahlreiche Beratungsgegenstände, die ausschließlich ein – in

der Steuerberaterkammer organisierter – Steuerberater ausführen darf (Vorbehaltsaufgaben).

Der Steuerberater verwaltet Ihre finanziellen Aufzeichnungen, übernimmt die Lohn- und Gehaltsabrechnungen für Ihre Mitarbeiter, kümmert sich um Fragen der Sozialversicherungen, erstellt Jahresabschlüsse bzw. Einnahmenüberschussrechnungen, bereitet Ihre Steuererklärungen vor, legt Ihnen – beispielsweise monatlich – Ihre betriebswirtschaftlichen Auswertungen (BWA) vor, beteiligt sich ggf. am Controlling, verhandelt ggf. mit dem Finanzamt, berät sie in allgemeinen steuerlichen Fragen und vieles mehr.

Erwarten Sie gerade im letzten Punkt, der allgemeinen steuerlichen Beratung, nicht zu viel. Die meisten Ideen werden von Ihnen kommen. Und Sie wiederum haben von Freunden und Bekannten gehört, was man wohl wie machen könnte. Sprechen Sie diese Dinge bei Ihrem Steuerberater an.

Der Existenzgründer sollte bereits alle vor und im Zusammenhang mit der Gründung anfallenden Kosten notieren und die Belege sammeln.

> **Tipp**
>
> Gefahrene Kilometer notieren Sie mit Datum und Uhrzeit von Beginn und Ende der Reise mit Ort, Grund, Ansprechpartnern und gefahrenen Kilometern. Sie können diese Beträge von der Steuer des Jahres absetzen, in dem sie anfallen. Bei den Reisekosten sind das 0,30 Euro pro gefahrenen Kilometer. Die Selbstständigkeit beginnt mit der ersten Ausgabe, nicht mit der ersten Einnahme!

Suchen Sie sich einen Steuerberater aus, der möglichst viele Zahnärzte als Mandanten hat. Holen Sie sich von dort die Referenzen ein. Er muss Ihnen nur halbwegs sympathisch sein, das reicht. Die meisten Menschen wechseln Ihren Steuerberater von Zeit zu Zeit. Und denken Sie daran: Auch ein Steuerberater macht mal Fehler, genau wie Sie. Hinterfragen Sie daher sein Tun freundlich, aber bestimmt und umfassend. Ein guter Steuerberater wird damit kein Problem haben.

5.2.3 Anwalt

Oft reicht es, wenn Ihr erfahrener Steuer- oder Praxisberater auf Ihren Mietvertrag schaut oder bei Lieferantenverträgen mit gutem Rat zur Seite steht. Einen Anwalt sollten Sie sich nehmen, wenn Sie höherwertige Verträge abschließen (dazu kann auch schon der Mietvertrag gehören). Wenn Sie aber zusammen mit einem weiteren Zahnarzt eine BAG oder eine Praxisgemeinschaft gründen, dann sollte in jedem Fall ein Fachanwalt zu Rate gezogen werden. Das kann auch ein Anwalt sein, der gleichzeitig ein Steuerberater ist. Auch bei der Gestaltung Ihrer Arbeitsverträge sollte die aktuelle Rechtsprechung beachtet werden. Das kann sich sehr lohnen.

Bei einer Praxisübernahme übernehmen Sie auch die Mitarbeiter. Sie können die Personalsituation ein Jahr lang nicht oder nur schwer beeinflussen (Betriebsübergang, § 613a BGB).

Sprechen Sie zeitnah mit einem Fachanwalt für Arbeitsrecht, wie Sie die Personalverträge rechtzeitig so gestalten, dass es für Sie (und natürlich auch für Ihre Mitarbeiter) vorteilhaft ist.

Wenn Sie eine Gesellschaft gründen, suchen Sie sich entweder zusammen mit Ihren Partnern einen Fachanwalt, den Sie alle nicht persönlich kennen, oder jeder sucht sich seinen eigenen Anwalt (das kann nun ein Vertragsrechtler, Medizinrechtler, Sozialrechtler etc. sein; Hauptsache, er hat bereits viele Praxisverträge betreut). Gerade bei „ungleichen" Situationen, wie sie z. B. bei einer BAG mit Seniorpartner gegeben sind, sollte insbesondere der junge Partner seine Position durch seinen eigenen Anwalt begleiten lassen. Die Erfahrung zeigt, dass viele noch so sympathische Seniorpartner nach Vertragsschluss doch etwas andere Vorstellungen an den Tag legen, als sie – vielleicht auch Sie selbst – vor Vertragsschluss gedacht und geäußert haben. Das führt regelmäßig zu Auseinandersetzungen,

was nicht sein muss, wenn man die Fragen vorher geklärt hat.

Wenn der Geschäftspartner nicht mit der Beratung durch einen Rechtsanwalt, der Ihre Interessen vertritt, einverstanden ist (meistens werden Kostengründe vorgeschoben), dann sollten Sie die Finger von der Partnerschaft lassen. Die Wahrscheinlichkeit des Scheiterns ist riesengroß.

Beziehen Sie auch Ihre familiäre Situation in die Vertragsgestaltung ein und bitten Sie Ihre Praxispartner, dies auch zu tun. Was passiert mit der Praxis im Falle einer Ehescheidung? Was passiert mit der Ehe bei einer „Praxisscheidung"? All das sollte man im Vorfeld bedenken und regeln.

Erfahrungsgemäß gibt es Menschen, die einen möglichst kurzen Vertrag bevorzugen, weil sie ernsthaft meinen, unter guten Partnern könne man auch später alles regeln. Das ist erwiesenermaßen unsinnig. Lassen Sie sich niemals darauf ein. Je mehr Eventualitäten in einem Vertrag geregelt sind, desto besser ist das im Streitfall. Und ein nicht gut vorbereiteter Streitfall kostet nicht nur viele Nerven, sondern auch richtig viel Geld. Viel mehr Geld als ein guter Vertrag. Mit einem guten Vertrag kommt es nicht mal zum (juristischen) Streit, weil eben schon alles geregelt ist. Das ändert nichts daran, dass bei einer guten Partnerschaft beide Partner nur dann zusammen in den Vertrag schauen müssen, wenn sie sich an eine bestimmte Regelung nicht erinnern können (▶ Kap. 3).

Die rechtliche Beratung ist eine Vorbehaltsaufgabe. Nur unter bestimmten Voraussetzungen und mit Einschränkungen dürfen auch andere Personen Rechtsberatungen durchführen. Googeln Sie „Rechtsdienstleistungen".

5.2.4 Architekt

Einen Architekten benötigen Sie, wenn Sie ein größeres Bauvorhaben anstreben. Kleinere Vorhaben können auch mit Baufachleuten abgewickelt werden, die nicht Architekten sind. Die Berufsbezeichnung Architekt darf nur ein Absolvent des Studiengangs Architektur nach anschließender zweijähriger praktischer Tätigkeit führen. Danach kann er sich in die Architektenrolle der Architektenkammer eintragen lassen.

Neben den bautechnischen Fähigkeiten in Planung und Durchführung liegt die Hauptleistung des Architekten im Entwurf. Sie können von einem Architekten sowohl funktional angemessene als auch ästhetisch ansprechende Entwürfe erwarten. Aber auch hier gilt: Liegen Erfahrungen mit Praxen oder Ärztehäusern vor? Welche Referenzen hat der Architekt? Gefallen Ihnen die Projekte? Wie war die Zusammenarbeit mit den von ihm betreuten Ärzten?

Die Architekturleistung ist keine Vorbehaltsaufgabe; Sie können auch ohne Architekten bauen. Die Erfahrungen zeigen aber, dass die Gestaltung dann oft nicht optimal ist und möglicherweise Folgekosten in Form von ungünstigen Abläufen bzw. nachträglich erforderlichen Umbauten verursacht. Andererseits gibt es auch hier Ausnahmen. In jedem Fall ist es gut, eine zweite Meinung zu einem Entwurf einzuholen.

Je nach Aufgabenumfang des Architekten müssen Sie ca. 10 % des Baupreises für den Architekten aufwenden. Bitte beachten Sie, dass der Architekt mit einer guten Planung und Bauaufsicht diesen Betrag gegenüber der Durchführung des Vorhabens ohne ihn unter Umständen wieder ganz oder teilweise einzusparen hilft. Die Honorierung des Architekten ist in der HOAI, der Honorarordnung für Architekten und Ingenieure, geregelt. Die HOAI ist in Ihrer Honorartabelle nicht verbindlich. Sie können ein freies Honorar vereinbaren. Die Honorartabelle kann dabei als Orientierung dienen.

> **Tipp**
>
> Das Honorar ist abhängig vom Bauvolumen in Euro, vom Schwierigkeitsgrad und von den einzelnen „Leistungsphasen" des Architekten. Orientieren Sie sich an den jeweils unteren Werten; sie sind erfahrungsgemäß marktgerecht.

Manchmal sind die Architektenleistungen versteckt, beispielsweise bei einem Investor, der Ihnen die Möglichkeiten zur räumlichen Gestaltung mehr oder weniger stark einräumt. Diese Leistungen bezahlen Sie über den Kauf- oder Mietpreis selbstverständlich mit. Das Gleiche gilt auch, wenn ein Depot Ihre Praxis plant. Die Architektenleistungen sind dann in den Kaufpreisen der Waren des Depots einkalkuliert.

Die architektonischen Möglichkeiten sind unbegrenzt und sollen in diesem Buch nicht näher behandelt werden. Googeln Sie unter „schönste Zahnarztpraxis", um Anregungen zu bekommen. Die Autoren verfügen über umfangreiche Erfahrungen bei der Raumgestaltung und dem Bau von Praxen bis hin zu Ärztehäusern. Dies umfasst auch Design, Möblierung, Leitungsführung sowie den Praxisbau insgesamt.

Die häufigsten Fehler bzw. Irrtümer entstehen bei der Grundflächenermittlung und beim Baupreis. Zu unterscheiden sind die Netto- und die Bruttogrundfläche.

Bruttogrundfläche (BGF) = Nettogrundfläche (NGF) + Konstruktionsgrundfläche (KGF)

Die NGF wiederum setzt sich zusammen aus der Nutzfläche (NF), der Technischen Funktionsfläche (TF) und der Verkehrsfläche (VF).

Die KGF sind vereinfacht gesagt die Mauern.

Für die Zahnarztpraxis selbst ist nur die Nutzfläche relevant; die technischen Funktions- und Verkehrsflächen beziehen sich auf zentrale Einrichtungen außerhalb der Praxis. Zur Nutzfläche der Praxis zählen auch alle Verkehrswege innerhalb der Praxis sowie Sanitärräume, Garderoben, Abstellräume, Räume für zentrale Technik etc. Die Berechnung der Wohnfläche wiederum ist wichtig bei der Mietpreisgestaltung und der Nebenkostenabrechnung. Diese Fragestellung soll hier nicht vertieft werden. Googeln Sie „Wohnflächenberechnung".

Wenn Ihre Praxis eine Nettofläche von 200 qm haben soll, kann die Fläche einschließlich Konstruktionsfläche (10–15 % der NGF) durchaus 230 qm umfassen. Die Bruttogrundfläche ist natürlich von der gesamten Gebäudestruktur abhängig: Treppenhäuser, Aufzüge, Hallen etc. Es wäre in unserem Beispiel durchaus denkbar, dass die BGF doppelt so groß ist wie die NF des Gebäudes. Wenn der Investor oder Architekt nun einen Erstellungspreis von 1000 Euro pro qm angibt, sollten Sie ihn fragen, worauf er das bezieht. 1000 Euro pro qm BGF entspricht in unserem Beispiel 2000 Euro pro qm Nutzfläche. Aber er könnte Ihnen auch den Preis für die Praxisfläche einschließlich der Wände genannt haben; das wäre in unserem Beispiel 1739 Euro pro qm.

Fragen Sie den Investor oder Architekten auch, ob er die Mehrwertsteuer und alle Nebenkosten einbezogen hat. Bei der Kostenermittlung werden diese Positionen manchmal vergessen. Ein Bauherr oder Vermieter hat im Falle der gewerblichen Vermietung die Wahl, ob er den Vorsteuerabzug (▶ Abschn. 4.10.2) geltend machen möchte oder nicht. Je nach dem muss er seine Preise auch mit oder ohne Ausweis der Mehrwertsteuer weitergeben. Für die Zahnarztpraxis ist diese Frage irrelevant: In jedem Falle zahlen Sie die Mehrwertsteuer, direkt oder indirekt. Der für Sie relevante Zahlungsbetrag kann sich noch einmal um 20–25 % gegenüber der Sicht- und Sprachweise des Vermieters erhöhen.

An uns treten immer wieder Zahnärzte heran, die ein Angebot für eine neu zu errichtende Praxis mit einem Erstellungspreis von 1200 Euro pro qm bekommen haben. Klären Sie, auf was sich diese Angabe bezieht. Sind wirklich alle Kosten und die Mehrwertsteuer enthalten?

> ⓥ Unter 2000 Euro pro Quadratmeter Nutzfläche Ihrer Praxis ist es nicht möglich zu bauen.

Die Kosten für einen Praxisumbau sind natürlich nicht pauschal zu fassen. Gehen Sie bei geringfügigen Veränderungen wie neue Möblierung des Wartezimmers, Malerarbeiten, Dekorationen von 10.000–20.000 Euro aus. Wenn die Böden erneuert werden, was eine enorme optische Wirkung entfacht, müssen Sie mit weiteren 20.000–30.000 Euro rechnen (natürlich abhängig von der Fläche), und wenn auch noch die Anmeldung neu gebaut wird, sind schnell 100.000 Euro zusammen.

5.2.5 Marketingberater und Mediengestalter

Der Marketingberater unterstützt Sie bei der Positionierung sowie bei der Entwicklung und Umsetzung Ihres Marketingkonzeptes. Es ist keine Vorbehaltsaufgabe, jeder darf diese Leistungen anbieten. Nur sollten Sie hier ebenso wie bei den anderen Fachberatern darauf achten, dass umfangreiche Erfahrungen in der Branche und branchenübergreifend vorliegen. Die branchenübergreifenden Erfahrungen können sich günstig bei der Entwicklung umsetzbarer neuer Ideen (Systemwechsel, ▶ Kap. 9) auswirken. Welches Fachwissen für gute Marketingberatung erforderlich ist, haben die Autoren in ihrem Buch „Meine Zahnarztpraxis – Marketing" (2011) zusammengestellt.

Bedenken Sie, dass sich Zahnarztpraxen heute in einem marktwirtschaftlichen Umfeld bewegen. Ohne Marketing können Sie – jedenfalls im urbanen Raum – langfristig nicht erfolgreich sein. Das Budget sollte 5–10 % des Gesamtumsatzes betragen, sich also in der Größenordnung von 30.000 Euro pro Jahr bewegen. Es ist wichtig, das Geld optimal einzusetzen. Greifen Sie – auch in diesem Zusammenhang – auf wirklich professionelle Beratung zurück.

Grundsätzlich muss zwischen Ihrem Marketingberater und dem Mediengestalter unterschieden werden. Der Mediengestalter – oft auch Grafikdesigner – kümmert sich um Ihr Logo, Ihr Key Visual, die Anzeigengestaltung, die Website und vieles mehr. Der Marketingberater bespricht mit dem Mediengestalter (und natürlich mit Ihnen) die Marketingmaßnahmen. Die grafischen Elemente des Marketingkonzeptes werden vom Mediengestalter umgesetzt. Oft sind der Marketingberater und der Mediengestalter in einer Agentur gebündelt.

5.2.6 Depot

Das Depot ist vergleichbar mit einem Kaufhaus für Zahnärzte. Hier gibt es Waren für die Praxis von sehr vielen verschiedenen Herstellern, die in der Regel mit zusätzlichen Dienstleistungen zusammen angeboten werden, also z. B. der Einrichtungsplanung, der Lieferung der Waren etc. Die Bündelung in einem Depot hat für Sie den Vorteil, dass Sie nicht mit vielen einzelnen Herstellern verhandeln müssen.

Suchen Sie sich ein oder zwei Depots als Partner aus, vergleichen Sie Preise und Leistungen, fragen Sie bei Kollegen nach deren Konditionen und Rabatten, oder tun Sie sich eventuell mit anderen Zahnärzten zu Einkaufsgemeinschaften zusammen. Hinterfragen Sie, vielleicht alle 1–2 Jahre, die Konditionen, die Ihnen Ihr Depot bietet.

Auch Ihr Depot kann Ihre Praxis planen. Die Planungskosten sind dann in der Regel in die Waren einkalkuliert, die sie dort beziehen. Berücksichtigen Sie das bei Ihren Preisverhandlungen.

Tipp

Einerseits erscheint es bequem und günstig, alles Erforderliche für die Praxisgründung und-/oder Umgestaltung gleich von einem Depot allein abwickeln zu lassen. Viele Depots versuchen durch geschickte Angebotskombination von Rabatten bei den Dienstleistungen im Zusammenhang mit der Höhe der Kostenvolumens der Material- und Gerätebestellungen eine intensive Bindung zu erwirken.

Sie können das gerne annehmen, sofern es Ihnen einen relevanten Nutzen bringt. Sie sollten sich aber auch nicht zu abhängig davon machen: Wenn Ihr guter und erfahrener Stammtechniker zum Beispiel zu einem anderen Depot wechselt, spricht nichts dagegen, auch weiter seine Dienstleistungen, dann eben über ein anderes Depot, in Anspruch zu nehmen. Es spricht inzwischen auch einiges dafür, für verschiedene Belange mit unterschiedlichen Depots zusammenzuarbeiten: Machen Sie sich nicht von einer Stelle abhängig sondern kombinieren Sie aktiv, wie es für Sie und Ihre Situation am besten passt.

5.2.7 Bank

Die Bank ist Ihr Begleiter über die gesamte Lebensdauer der Praxis. Meistens wird diese Partnerschaft mit der Praxisgründung festgeschrieben. Legen Sie Ihren Businessplan mehreren Banken vor, die auch auf die Finanzierung von Zahnarztpraxen spezialisiert sind, aber beachten Sie nicht nur die Finanzierungskonditionen, sondern auch die nachfolgenden Leistungen wie Kontoführung, Beratung, Geldanlage etc.

Hin und wieder hört man noch den Begriff des „Bankbeamten". So etwas gibt es nicht. Der Begriff suggeriert, dass eine Bank unabhängige Beratung macht. Eine gute Bank wird Sie gut beraten. Aber wenn die Möglichkeit für die Bank besteht, Ihnen den Kredit für 0,5 Prozentpunkte mehr zu verkaufen, wird die Bank das tun.

Typische Punkte bei Kreditverhandlungen:

- Zinssatz
- Tilgungshöhe
- Laufzeit
- Sondertilgungsrecht
- Eigenkapital
- Disagiohöhe*

---

* Das Disagio ist ein vorweggenommener Zins. (Sie vereinbaren z. B. einen Kredit von 100 Euro, bekommen aber nur 95 Euro ausbezahlt. Das Disagio beträgt hier 5 %.) Sie zahlen zwar Zinsen für die Kreditsumme von 100 Euro, aber der Zinssatz über die Laufzeit ist entsprechend geringer. Die Einmalzahlung vorweg kann steuerlich günstig sein, muss aber nicht. Besprechen Sie die Disagiohöhe mit Ihrem Steuerberater.

Fragen Sie besonders auch nach der Höhe des Zinssatzes für Ihren Betriebsmittelkredit. Oft ist eine Senkung von z. B. 12 % auf 8 % gar kein Problem. Sie müssen nur fragen. Von sich aus wird Ihnen die Bank das nicht anbieten.

Wenden wir uns in dieser Sache unseren beiden Beispielen Tom und Lena zu.

Lena

Lena hat beschlossen, ihre Praxis in dem Einkaufszentrum zu betreiben. Da die Architektur bereits vorgegeben ist, verzichtet sie auf einen

Architekten. Ihr Praxisgründungsberater hilft ihr bei der Innenraumgestaltung. Der Mietvertrag erscheint ihr fair. Das sagen auch ihr Praxisberater und ihr Steuerberater, den beide zusammen gesucht haben und Lena ausgewählt hat. Dieser hat bereits 34 andere Ärzte und Zahnärzte als Mandanten. Einen davon kennt Lena persönlich, den hat sie angerufen: Der Steuerberater sei kompetent und umgänglich. Einen Rechtsanwalt zieht sie für diese relativ einfachen Verträge nicht zu Rate.

Lena weiß, wie wichtig das Marketingkonzept für den langfristigen Erfolg der Praxis ist und wendet sich an den besten Marketingfachmann in der Zahnarztbranche. Erstaunt stellt sie fest, dass die Beratung gar nicht teuer ist, und dass sogar noch ein großer Teil der Beratung gefördert wird. Den Businessplan haben Lena und ihr Berater gemeinsam zwei Kreditinstituten vorgelegt. Bei der einen war das Gesamtpaket einfach klar besser. Mit dieser Bank wird die Finanzierung und finanzielle Betreuung der Praxis durchgeführt. Schließlich hat sich Lena noch bei ihrem Bekannten nach Depots erkundigt. Der konnte zwei besonders empfehlen. Lena hat sich bei beiden Angebote zur Ausgestaltung der Praxis eingeholt.

Tom entscheidet sich für die Zusammenarbeit mit folgenden Profis:

Tom

Tom hat bereits gute Partner wie einen Steuerberater, die Bank und sein Depot. Da ist er ganz zufrieden. Sein Berater sagt ihm, dass er die Einkaufspreise des Depots bei einigen Artikeln zu hoch findet. Tom will das bei Gelegenheit hinterfragen. Für sein Vorhaben schaltet Tom eine Architektin ein. Er ist erstaunt, welche guten Ideen von ihr zur Gestaltung der neuen Räume kommen. Auch um die gesamte Bauabwicklung kümmert sie sich. Die Farbgestaltung und auch bestimmte Designelemente stimmen die Architektin und der Praxisberater, der zugleich auch die Marketingberatung und die Mediengestaltung mit seiner Agentur macht, ab. Natürlich gibt Tom die Vorschläge zur Umsetzung jeweils frei.

In Abstimmung und nach Anregung von seinem Praxisberater lässt Tom durch einen Rechtsanwalt prüfen, ob er bei dem neuen Angebot der Praxis statt der BAG nicht besser die Partnerschaft in Form einer Praxisgemeinschaft fortführen sollte.

5.2.8 Fördermittel

Für manche kostenpflichtigen Schritte bei einer Praxisneugestaltung sind auch externe finanzielle Förderungsmaßnahmen möglich. Bitte beachten Sie dabei, dass *vor* Kauf bzw. vor Beratungsbeginn zunächst alles zur Förderung geklärt sein muss. Dies kann zeitlich vom Ablauf her manchmal eng oder gar unmöglich sein, diese Bedingungen einzuhalten. Zudem ist auch der Papieraufwand für entsprechende Anträge und die dafür erforderliche Zeit nicht zu unterschätzen. Umgekehrt kann auch eine Förderung auch wichtiger Beitrag zur Finanzierung des Konzeptes sein. Es bleibt im Einzelfall abzuwägen, ob sich die Beantragung einer Förderungsmaßnahme lohnt oder nicht.

> **Tipp**
>
> Unter ▶ www.foerderdatenbank.de können Sie prüfen, ob für Ihr Vorhaben und wenn ja in welchem Umfang ggf. grundsätzlich eine Förderung in Frage kommt.

5.2.9 Einzelne Gewerke oder ein Generalunternehmer für alles?

Es kann vorteilhaft sein, Ihren gesamten Praxisbau oder -umbau in die Hände eines Generalunternehmers zu legen. Mit dem vereinbaren Sie eine pauschale Summe über alles, und er stellt Ihnen die Praxis „schlüsselfertig" her. Beachten Sie bitte jedes Detail im Vertrag. Ziehen Sie bei großen Vorhaben einen Rechtsanwalt zur Prüfung des Vertrags vor Unterzeichnung hinzu.

Der große Vorteil eines Generalunternehmers in der akuten Bauphase ist zunächst einmal, dass dieser sich um die Verhandlungen mit den einzelnen Gewerken kümmert und alles koordiniert und zusammenführt. Allerdings ist die Rechtslage bei Reklamationen dann wiederum auch komplexer als wenn Sie direkt die Gewerke beauftragen. Es sollte im Vorfeld genau geklärt sein, wer dann wie lange im Reklamationsfall wem gegenüber haftet und sich um noch notwendige Nachbesserungen kümmert.

Auch ziehen Generalunternehmer häufig auch günstige Gewerke von außerhalb hinzu. Diese kommen für den großen Auftrag gern. Weniger gern oder nicht kommen sie, falls es noch eine Nachbesserung gibt, oder für kleine Erweiterungsarbeiten.

Der Nachteil ist dann, dass Sie spätestens dann Gewerke vor Ort neu einbeziehen müssen und diese die Installationen natürlich nicht so gut kennen wie die, die sie seinerzeit eingebaut haben.

Es spricht aus Sicht der Autoren auch sehr viel inzwischen dafür, mehr wieder, sofern es technisch fachlich passt, die lokalen Gewerke vor Ort einzubeziehen. Sie werden am meisten Interesse daran haben, dass der Betrieb nachher mit dem was sie da gemacht haben, auch wirklich reibungsfrei läuft, und sollte es mal Probleme geben, sind sie in der Nähe und können kurzfristig vorbeikommen.

Tom

Tom hat neu gebaut. Um die Beaufragung der Gewerke hat sich ein Generalunternehmer von außerhalb gekümmert. Alles scheint gut zu laufen mit den Bauarbeiten. Und als er später seine Praxis eröffnet, ist auch erstmal alles super und es funktioniert bestens. Tom ist zunächst sehr zufrieden. Nach einigen Jahren Praxisbetrieb wird er bei einer routinemäßigen Praxisbegehung allerdings nach der rechtlich vorgeschriebenen regelmäßigen Überprüfung der elektrischen Anlagen gefragt. Für fest verlegte Stromleitungen ist diese nach Neuinstallation und danach alle 4 Jahre durchzuführen. Tom fragt seinen Elektriker um die Ecke: Dieser schaut sich die Anlage von Tom an und sagt, dass wesentliche Voraussetzungen für das Bestehen der Elektroprüfung nicht erfüllt sind:

U. a. ist in der Praxis seinerzeit bei den Installationsarbeiten keine der neuen Steckdosen richtig beschriftet worden – auch ein vorgeschriebener schriftlicher Stromlaufplan liegt nicht vor. Aber er solle doch mal bei der Firma von damals nachfragen, das gehöre schließlich ordnungsgemäß dazu und dass damit alles richtig ist.

Tom ruft an: die Firma ist aber nicht bereit, hier noch nachzubessern. Außerdem sei das auch nicht ihr Auftrag damals gewesen, und Unterlagen zum Bauauftrag vom Generalunternehmer gibt es leider nur wenige – eigentlich nur einen Zettel, auf dem steht „Auftrag: Praxis Dr. Tom-Elektroarbeiten-Pauschal". Tom ärgert sich: Wenn er das gewusst hätte, hätte er das in seinem Auftrag ganz anders und präzise festgehalten.

5.2.10 Bauplanung und Bau-„Controlling" – die wichtigsten Punkte

Holen Sie sich in jedem Fall für ihr Bauplanungsvorhaben schriftliche Kostenvoranschläge der Gewerke ein bzw. halten Sie den konkrete Punkte für einen Generalunternehmer vertraglich schriftlich fest (siehe auch ▶ Abschn. 5.2.9).

Achten Sie insesondere auch darauf, dass branchenspezifische Anforderungen für den Medizinbereich eingehalten werden. Es ist nicht immer davon auszugehen, dass alle Gerwerke diese in vollem Umfang beherrschen. Fast immer aber sind sie gut in der Lage, sie umzusetzen, wenn sie wissen, was sie beachten müssen. Oft sind hier auch Dentaldepots gute Berater in der Bauplanung, da sie regelmäßig und häufig nur Bauvorhaben für Zahnarztpraxen begleiten und somit über eine umfangreiche Erfahrung in dem Gebiet verfügten. Aber auch ein guter Architekt sollte sich hier auskennen oder zumindest in der Lage sein, sich die einschlägigen Sonderbestimmungen dazu anzueignen.

Planen Sie in jedem Fall für das Bauvorhaben genügend Zeitreserven für unvorhergesehene Ereignisse ein, die sonst kurzfristig den ganzen Zeitplan durcheinanderwirbeln können. Auch ist die Erstellung eines Bauzeitenplanes wichtig, der allen beteiligten Gewerken kommuniziert sein und auch entsprechend mit diesen abgestimmt sein muss.

> ❱ Achten Sie in jedem Fall auch darauf, dass Sie eine umfangreiche Dokumentation vom Bauvorhaben erstellen und auch die erforderlichen Dokumentationen wie Rohr- und Leitungsverläufe und Schaltpläne schriftlich erstellt und ausgehändigt bekommen.

Es ist sicherlich hilfreich, wenn das Bauvorhaben unabhängig noch von einer erfahrenen nicht am Bauvorhaben direkt beteiligten Person begleitet und beaufsichtigt wird. Diese Aufgaben kann zum Beispiel gut ein Architekt oder eine sonstige in Bauvorhaben erfahrene Person übernehmen. Das hierfür anfallende vergleichsweise geringe Honorar ist gut investiertes Geld.

> **Tipp**
>
> Fotografieren Sie am besten den Baufortschritt regelmäßig, so dass Sie über den Verlauf von gelegten Leitungen sowie über die Art und Beschaffenheit tragender und nicht tragender Wände und Zustand der Decke und vieles mehr gute Informationen haben. Sie werden bei späteren erneuten Umbauarbeiten sehr froh sein, diese Informationen zu haben. Sie sind klein im Aufwand, aber von sehr großem Nutzen.

Zum Schluss der Arbeiten sollte mit Ihnen zusammen und dieser Person auch jeweils eine Abschlussbegutachtung der erfolgten Arbeiten vorgenommen werden. Sind Leitungen zum Beispiel nicht korrekt verlegt oder es fehlen geplante Abwasserrohre oder es ist noch ein Loch in der Decke – was auch immer:–Notieren und kommunizieren Sie die Punkte umgehend, und erteilen Sie bis zu ihrer Behebung – jedenfalls in gravierenderen Punkten – keine Abnahme der Arbeiten.

Es ist eher der Normalfall als die Ausnahme, dass bei großen Bauvorhaben nicht immer gleich alles perfekt ist. Eine notwendige Nachinstallation oder Nachkorrektur kann, aber muss ist nicht unbedingt ein Zeichen für schlechte Qualität der Arbeit des zuständigen Gewerkes sein.

Wichtig ist aber, dass erstens rechtzeitig vom Auftraggeber erkannt wird, wo noch Handlungsbedarf ist bzw. was nicht planmäßig gelaufen ist und zweitens, dass die zuständigen Gewerke umgehend darüber informiert werden, was noch nicht passt, damit sie sich dann auch zügig den noch offenen Posten zeitnah widmen können.

Herbert

Herbert hat vor 3 Jahren gebaut. Ein Zimmer hat er als Reserve gelassen, da hat er damals nur die Anschlüsse verlegt und wollte es erst später nutzen. Jetzt ist es soweit: Herbert freut sich schon, mehr Raum zum Behandeln zu haben. Aber als sein Dentaltechniker den Raum für die Anschlüsse des Behandlungsstuhls inspiziert, fällt plötzlich auf, dass leider damals wohl die eigentliche dafür geplanten Bodenleitungen nicht gelegt wurden. Auch hat der Raum keinen Druckluftanschluss. Herbert versucht herauszufinden, wer jetzt der Schuldige ist – aber nach so vielen Jahren ist das alles sehr schwer zu rekonstruieren, und außerdem schiebt es jeder dem anderen zu. Schriftliche Unterlagen findet Herbert auch nicht mehr. Schade, nun wird das wohl doch eine größere Sache mit dem Bau!

5.2.11 Personalaquisition

Gerade bei einer Praxisneugründung sollten Sie rechtzeitig mit der Personalsuche beginnen. Der Markt von Zahnmedizinischen Fachangestellten ist derzeit eher dünn. Es gibt insgesamt wenige und davon noch weniger richtig gute.

Achten Sie in jedem Fall darauf, dass die Mitarbeiterin ihre Ausbildungsqualifikation schriftlich nachweist. Zudem ist heute auch in jedem Fall eine aktuelle Fachkundekenntnis in Strahlenschutz und Hygiene bundeslandabhängig in verschiedener Form zusätzlich in regelmäßigen Abständen nachzuweisen.

Lena

Lena hat eine neue Mitarbeiterin eingestellt. Als Lena wieder einmal bei der Routinekontrolle durch die zahnärztliche Stelle die Röntgenqualifikation ihrer Mitarbeiterinnen schriftlich belegen muss, kommt heraus, dass ihre Mitarbeiterin keinen Röntgenschein hat. Das hat sie damals bei Einstellung verschwiegen und Lena hatte auch nicht daran gedacht, aktiv zu fragen danach, weil sie das gar nicht so genau wusste. Da Lean darauf angewiesen ist, dass die Mitarbeiterin Röntgenbilder erstellt in ihrer Praxis, muss sie nun zähneknirschend einen gesonderten teuren Kurs für die Mitarbeiterin bezahlen als Arbeitgeber. Wenn sie das gewusst hätte, hätte sie dieser Dame erstmal weniger Gehalt gezahlt, soviel steht fest.

Denken Sie auch daran, dass Sie nicht nur Auszubildende in Ihrer Praxis beschäftigen dürfen, so kostengünstig und attraktiv dies auch scheinen mag. Es gibt sogar bereits Vorgaben, die festlegen, dass auf jede Auszubildende eine feste Zahl von ausgelernten Mitarbeitern kommen muss. Diese Forderung ist aber auch berechtigt, weil sonst flächendeckend kein hoher Ausbildungsstandard mehr sichergestellt werden kann.

Machen Sie sich auch bitte rechtzeitig Gedanken über die Optionen der inhaltlichen Gestaltung von Arbeitsverträgen für Ihre ggf. neu einzustellenden MitarbeiterInnen und nehmen Sie nicht der Einfachheit halber „irgendein" Vertragsmuster.

Das von der Zahnärztekammer auf der Website angebotene Vertragsmuster z. B. zum Download muss nicht das für Sie passende Ideal darstellen. Oft sind die Versionen, die Sie dort finden, auch nicht mehr 100 % aktuell hinsichtlich der aktuellen Rechtslage.

Lassen Sie sich daher vorher arbeitsrechtlich beraten und klären Sie, was Sie möchten: Nutzen Sie, wenn möglich, für Sie rechtlich günstige Spielräume möglichst gut aus: Es müssen zum Beispiel nicht immer gleich unbefristete Arbeitsverhältnisse sein. Sie können auch zunächst mal – und das ohne Angabe von näheren Gründen – bis zu 2 Jahre nach der aktuell geltenden Gesetzeslage befristen.

Überlegen Sie rechtzeitig, was sie genau wollen und beschäftigen Sie sich damit, was Sie als Arbeitsvertrag den zukünftigen Mitarbeitern vorlegen.

Es ist nicht gut, wenn Sie den Vertrag selbst erst dann lesen, wenn die Mitarbeiterin daraus Ansprüche geltend macht, von denen Ihnen gar nicht bewusst war, dass das in „Ihrem" Vertrag so drinsteht. Das kann im Ernstfall zu bösen und ggf. auch teuren Überraschungen führen.

Lena

ZFA Ines arbeitet seit dem 1.1.2014 bei Lena als ZMP. Nachdem es in letzter Zeit zu Spannungen gekommen ist zwischen der Chefin und Ines, reicht es Lena im Sommer 2017. Sie kündigt das Arbeitsverhältnis fristgerecht zum nächstmöglichen Zeitpunkt, das ist hierbei der 31.07.2017. Das wäre damit nun Geschichte, und endlich muss sie sich nicht mehr ärgern? Wirklich nicht?

Kaum, dass Ines die Kündigung bekommen hat, reicht sie Kündigungsschutzklage beim Arbeitsgericht ein. Schließlich war ihr Vertrag unbefristet – wollen wir doch erstmal sehen, ob hier nicht das Kündigungsschutzgesetz greift. Dann muss die Chefin erstmal sagen, warum gerade sie und nicht die anderen! Zudem macht sie über ihren Anwalt ihren Anspruch auf den gesamten Jahresurlaub in Höhe von 6 Wochen geltend: Da sie dieses Jahr erst 2 der vertraglich vereinbarten 6 Wochen Urlaub genommen hat, soll Lena ihr nun zum Vertragsende die restlichen 4 Wochen Urlaub noch ausbezahlen – so jedenfalls schreibt der Anwalt von Ines, der das fordert. Lena ist richtig sauer: sie geht zu ihrem Anwalt, aber der sagt ihr nur, dass man da rechtlich so nichts mehr dran drehen kann. Zumindest für den gesetzlichen Urlaubsanspruch von 4 Wochen gelte das, also 2 Wochen hätte sie so oder so noch auszahlen müssen. Für die restlichen 2 Wochen aber, das hätte Lena tatsächlich vorher vertraglich ausschließen können, dass sie die voll auszahlen muss in einem solchen Fall. Leider hat Lena das nicht gewusst und muss nun entsprechend nochmal richtig zahlen. Das macht keinen Spaß, schließlich ist Lena grad nicht wirklich in der Stimmung, ihrer ZMP zum Abschied auch noch etwas zu schenken. Und jetzt das!

Und dann ist auch noch die Sache mit der Kündigungsschutzklage am Laufen. Ihr Anwalt beruhigt sie zwar diesbezüglich und sagt, dass Ines damit vermutlich nicht durchkommen wird. Dennoch verhindert dieser Umstand nicht die zeit- und kostenaufwendige rechtliche Auseinandersetzung zur Klärung dieser Frage.

Lenas Anwalt rät dazu, möglichst in Zukunft neue Arbeitsverhältnisse doch erst einmal immer gleich so lange wie möglich zu befristen – dann wäre hier eine komplexe Kündigung zum Beispiel nicht nötig gewesen, Lena hätte den Vertrag auch einfach auslaufen lassen können.

Denken Sie bitte auch daran, dass in einigen Bundesländern Tarifverträge für den Beruf ZFA verhandelt wurden, deren Bedingungen bei Arbeitsvertragsabschluss entsprechend zu berücksichtigen sind.

5.3　Preise und Preisverhandlungen

Sowie Sie mit dem Planungsvorhaben beginnen, entstehen Kosten. Lassen Sie sich diese möglichst präzise und vor allem schriftlich von den jeweiligen Leistungsanbietern nennen. Oft besteht noch –gerade im Bereich der technischen Ausstattung – ein vergleichsweise großer Preisverhandlungsspielraum. Geben Sie sich hierbei besser nicht blind nur mit einem Angebot eines Dentaldepots zufrieden, sondern vergleichen Sie und verhandeln Sie auf Basis der Ihnen vorliegenden Angebote.

Bei Beratungsdienstleistungen auf Honorarbasis mit festem Stundenkostensatz empfiehlt es sich, um nicht die Übersicht zu verlieren, die angefallenen Zeiten regelmäßig vom Berater zur Einsicht zu erbitten. Darüber hinaus sollten auch ggf. klare inhaltliche Vorgaben für Zuständigkeiten und Auftragsvolumen des Beraters gemacht werden, um später nicht böse Überraschungen bei der Leistungsabrechnung zu erleben.

5.3.1　Beratungskosten

Denken Sie daran, auch jede Beratung – auch die Ihres Praxiscoachs – zieht eine Honorarforderung nach sich. Fragen Sie stets vor der Beratung nach den Kosten – und fixieren Sie diese nach Möglichkeit in einem Pauschalpreis.

Gerade auch bei Anwälten wird häufig die Abrechnung nach deren Gebührenordnung, der RVG (Rechtsanwaltsvergütungsgesetz), erwartet. Die besagt aber auch, dass man nicht nur nach Gegenstandwert, sondern auch nach Zeitaufwand oder pauschal vergüten darf. Vorher bitte klären, sonst kann es teuer werden.

Bedenken Sie bitte, dass Leistungen Ihres Depots (z. B. Architektenleistungen) scheinbar unentgeltlich angeboten werden. Wenn Sie die Architektur Ihrer Praxis anderweitig machen lassen, fordern Sie vom Depot einen Nachlass auf die Praxiseinrichtung, die der nicht vom Depot ausgeführten Architektenleistung entspricht.

Auch bei Versicherungen oder Finanzberatungen stecken die Honorare für die Berater oft in Form von Provisionen in den Beiträgen, die Sie dann später leisten. Bedenken Sie bitte, dass ein Berater pro Beratungstag mindestens 500–1500 Euro einnehmen muss, um überlebensfähig zu bleiben (der Grund für diese scheinbar hohen Summen liegt in dem Umstand, dass er weitere Kosten hat und nicht jeder Tag als Beratungstag „verkauft" werden kann). Klären Sie das! Er will Sie nicht betrügen, so verdient er sein Geld. Nur transparent sollte es sein.

5.3.2　Material- und Gerätekosten

Die Preise für die dentalspezifische Ausstattung Ihrer Praxis können auch erheblich variieren. Holen Sie in jedem Fall verschiedene Angebote ein, um vergleichen zu können. Die Unterschiede bewegen sich häufig im 30–50 % -Bereich. Besonders niedrige Angebote eines unbekannten Anbieters in der Hand zu haben, kann auch für eine Verhandlung mit Ihrem Lieblingsdepot noch einmal eine gute Grundlage zu sein, den ursprünglich angebotenen Preis für das Gerät auch hier noch einmal weiter zu senken. Denken Sie aber auch insbesondere bei Großgeräten daran, auch Begleitleistungen wie Installation und Abnahmeprüfungen mit zu verhandeln. Oft sind diese im Angebotspreis des Depots mit inbegriffen, was dann ein eventuell günstigeres Angebot von der Konkurrenz, die nur das Gerät geliefert hätte, deutlich relativiert.

Zu beachten ist allerdings, dass die Wahl von verschiedenen Anbietern bei einerseits Gerätekauf und andererseits Geräteinstallation auch in gewissen Punkten nachteilig sein kann, nämlich dann, wenn das gelieferte Gerät nicht funktioniert. Es ist dann natürlich wesentlich einfacher, wenn alles in einer Hand liegt. Die gesetzliche Gewährleistung für das Gerät bleibt Ihnen zwar in jedem Fall anbieterunabhängig erhalten. Die Arbeitskosten für eventuelle Reparaturen oder Nachbesserungen am Gerät werden, wenn Sie es bei einem Fremdanbieter nur gekauft haben, aber von einer anderen Firma haben installieren lassen, von letzterer in der Regel nicht übernommen. Das kann im ungünstigen Fall teuer werden.

Bei Materialbeschaffungen empfehlen die Autoren, auch gezielt Online-Shops der Depots oder Online-Plattformen mit Produkt-Preisvergleich in Betracht zu ziehen. Preisdifferenzen zwischen den Depotpreisen im Katalog, den Preisen im Online-shop des gleichen (!) Depots sind bereits erheblich und differieren dann noch im Bundesweiten Anbietervergleich weiter in größerem Ausmaß.

Tom

Tom braucht für sein Sterilisationsgerät für die Winkelstücke ein spezielles Öl. Er fragt bei seinem Dentaldepot nach: Ein 6er Pack soll 450 Euro kosten lt. Katalogpreis. Tom findet das ganz schön viel für 6 Flaschen. Er schaut noch einmal im Online-Shop des Depots nach, und siehe da, da kosten die gleichen Flaschen schon nur noch 380 Euro. Anschließend geht Tom noch einmal auf eine Dentalpreisvergleichsplattform: Hier findet er bei einem Anbieter das Produkt vom gleichen Hersteller für 250 Euro. Tom bestellt nun dort. Die eingesparten 200 Euro kann er gut für andere Dinge brauchen.

Materialpreise und ggf. Materialrabatte sind immer auch Verhandlungssache mit den Depots. Von selbst werden Sie nur selten diese Angebote bekommen, auf Nachfrage hingegen lassen sich auch oft deutliche Preissenkungen verhandeln.

Lena

Im Katalog von Lenas Stammdepot kostet eine Packung mit 100 puderfreien Latexhandschuhen 7,50 Euro. Lena findet das sehr teuer. Andere Anbieter verlangen 4,50 oder gar 4 Euro für die gleiche Menge. Sie verhandelt mit dem für Sie zuständigen Außendienstler vom Depot – und plötzlich kosten die teuren Handschuhe nur noch 4,20 als Festpreis und Lena freut sich.

Lena entdeckt wenig später auf einer Internetplattform puderfreie Latexhandschuhe gleicher Menge für nur noch 2,50 Euro. Lena fragt erneut bei Ihrem Depot um Preisnachlass. Diesmal aber bleibt das Depot bei dem verhandelten Preis. Lena ist sauer und bestellt bei dem anderen Anbieter erstmal 50 Kartons von den billigen Handschuhen – aber die will keine der Helferinnen anziehen. Und auch Lena selbst merkt schnell, dass diese Handschuhe sind sehr viel dünner sind als die anderen – ne, die gefallen ihr auch nicht – das war also doch nicht so ein Schnäppchen, wie sie zuerst dachte.

Vorteil eines lokalen Depots ist die oft gute Lieferverfügbarkeit der Produkte, ein einfaches Rückgaberecht und kurze Lieferzeiten.

Bei Online-Sparangeboten kann es hingegen schon einmal passieren, dass Sie auf die bestellte Ware länger als üblich warten müssen. Oder es handelt sich am Ende doch um ein qualitativ schlechteres oder im schlimmsten Fall sogar gefälschtes Produkt. Der günstige Preis kommt manchmal auch nicht ganz „umsonst" zustande. Es ist immer gut, die Augen offen zu halten.

5.3.3 Baupreise

Bei den Baupreisen sollten Sie ebenfalls versuchen, Pauschalpreise anzustreben. Einen Auftrag nach Kostenvoranschlag zu vergeben ist leichtfertig. Gehen Sie davon aus, dass sich der von

Ihnen kalkulierte Preis leicht verdoppeln kann. Bei Festpreisen sind Sie schon besser aufgehoben, es wird dann z. B. nach Quadratmeter tatsächlich verlegten Fußbodens auf der Basis des Festpreises pro Quadratmeter abgerechnet. Bei einem Pauschalpreis steht der Preis unabhängig vom tatsächlich realisierten Umfang fest. Es wird nicht aufgemessen. Allerdings setzt das natürlich klare Verhältnisse über die vereinbarte Maßnahme voraus. Und bei Umbauten wird sich ein Handwerker nur ungern auf einen Pauschalpreis einlassen, weil er nicht weiß, welche Schwierigkeiten im Detail während des Baus auf ihn zukommen werden. Aber Sie sollten es versuchen. Der Pauschalpreis ist in der Regel höher als das Festpreisangebot bzw. der Kostenvoranschlag, aber oft günstiger als das später tatsächlich abgerechnete Vorhaben. Behalten Sie gerade auch bei den Bauvorhaben aktiv die Kosten im Blick.

Tragen Sie die zu erwartenden Kosten in die Finanzplanungstabelle ein (▶ Kap. 4).

Und sollte es im Zuge der Baumaßname zu unvorhergesehen weitere Maßnahmen außerhalb des bereits definierten Auftrags kommen, die eine Erhöhung des Kostenvolumens erforderlich machen, bestehen Sie auf eine klare transparente Regelung und lassen Sie sich die zu erwartenden Mehrkosten im Zweifel besser schriftlich bestätigen. Es gibt sonst bei der Rechnung später ein böses Erwachen.

Bei Neubauten müssen Sie mit Erstellungskosten um die 2000 Euro pro Quadratmeter Nutzfläche rechnen. Achten Sie hier kritisch auf Angebote von Investoren, die Ihnen die Praxis für 1200 Euro/qm bauen wollen. Das geht nicht. Hier sind Folgekosten vorprogrammiert, die nicht in Ihrem Businessplan enthalten sind, und die Ihnen deshalb zum Verhängnis werden können. Und natürlich schwankt auch der Erstellungspreis je nach Ausstattung und Lage.

5.3.4 Mietpreise

Die Mietpreise liegen je nach Alter des Objektes und nach Ort zwischen 8 und 15 Euro pro Quadratmeter Kaltmiete. Hinzurechnen müssen Sie dann 2–3 Euro/qm für Wasser und Wärme, Stromkosten kommen noch dazu. In einigen Ortslagen kann die Kaltmiete deutlich höher liegen, die Warmmiete schwankt je nach Zustand des Objektes.

Die Raumkosten machen gemäß KZBV-Jahrbuch (2014) 7,0 % der Betriebskosten aus, im Vergleich zu 37,5 % für Personal. Man sollte sich also nicht gleich von einer hohen Quadratmeterkaltmiete abschrecken lassen. Ein gutes Objekt kann das Marketing sehr positiv verstärken und dadurch die Mehrkosten eventuell leicht ausgleichen.

5.4 Praxiswert und seine Ermittlung

5.4.1 Goodwill und materieller Wert

Wenn Sie eine Praxis übernehmen, müssen Sie einen Kaufpreis bezahlen. Sie steigen in die laufenden Verträge der Praxis ein und übernehmen auch die Mitarbeiter.

Der Preis orientiert sich an den in ▶ Kap. 4 vorgestellten Grundsätzen und an den tatsächlichen Marktverhältnissen. Wenn Sie diese Randbedingungen geklärt haben, übertragen Sie den zu erwartenden Preis in Ihren Finanzplan. Betrachten Sie die Gewinnaussichten des Gesamtvorhabens und spielen Sie Varianten mit veränderten Preisen durch.

Wenn Sie sich Klarheit über die finanziellen Auswirkungen verschafft haben, treten Sie in Kaufpreisverhandlungen mit dem Abgeber ein. Es gilt der Grundsatz, dass umsatzschwache Praxen heute kaum noch veräußerbar sind und dass gut gehende Praxen nach wie vor gut veräußerbar sind.

5.4.2 Unternehmensbewertung

In verschiedenen Fällen stellt sich die Frage nach dem Wert der Praxis, insbesondere bei Abgabe bzw. Übernahme, also für den Verkäufer und den Käufer. Für den Käufer stellt der

Wert, wenn er denn in einen vereinbarten Kaufpreis mündet, einen wesentlichen Teil der Investition in seine Existenzgründung dar. Darüber hinaus wird die Frage nach dem Wert bei Streitfällen, wie z. B. der Auflösung von BAG, bei Ehescheidungen oder im Erbfall gestellt, wobei in irgendeiner geeigneten Form eine „gerechte" Teilung vorgenommen werden muss. In diesem zweiten Fall wird der Wert in der Regel von öffentlich bestellten und vereidigten Sachverständigen festgestellt.

Karl Born, Unternehmensberater und Autor zahlreicher Bücher zum Thema Unternehmensbewertung, wird in verschiedenen Quellen folgendes Zitat zugeschrieben: „Unternehmensbewertung ist wie Unternehmensführung mehr Kunst als Wissenschaft." Die Bewertung stelle mehr Anforderungen, als nur eine Formel mit Zahlen zu füttern. Es gehe um eine fundierte Analyse, die unter Einbringung von wissenschaftlichen Erkenntnissen und viel Erfahrungen zu Aussagen über die künftige Entwicklung eines Unternehmens führt und sie in einem Zahlwert zusammenfasst.

Entscheidend ist hier der Verweis auf die zukünftige Entwicklung. Der Wert eines Unternehmens richtet sich nicht danach, was in der Vergangenheit mit einem Unternehmen verdient wurde, sondern nur danach, was (voraussichtlich) zukünftig damit verdient werden kann. Allerdings kann sich eine Prognose immer nur auf Daten der Vergangenheit stützen. Das macht die Angelegenheit schwierig.

Bevor wir uns mit den üblichen Methoden zur Bestimmung des Praxiswertes auseinandersetzen, sollen zunächst ein paar Grundbegriffe geklärt werden.

- **Substanzwertverfahren**

Der Substanzwert ist der Wert aller materiellen und immateriellen Wirtschaftsgüter des Unternehmens. Für die Arztpraxis sind dies:

- Reproduktionswert = materielle Wirtschaftsgüter
- Originärer (ideeller) Praxiswert = immaterielle Wirtschaftsgüter

Der Reproduktionswert entspricht dem Verkehrswert oder Wiederbeschaffungswert und stellt in seiner Gesamtheit, abgestimmt auf die Nutzbarkeit für die Gesamtpraxis, den Gebrauchswert der Praxis dar.

Der originäre Praxiswert, auch Firmenwert, ideeller Wert oder Goodwill genannt, ist der Wert der nicht bilanzierungsfähigen Wirtschaftsgüter wie Patientenstamm, Ruf der Praxis, Organisationsgrad, Personalqualifikation etc.

In ▶ Abschn. 4.10 wird zur Veranschaulichung betriebswirtschaftlicher Zusammenhänge ein kleines Plakatkleberunternehmen, das Lena vor ihrer Niederlassung gegründet hat, vorgestellt. Dort besteht der Substanzwert in erster Linie aus Eimer, Leim, Leiter, Auto etc. und in zweiter Linie aus den guten Geschäftsbeziehungen zu ihren Auftraggebern. Wenn jemand das Unternehmen kauft und nach dem Substanzwertverfahren bewertet, bezahlt er den Verkehrswert der Gegenstände, die er sich in diesem Zustand und zu diesem Preis auch anderswo kaufen könnte. Außerdem bewertet er die Tatsache, dass der Plakatklebeunternehmer eine gute Beziehung zu seinen Auftraggebern aufgebaut hat. Er muss diese Beziehung nicht seinerseits mühsam aufbauen, sondern kauft sie – z. B. in Form von Telefonnummern – mit.

- **Ertragswertverfahren**

Der Grundgedanke, der sich hinter dem Ertragswertverfahren verbirgt, ist die Frage nach den zukünftigen Profitaussichten des Unternehmens:

- Der Wert der Praxis ist die Summe aller zukünftigen Reinerträge = Gewinne

Der Praxisinhaber verzichtet dabei auf die zukünftig zu erwartenden Praxiserträge und erhält einen entsprechenden Gegenwert. Die Summe der zukünftigen Praxiserträge wird auf einen Bezugszeitpunkt, der meist der Kaufzeitpunkt ist, auf einen Betrag diskontiert (abgezinst). Das ist der Kaufpreis. Um dies zu erreichen, gibt es wiederum verschiedene Verfahren, die in diesem Buch nicht vertieft werden sollen.

In Lenas Fall stellt sich die Situation jetzt anders dar:

Lena

Lena überlegt sich, welchen Preis sie insgesamt für ihr Plakatkleberunternehmen erzielen möchte mit der Überlegung, dass sie ja mit dem Verkauf auf ihre zukünftigen Gewinne verzichten muss. Der Vorteil des Ertragswertverfahrens besteht darin, dass es relativ einfach anzuwenden ist, weil die Ermittlung des Reproduktionswertes und des originären Unternehmenswertes nicht erforderlich sind.

■ **Übertragbarkeit auf Zahnarztpraxen**

An Lenas Beispiel wird nun deutlich, warum die üblichen Methoden zur Bewertung von Arztpraxen so heftig umstritten sind. Es herrscht zwar unter Ökonomen die einhellige Auffassung, dass der Wert eines Unternehmens nur von seinen Ertragsaussichten abhängig ist, doch wie sieht das bei Lenas Kleinunternehmen aus?

Lena

Der Ertragswert tendiert aus Sicht des Käufers gegen Null, weil sich der zukünftige Ertrag allein durch seine Hände Arbeit ergibt. Und dafür wird er nichts oder nur wenig bezahlen. Er räumt zwar ein, dass Lena 40.000 Euro im Jahr verdient und insofern auch Anspruch auf einen Kaufpreis hat, aber dabei muss in irgendeiner geeigneten Form sein zukünftiger körperlicher Einsatz berücksichtigt werden. Wenn er sich einen Angestellten nehmen würde, der dem Kaufpreis entsprechende Personalkosten verursacht, dann bräuchte er das Unternehmen nicht zu kaufen. Er wird sich allenfalls überlegen, dass er sich die Mühe erspart, selbst bei Lenas Auftraggebern Aufträge zu akquirieren, und ihr für die Telefonnummern einen entsprechenden Preis bezahlt. Dann orientiert er sich aber eher am Substanzwertverfahren. Streng genommen wird hier der Wert natürlich auch am Ertragswert festgemacht – und der geht eben gegen Null. Die Sichtweise des Käufers weicht übrigens erheblich von Lenas Sichtweise ab, die ganz andere Preisvorstellungen auf der Basis des Ertragswertverfahrens hatte als der potenzielle Käufer.

Die Einigung zwischen Lena und einem potenziellen Käufer erfolgt grundsätzlich orientiert an der zweitbesten Alternative: Weder der Käufer noch Lena werden einen Preis akzeptieren, der weniger günstig ist als eine mögliche Alternative (ökonomisches Prinzip).

Anders sähe das aus, wenn unser Beispiel Lena inzwischen ein deutschlandweit operierendes Plakatklebeunternehmen hätte, das mit 1000 Angestellten Plakate klebt. Lena ist alleinige Gesellschafterin und profitiert von den Gewinnen, die das Unternehmen abwirft und sitzt nur noch im Aufsichtsrat. Der jährliche Gewinn beträgt 100.000 Euro im Jahr. Hier stellt sich für Lena und den Käufer die Frage nachvollziehbar parallel: Lena verkauft das Unternehmen nur zu einem Preis, aus dem die Zinsen mindestens 100.000 Euro pro Jahr betragen. Der Käufer zahlt nur einen Preis, mit dessen alternativer Investition ihm das maximal 100.000 Euro pro Jahr bringen würde.

Für die tatsächliche Entscheidung fließen nun zukunftsorientierte Fragen mit ein: Kann die Organisation verbessert werden, welche Zukunft hat die Branche, kann expandiert oder fusioniert werden und viele Aspekte mehr.

Zurück zur Zahnarztpraxis. Sie stellt sich eher dar wie das oben angeführte Kleinunternehmen. Kommen wir nun zu den üblichen konkreten Methoden zur Bestimmung des Praxiswertes.

5.4.3 Praxisbewertung speziell Bereich Medizin

Alte Ärztekammermethode

Die lange am häufigsten angewendete Methode ist die „Hinweise zur Bewertung von Arztpraxen" (Ärztekammermethode; Deutsches Ärzteblatt 84, Heft 14, 02.04.1987). Sie fand lange auch für Zahnarztpraxen Anwendung. Es muss allerdings darauf hingewiesen werden, dass es keine einheitliche und verbindliche Regelung zur Bewertung von Zahnarztpraxen gibt.

Sowohl bei der hier vorgestellten alten als auch bei der im folgenden Abschnitt vorgestellten neuen Ärztekammermethode werden der materielle Praxiswert (Reproduktionswert) und der immaterielle Praxiswert (ideeller Wert oder Goodwill) getrennt voneinander ermittelt. Das ist eines der Kritikpunkte dieser Methoden, z. B. auch des öffentlich rechtlich bestellten und vereidigten Sachverständigen für die Bewertung von Arzt- und Zahnarztpraxen, Dr. Detlev Nies (2010), die die Trennung nicht für sachgerecht halten, weil mit ihr eine Abkehr von der (allgemein akzeptierten) Ertragswertmethode verbunden ist.

Die Bewertung des Verkehrswertes der materiellen Praxisgüter erfolgt in der Regel durch Sachverständige oder Depots und soll hier nicht weiter vertieft werden.

Die Basis für die Ermittlung des Goodwills ist der Umsatz der Praxis der letzten drei Kalenderjahre vor der Bewertung. Hier stellt sich sofort die Frage, ob der Gesamtumsatz oder der Honorarumsatz gemeint ist. Während Nies vom Gesamtumsatz ausgeht, führt z. B. Bischoff (2011) den Honorarumsatz an. Die Autoren folgen dem Ansatz von Bischoff: Es ist nicht zu erkennen, inwieweit der Fremdlaborumsatz den Wert der Praxis direkt beeinflussen kann.

Von dem Mittelwert der Honorarumsätze ist jetzt ein kalkulatorischer Arztlohn abzuziehen. Dieser beträgt ab einem Honorarumsatz von 240.000 Euro 76.000 Euro. Wenn der Umsatz geringer ist, wird er nach ◘ Tab. 5.1 abgestuft.

◘ **Tab. 5.1** Abstufung kalkulatorischer Arztlohn

Übertragbarer Umsatz [in Euro]	Kalkulatorischer Arztlohn [in Prozent]
<40.000	0
<65.000	20
<90.000	30
<115.000	40
<140.000	50
<165.000	60
<190.000	70
<215.000	80
<240.000	90
>240.000	100

◘ **Tab. 5.2** Praxiswert alte Praxiskammermethode, Beispiel

Umsätze	Gesamt [in Euro]	Labor [in Euro]
Honorarumsatz Jahr -3	358.000	–
Honorarumsatz Jahr -2	399.000	–
Honorarumsatz Jahr -1	385.000	–
Mittlerer Umsatz	–	380.667
Abzgl. Sonderumsätze	–	0
Übertragbarer Umsatz	–	380.667
Abzgl. Arztgehalt	–	76.000
Anzusetzender Umsatz	–	304.667
Wertfaktor	–	33 %
Ideeller Wert	–	100.540
Spannweite	– 20 %	80.432
	+ 20 %	120.648

Der ideelle Praxiswert wird nun mit einem Drittel des korrigierten Umsatzes ermittelt. Ein Beispiel zeigt ◘ Tab. 5.2.

Die Honorarumsätze der vergangenen 3 Jahre bewegen sich um 380.000 Euro, vom Mittelwert (380.667 Euro) wird der Arztlohn dividiert. Ein Drittel davon beträgt 100.540 Euro. Das ist der ideelle Praxiswert. Objektive Merkmale (Ortslage, Praxisstruktur, Zahnarztdichte, Wettbewerber, Organisationsgrad der Praxis etc.) und subjektive Merkmale (Alter, Spezialisierungsgrad, Gesundheitszustand, besondere Qualifikation des Abgebers, Ruf der Praxis, Anzahl der Fälle, Patientenbindung mögliche Kündigungen des Personals etc.) können den Wert nach oben oder unten abweichen lassen. Die Ermittlung erfolgt meistens in sog. Bewertungsmatrizen. Die üblichen Grenzen der Beeinflussung liegen bei ± 20 %.

Die Einführung des Arztlohnes beantwortet die Frage, die sich bei Lenas Verkauf ihres Plakatklebeunternehmens stellte: Bei der Praxis macht es für den Käufer entsprechend Sinn,

100.540 Euro für die Praxis zu bezahlen, weil diese ja mehr abwirft, als wenn er als angestellter Zahnarzt arbeiten würde. Oder anders: Er hätte noch einen Gewinn, wenn er die Praxis kaufen und nur von einem angestellten Zahnarzt betreiben lassen würde (was er natürlich nicht darf).

Zu diskutieren wäre hier, warum der Goodwill nun eigentlich gerade ein Drittel des korrigierten Umsatzes sein soll. Nach allgemeiner Auffassung ist dieser Wert rein willkürlich gewählt. Darüber hinaus stellt sich die Frage, warum die Kostenstruktur und somit der erzielbare Gewinn überhaupt keine Berücksichtigung findet. In erster Linie ermöglicht doch der Gewinn eine Aussage darüber, inwieweit die Praxis für einen Übernehmer interessant ist.

Zumindest im letzten Punkt hat die neue Ärztekammermethode nachgebessert.

Neue Ärztekammermethode

Im Jahre 2008 wurde die neue Ärztekammermethode verabschiedet. Sie unterscheidet sich von der alten durch die Berücksichtigung der Kosten und ist somit am Gewinn orientiert. Außerdem werden nicht übertragbare Umsätze wie Gutachtertätigkeiten, Miet- und Zinserträge etc. (Sonderumsätze) abgezogen. Es ergibt sich der übertragbare Umsatz. Anschließend werden auch die nicht übertragbaren Kosten wie z. B. Abschreibungen, Finanzierungskosten, unangemessene Gehaltszahlungen und zukünftig entstehende veränderte Kosten wie z. B. Mietzahlungen für den Praxisabgeber dividiert. Es ergeben sich die übertragbaren Kosten. Der Umsatz abzüglich der Kosten ergibt den Gewinn, wovon noch der bereits in der alten Methode vorgestellte Arztlohn abzuziehen ist. Es ergibt sich der nachhaltig erzielbare Gewinn.

Schließlich wird noch ein Prognosefaktor eingeführt. Er berücksichtigt, wie lange von einer Patientenbindung an den Praxisabgeber ausgegangen werden kann. Bei einer Einzelpraxis sollen das 2 Jahre sein, bei einer BAG, in der z. B. ein Gesellschafter verbleibt, 2,5 Jahre. In unserem Beispiel sieht das wie in ◘ Tab. 5.3 aus.

Es fällt auf, dass der Praxiswert hier mit 146.000 Euro sehr viel höher ist als bei Anwendung der alten Methode. Der Grund liegt in diesem Beispiel in dem verhältnismäßig hohen Gewinn der Praxis. Er beträgt 32 % des Gesamtumsatzes, während dieser Wert im Mittel etwas geringer ausfällt. Zu diskutieren wäre hier, warum der Prognosefaktor, der das „Dritteln" der alten Methode ablöst, nun genau 2 bzw. 2,5 betragen soll.

Nies (2010) kritisiert zu Recht noch weitere Aspekte dieses Verfahrens. Diese sollen hier nicht im Einzelnen diskutiert werden. Nur eines erscheint den Autoren maßgeblich: Bisher wurde die tatsächliche Marktsituation in keinem Verfahren berücksichtigt. Dieser Aspekt soll mit der IBT-Methode eingeführt werden.

❯ Ein begnadeter Sandfigurenbauer erbaut mitten in der Sahara die größte und schönste Sandfigur, die jemals erschaffen wurde. Allerdings hat sie noch keiner je gesehen, denn dort kommt selten mal jemand vorbei. Drei Jahre hat er daran gearbeitet. Nun will er sie verkaufen. Er bewertet seine Leistung mit einem gewerkschaftlich festgelegten Jahresentgelt in Höhe von 40.000 Euro, insgesamt also 120.000 Euro. Allerdings muss er feststellen, dass sich kein Käufer findet. Nur ein netter Beduine will ihm 1 Euro dafür geben.

❯ Der Preis macht sich am Markt fest, nicht an den Vorstellungen des Verkäufers.

IBT-Methode

Die IBT-Methode geht auf das Sachverständigeninstitut Frielingsdorf und Partner zurück. Sie wird allgemein wenig akzeptiert. Eine ausführliche Beschreibung des Verfahrens findet sich unter anderem unter ▶ http://frielingsdorf-partner.de. Das Verfahren ist sehr aufwendig und soll deshalb hier nicht in allen Einzelheiten wiedergegeben werden. Außerdem werden in dem Verfahren – und das ist sehr zu begrüßen – die individuelle

▣ **Tab. 5.3**   Praxiswert neue Ärztekammermethode, Beispiel

Umsätze	Gesamt	Labor [in Euro]	Honorar [in Euro]
Umsatz Jahr – 3	456.000	98.000	358.000
Umsatz Jahr – 2	461.000	62.000	399.000
Umsatz Jahr – 1	464.000	79.000	385.000
Mittlerer Umsatz	460.333	79.667	380.667
Abzgl. Sonderumsätze	–	–	0
Übertragbarer Umsatz	–	–	380.667
Kosten	Gesamt	Ohne Labor	Ü. Kosten
Kosten Jahr – 3	333.000	98.000	235.000
Kosten Jahr – 2	290.000	62.000	228.000
Kosten Jahr – 1	311.000	79.000	232.000
Mittlere Kosten	–	–	231.667
Abzgl. n. ü. Kosten	–	–	0
Übertragbare Kosten	–	–	231.667
Gewinn	–	–	–
Übertragbarer Gewinn	–	–	149.000
Abzgl. Arztgehalt	–	–	76.000
Nachhaltig erzielbarer Gewinn	–	–	73.000
Wert	–	–	–
Prognosemultiplikator	2,0	–	–
Ideeller Wert	–	–	146.000
Korrigierter ideeller Wert	–	–	146.000
Spannweite	– 20 %	–	116.800
	+ 20 %	–	175.200

marktwirtschaftliche Situation und weitere individuelle Komponenten der jeweiligen Praxis berücksichtigt, so dass eine allgemeine Darstellung erschwert wird.

Den Autoren geht es um das prinzipielle Vorgehen, und das soll im Folgenden kurz vorgestellt werden. Auch bei der IBT-Methode wird die Ermittlung von materiellem und immateriellem Praxiswert getrennt durchgeführt. Die Ermittlung des immateriellen Praxiswertes erfolgt wie oben beschrieben.

Der Goodwill wird bei der IBT-Methode nicht in erster Linie bezogen auf die Werte der Praxis, sondern auf deren Einordnung in den Markt bezogen berechnet.

Zunächst wird der in Deutschland im Mittel erzielte Goodwill bezogen auf den mittleren Umsatz ins Verhältnis zum Umsatz der zu betrachtenden Praxis gesetzt.

$$Fu = \frac{Durchschnitts - Goodwill}{Durchschnittsumsatz}$$

Der Durchschnittsumsatz betrug 2009 ca. 400.000 Euro, der Durchschnitts-Goodwill ca. 103.000 Euro (IDZ InvestMonitor und KZBV-Jahrbuch 2009, Werte Einzelpraxis in Westdeutschland 2008, hochgerechnet für 2009).

$$FU = 0,2575$$

Das bedeutet, dass der Durchschnitts-Goodwill 26 % des Durchschnittsumsatzes beträgt. Bezogen auf unsere Beispiel-Praxis mit einem Umsatz in Höhe von 460.333 Euro müsste der Goodwill – bezogen auf Deutschland – 26 % davon betragen, also 118.536 Euro. Das wäre marktgerecht, wenn man allein den Umsatz als Bezugsgröße wählt. Hinzugerechnet wird aber nun noch der gewinnbezogene Goodwill-Anteil, ermittelt über den Wert F_G.

$$FG = FU \times \frac{1}{EBIT}$$

Der EBIT ist die durchschnittliche Rentabilität der Fachgruppe Zahnheilkunde, bereinigt um den Zinsanteil. Der EBIT 2009 betrug 33,7 %.

$$FG = 0,7639$$

Das bedeutet, dass der mittlere Goodwill 76 % des mittleren Gewinns beträgt. Bezogen auf unsere Praxis müsste dieser Wert also 113.821 Euro betragen.

Die beiden Größen, also der mittlere umsatzbezogene und der mittlere gewinnbezogene Goodwill, werden addiert und durch 2 geteilt, also das arithmetische Mittel gebildet. In unserem Beispiel beträgt dieser Mittelwert ca. 116.000 Euro. Man erhält somit einen guten ersten Basiswert für die angemessene Einordnung der zu untersuchenden Praxis in ein marktgerechtes Umfeld (◘ Tab. 5.4).

Zu beachten ist, dass mit dieser Methode erstmalig die aktuelle (bzw. leider aufgrund der Datenverfügbarkeit ca. 2 Jahre zurückliegende) und tatsächliche bundesweite Marktsituation berücksichtigt wird. Das allein kann als wegweisender Fortschritt betrachtet werden.

Die Summe wird mit einem ortsbezogenen (Berücksichtigung der tatsächlich realisierten Ergebnisse in einem vergleichbaren Umfeld) Wert, dem Sättigungsgrad S, multipliziert. Der Sättigungsgrad wurde in unserem Beispiel mit 1 angesetzt (es liegen keine spezifischen Daten vor). Weiterhin finden individuelle Bewertungen statt, mit denen das Ergebnis um bis zu ± 50 % schwanken kann.

Hinsichtlich der Einführung des Sättigungsgrades könnte kritisiert werden, dass dieser wieder eine entsprechende Willkür wie die Faktoren in den anderen Methoden ermöglicht. Der Korrekturfaktor S ist aber nicht derart pauschal – und wenn gute regionale Daten vorliegen, ist diese Methode sicher näher an dem tatsächlichen Marktwert als die vorgenannten. Ideal wäre es, wenn die regionalen Werte in Form eines „Goodwill-Spiegels" veröffentlicht werden würden.

Modifiziertes Ertragswertverfahren

Das modifizierte Ertragswertverfahren hat sich seit einem Grundsatzurteil aus 2011 etabliert, obwohl es – das sei noch einmal betont – kein verbindlich vorgeschriebenes Verfahren zur Praxiswertermittlung gibt. Auf eine ausführliche Beschreibung soll an dieser Stelle verzichtet werden, weil sich der Autor Sander (2014) damit intensiv auseinandergesetzt hat. Vereinfacht:

Das modifizierte Ertragswertverfahren orientiert sich an den in ▶ Abschn. 5.4.2 beschriebenen Grundsätzen: Welcher Ertrag kann zukünftig mit der Praxis erwirtschaftet werden? Beispiel: Die Gewinnerwartung beträgt 200.000 Euro pro Jahr (vor den Abschreibungen, die die Gewinne weiter reduzieren). Nun muss ein kalkulatorischer Arztlohn abgezogen werden. Beispiel: Bei entsprechender Tätigkeit kann der gedachte Käufer in vergleichbarer Situation 100.000 Euro als angestellter Zahnarzt einschließlich Arbeitgeberanteil verdienen. Dann beträgt sein zu erwartender Reinertrag vor Steuern 100.000 Euro. Davon muss die typisierte Ertragssteuer (35 %) abgezogen werden. Es bleiben 65.000 Euro.

◘ **Tab. 5.4**   Praxiswert IBT-Methode, Beispiel

Umsätze	Gesamt [in Euro]	Labor [in Euro]	Honorar [in Euro]
Umsatz Jahr – 3	456.000	98.000	358.000
Umsatz Jahr – 2	461.000	62.000	399.000
Umsatz Jahr – 1	464.000	79.000	385.000
Mittlerer Umsatz	460.333	79.667	380.667
Abzgl. Sonderumsätze	–	–	0
Übertragbarer Umsatz	–	–	380.667
Kosten	Gesamt	Ohne Labor	Ü. Kosten
Kosten Jahr -3	333.000	98.000	235.000
Kosten Jahr -2	290.000	62.000	228.000
Kosten Jahr -1	311.000	79.000	232.000
Mittlere Kosten	–	–	231.667
Abzgl. n.ü. Kosten	–	–	0
Übertragbare Kosten	–	–	231.667
Gewinn	–	–	–
Übertragbarer Gewinn	–	–	149.000
Durchschnitts-Goodwill D 2009	103.000	–	–
Durchschnitts-Umsatz D 2009	400.000	–	–
FU (Verh. D-GW zu D-U)	0,2575	–	–
Kosten/Umsatz D 2009	68,2 %	–	–
Kostenquote Zinsen D 2009	1,9 %	–	–
Kostenquote bereinigt	66,3 %	–	–
Durchschnittlicher EBIT	33,7 %	–	–
FG	0,7639	–	–
Sättigungsgrad S	1,0	–	–
Basiswert Goodwill BK	116.176	–	–
Ideeller Wert	–	–	116.176
Korrigierter ideeller Wert	–	–	116.176
Spannweite	– 50 %	–	58.088
	+ 50 %	–	174.264

Mit der Annahme eines sogenannten Ergebniszeitraums von 3 Jahren (der noch bereinigt werden muss mit finanzmathematischen Methoden (siehe Sander 2014)) ergibt sich ein Wert von etwas weniger als 195.000 Euro.

Das Verfahren ist sehr komplex und setzt Erfahrungen in der Praxisökonomie und Kenntnisse in der Bewertungslehre voraus.

5.5   Unternehmensanmeldungen

Auf dem Weg zum Ziel sind nun auch noch ein paar formale Dinge zu beachten, z. B. die Anmeldung beim Finanzamt, bei der KZV und bei der Kammer. Beim Gewerbeamt müssen Sie sich nicht anmelden, weil Sie als Freiberufler kein Gewerbe betreiben.

Es besteht die Gefahr, dass Sie in die Gewerblichkeit übergehen, wenn Sie über die Freiberuflichkeit hinausgehen. Die Idee bei der Freiberuflichkeit ist, dass Sie Ihre Tätigkeit weisungsungebunden weitgehend selbst ausführen. Mit bis zu zwei angestellten Zahnärzten wird auch weiterhin unterstellt, dass Ihre persönliche Leistung in der Praxis im Vordergrund steht. Wenn Sie aber mehrere Zahnärzte anstellen und/oder viele Filialpraxen gründen wollen, tun Sie dies, um mit einer solchen Konstruktion Geld durch die Arbeit anderer Zahnärzte verdienen zu wollen. Das wäre prinzipiell kein Problem, fast alle Unternehmen arbeiten genau so. Nur das wäre dann eben eine gewerbliche Tätigkeit, die die Anmeldung bei Gewerbeamt, ggf. die Erhebung von Mehrwertsteuer und die Zahlung von Gewerbesteuer nach sich ziehen würde. Deshalb ist das nicht zulässig.

> Achten Sie darauf, dass Sie bei der Anmeldung keine Fehler machen, das kann aus genannten Gründen sehr teuer werden.

- **Kassenzahnärztliche Vereinigung (KZV)**

Die KZV gibt es für jedes Bundesland (nur in NRW gibt es zwei). Über die KZV werden die gesetzlichen Leistungen des Zahnarztes abgerechnet. Die KZV refinanziert diese Zahlungen über die gesetzlichen Krankenkassen. Die KZV ist eine Selbstverwaltungskörperschaft des öffentlichen Rechts, deren Leitung auf der Basis des Grundgesetzes aus der Zahnärzteschaft heraus gewählt wird. Ihr gesetzlicher Auftrag besteht in der Sicherstellung der zahnärztlichen Versorgung der Bevölkerung.

Um über die KZV abrechnen zu können, was Voraussetzung dafür ist, dass Sie KZV-Leistungen anbieten dürfen, müssen Sie Ihre Praxis dort anmelden. Planen Sie die Anmeldung rechtzeitig mindestens 3 Monate vor der Praxisgründung und informieren Sie sich über die vorgeschriebenen Fristen und Vorgaben für Einreichung von Anträgen.

Bei der beantragten Zulassung einer Filialpraxis (Zweigniederlassung) ist der Ausschuss nicht zustimmungspflichtig: hier müssen zusätzlich die Forderungen erfüllt sein, dass die Versorgung am Ort Ihrer Hauptniederlassung auch weiterhin sichergestellt ist und dass das Gebiet der Filialpraxis nicht überversorgt ist.

- **Zahnärztekammer**

Wenn Sie den Beruf als Zahnarzt ausüben, sind Sie Pflichtmitglied der für den Sitz der Praxis, in der Sie tätig sind, zuständigen Zahnärztekammer. Gleichzeitig sind Sie Pflichtmitglied des jeweils zugehörigen Altersversorgungswerks.

- **Zum Weiterarbeiten und Vertiefen (Literatur)**
- Hinweise zur Praxisorganisation: Freier Verband der deutschen Zahnärzte e.V.: ▶ http://www.fvdz-media.de
- Kreditanstalt für Wiederaufbau: ▶ http://www.kfw.de

5.6 Konkretisierung Business- und Zeitplan

5.6.1 Systematische Projektplanung

Planen Sie alle Schritte schriftlich. Verwenden Sie das in ▶ Abschn. 5.1 dargestellte Muster. Wenn Sie so planen, haben Sie gute Chancen, gegen alles Unvorhergesehene gut gewappnet zu sein.

5.6.2 Konkretisierung des Businessplans

Je mehr Informationen Sie haben, desto konkreter wird der Finanzplan als Teil Ihres Businessplans. Passen Sie ihn stets gemäß den neuen Erkenntnissen an und führen Sie auf der Basis dieser Überlegungen die Gespräche mit Ihren Geschäftspartnern, z. B. der Bank.

Die Betriebswirtschaftslehre in der Zahnarztpraxis

Thomas Sander und Michal-Constanze Müller

6.1   **Erlöse, Umsätze, Kosten und Gewinn – 154**

6.2   **Einnahmen und Ausgaben – 155**

6.3   **Betriebswirtschaftliche Auswertung (BWA) – 155**

6.4   **Abschreibungen – 156**

6.5   **Anmerkung zu Wirtschaftlichkeit und Effizienz – 158**

6.6   **Controlling – 159**
6.6.1   Controlling für die kleine Praxis – 161
6.6.2   Vertieftes Controlling – 162

6.7   **Der Zahlungsfluss in der Zahnarztpraxis – 167**
6.7.1   Preiselastizität – 168
6.7.2   Synergiepotenziale – 171

© Springer-Verlag GmbH Deutschland 2018
T. Sander, M.-C. Müller (Hrsg.), *Meine Zahnarztpraxis – Ökonomie*, Erfolgskonzepte Zahnarztpraxis & Management, https://doi.org/10.1007/978-3-662-54561-4_6

Wir wollen Sie mit diesem Kapitel nicht zum Betriebswirtschaftler für Zahnarztpraxen machen. Wir möchten aber, dass Sie sich qualifiziert mit Ihrem Steuerberater und der Bank auseinandersetzen können. Dazu sind einige Begriffe und Zusammenhänge wichtig, die wir in diesem Kapitel erörtern werden. Teilweise wurden sie bereits im Rahmen der Finanzplanung in ▶ Kap. 4 erläutert, dort aber mit einem anderen Ziel. Einige Begriffe müssen daher hier noch einmal näher erklärt werden. Für die übrigen Begriffe wird auf ▶ Kap. 4 verwiesen.

6.1 Erlöse, Umsätze, Kosten und Gewinn

Erlöse bzw. Umsatzerlöse oder Umsätze (das wird überwiegend synonym verwendet, wir wollen im Folgenden von Erlösen sprechen), Kosten und Gewinn sind Begriffe der Kostenrechnung.

Sie erwirtschaften mit Ihrer zahnärztlichen Tätigkeit Erlöse in Form von Geld oder Forderungen von bzw. an Patienten, für die Sie Leistungen erbracht haben. Mit der Erbringung der Leistungen sind bei Ihnen Kosten verbunden. Die Gegenüberstellung von Kosten und Leistungen nennt man Kosten- und Leistungsrechnung. Damit können Sie ermitteln, welche Kosten Ihnen bei der Erbringung einer bestimmten Leistung entstehen.

Scheinbar besonders ist hier, dass die Erlöse bereits entstehen, wenn Sie eine Forderung in Form einer Rechnung an den Patienten geschrieben haben, auch wenn das Geld noch nicht geflossen ist. Das Analoge gilt für die Kosten: Wenn Sie die Laborrechnung noch nicht bezahlt haben, liegen die Kosten bereits als Verbindlichkeiten vor. Und manche Kosten sind noch nicht einmal mit Geldabfluss verbunden, z. B. die Abschreibungen. Es handelt sich dabei um kalkulatorische Kosten.

Erlöse umfassen in der Praxis alle Erlöse, auch für die Laborleistungen, für die Sie eine Rechnung an die Patienten schreiben. Im Gegenzug stellen die Verbindlichkeiten, die Sie gegenüber dem Labor haben, bzw. die Geldzahlung an das Labor, Kosten dar.

Die Differenz zwischen Erlösen und Kosten stellt den Gewinn bzw., wenn die Differenz negativ ist, den Verlust dar. Die folgende Gleichung ist die Grundlage der Gewinn- und Verlustrechnung (GuV). Der Gewinn muss versteuert werden, grundsätzlich egal, wann die Erlöse und Kosten in Form von Geldbewegungen angefallen sind. Entscheidend ist das Jahr, in dem sie angefallen sind, wobei das Geschäftsjahr nicht unbedingt dem Kalenderjahr entsprechen muss, es in 99,9 % aller Unternehmen aber ist.

$$EL - KO = GE$$

EL: Erlöse; KO: Kosten; GE: Gewinn

Wenn Sie nicht bilanzieren, was Sie als Freiberufler nicht müssen, wird nach der Einnahmen-Überschuss-Rechnung verfahren. Dann versteuern Sie nur die Erlöse, die in Form von Geldbewegungen abzüglich der Kosten in Form von Geldbewegungen im Geschäftsjahr angefallen sind.

Die Betrachtungsweise der GuV, bei der die Erlöse und Gewinne in das Jahr der tatsächlichen Leistungserbringung gebucht werden, ermöglicht eben auch eine genaue Zuordnung der Leistungen und Kosten. Das ist bei der Einnahmen-Überschuss-Rechnung nicht der Fall: Hier erbringen Sie beispielsweise eine umfangreiche Leistung am Ende des Jahres, und wenn sie dann im Januar bezahlt wird, wird sie erst auch als Einnahme des Folgejahres gebucht. Im Extremfall leisten Sie in diesem Jahr sehr viel und haben wenige Erlöse, und im nächsten Jahr arbeiten Sie wenig und erlösen sehr viel. Die Konsequenzen sollten Sie im Jahresgespräch mit Ihrem Steuerberater erörtern.

Eine durchschnittliche Situation für einen deutschen Praxisinhaber wäre:

$$El - Ko = Ge$$
$$400.000 \, Euro - 280.000 \, Euro = 120.000 \, Euro$$

Die Kostenquote ist 70 %.

Der Vollständigkeit halber sei erwähnt, dass die Situation bei vielen Unternehmern, die sich in Form einer Kapitalgesellschaft organisiert haben, etwas anders aussieht. Wegen der Trennung von Gesellschaft und Gesellschaftern erwirtschaften die Inhaber z. B. einer GmbH einen Gewinn, der dem obigen System entspricht. Nun kann es aber sein, dass der Inhaber (also der Gesellschafter) selbst in seiner eigenen GmbH angestellt ist, z. B. als Geschäftsführer. Dann bekommt er ein Gehalt, das zu den Kosten zählt. Nach Vorlage des Jahresabschlusses bekommt er als Gesellschafter dann zusätzlich noch einen Gewinn.

6.2   Einnahmen und Ausgaben

Einnahmen und Ausgaben sind grundsätzlich Begriffe aus der Liquiditätsrechnung. Diese sollten Sie unbedingt im Rahmen Ihrer Finanzplanung vornehmen, wenn Sie Existenzgründer sind (▶ Kap. 4). Denn Sie müssen ermitteln, wann Sie welche Gelder flüssig zur Verfügung haben müssen. Das gilt auch für Praxisentwickler, wenn sie ein größeres Projekt vorhaben. Zu den Einnahmen zählen auch aufs Konto fließende Darlehen der Bank, Privateinlagen und eben die Einnahmen aus den Tätigkeiten. Zu den Ausgaben zählen auch – in voller Höhe – die Investition z. B. in eine neue Behandlungseinheit und natürlich alle Personal- und sonstige Ausgaben sowie Ihre Privatentnahmen. Allerdings nicht die Abschreibungen, denn die fließen ja nicht wirklich ab.

In der Liquiditätsrechnung ist also die Differenz zwischen Einnahmen und Ausgaben letztlich der Kontostand:

$$EN - AG = KS$$

EN: Einnahmen; AG: Ausgaben; KS: Kontostand

Damit das alles für Laien nun ganz besonders schwer zu verstehen ist, werden die gelernten Begriffe in der Einnahmen-Überschuss-Rechnung durcheinander gewürfelt.

Das Besondere an dieser Methode zur Gewinnermittlung ist nämlich das Zufluss- und Abflussprinzip, bei dem eben nur die tatsächlich geflossenen Einnahmen und Ausgaben zur Gewinnermittlung herangezogen werden (Ausnahme Investitionen, Abschreibungen, Einlagen,

Entnahmen etc.). Die Differenz von Einnahmen und Ausgaben führt hier also zum Begriff Gewinn (bzw. Verlust). Ihr Steuerberater nennt das auch Betriebsergebnis. Es gelten die Grundsätze der Gewinn- und Verlustrechnung, es werden aber die Begriffe der Liquiditätsrechnung verwendet. Zu den Einnahmen zählen die KZV-Einnahmen etc., aber eben nicht die Einlagen (z. B. Darlehen), zu den Ausgaben zählen nicht die Entnahmen und die Investitionen, z. B. in die neue Behandlungseinheit, dafür aber die Abschreibungen.

$$EN - AG = BE$$

EN: Einnahmen; AG: Ausgaben; BE: Betriebsergebnis

Das Betriebsergebnis wird zur Steuerermittlung herangezogen, Sie zahlen aus dem Betriebsergebnis Steuern, Vorsorgeaufwendungen etc. Was verbleibt, steht Ihnen für Ihre privaten Zwecke zur Verfügung.

Um die Übersicht zu behalten, erstellt Ihnen Ihr Steuerberater z. B. monatlich eine kurzfristige Erfolgsrechnung oder Betriebswirtschaftliche Auswertung (BWA).

6.3   Betriebswirtschaftliche Auswertung (BWA)

Die BWA gibt Ihnen auf der Grundlage Ihrer Finanzbuchhaltung Auskunft über Ihre aktuelle Kosten- und Erlössituation und somit über Ihre Ertragslage. Sie ist zeitnah erstellt, aber eben auch nur vorläufig und noch mit Unsicherheiten behaftet. In der Regel wird die BWA in Verbindung mit einer kurzfristigen Erfolgsrechnung erstellt, d. h., dass auch die Leistungen den Kosten gegenübergestellt werden sollen. Das ist aber für Zahnärzte erschwert, weil die Leistungserbringung in der Regel nicht vom Steuerberater erfasst wird, sondern lediglich die tatsächlich geflossenen Einnahmen gesehen werden. Wir wollen also im Folgenden nur von BWA sprechen. Das Thema Erfolgsrechnung soll im ▶ Abschn. 6.6 (Controlling) näher betrachtet werden.

In der BWA werden den verschiedenen Einnahmen und Ausgaben oft die folgenden Werte zugeordnet:

- Aktueller Monatswert (wie viel hat die Praxis z. B. in diesem Monat an Praxisgebühr eingenommen)
- Vergleichswert desselben Monats des Vorjahres
- Unterschied zwischen beiden Monaten absolut
- Unterschied zwischen beiden Monaten in Prozent
- Und das alles noch einmal aufsummiert für alle bisherigen Monate des Jahres
- Manchmal sind den einzelnen Positionen noch die jeweiligen Prozentzahlen des Anteils der Position an dem Gesamtblock, also z. B. Anteil Personalkosten an den Gesamtkosten, angefügt
- Manchmal fügt der Steuerberater noch Vergleichsgrößen anderer Praxen hinzu

◧ Abb. 6.1 zeigt, wie eine Beispiel-BWA aussehen kann.

Im Mai hat der Zahnarzt 27.000 Euro eingenommen, 1.000 Euro = 3,7 % mehr als im Mai des Vorjahres. Seine Personalausgaben sind zum Vergleichsmonat um 5 % gestiegen, seine Gesamtausgaben um 4,4 % gesunken. Insgesamt hat sich sein Ergebnis in diesem Jahr bis Mai um 58,3 % verbessert.

Inwieweit diese Angaben nun aussagekräftig sind, kann diskutiert werden. Denn z. B. große Abschlagszahlungen beeinflussen das Ergebnis beträchtlich.

▶ **Die Betriebswirtschaftliche Auswertung (BWA) macht keine Aussage darüber, inwieweit diesen Einnahmen Leistungen zugeordnet werden. Die BWA ist darum als Controlling-Instrument nur bedingt tauglich.**

Da für Sie letztlich nur der Honorarumsatz ausschlaggebend ist, weil Sie die Einnahmen aus Labortätigkeit 1 zu 1 an das Labor weitergeben, weist mancher Steuerberater noch die eigentliche Praxisleistung als Differenz von Praxiseinnahmen und Fremdlaborausgaben aus.

Darüber hinaus fügt der Steuerberater im Anschluss an die Erfolgsrechnung noch die Liquiditätsrechnung bei, indem er das Ergebnis um die Abschreibungen, die ja tatsächlich nicht abgeflossen sind, erhöht, sowie um Privatentnahmen, Darlehenstilgungen etc. bereinigt.

6.4   Abschreibungen

Um den Begriff Abschreibungen zu verstehen, analysiert man ihn am besten über eine bilanzielle Betrachtung. In einer Bilanz wird immer das Vermögen einer Gesellschaft, sei es nun eine juristische, wie z. B. eine GmbH, oder eine natürliche Person wie ein Zahnarzt, am Bilanzstichtag dargestellt. Also z. B. am 31.12.2016.

Am 31.12.2016 hatte Hans ein neues Auto im Wert von 24.000 Euro und Bargeld in Höhe von 2.000 Euro. Sonst hat Hans kein Eigentum. Sein Vermögen betrug somit 26.000 Euro. Dass sein Auto einen Vermögenswert von 24.000 Euro darstellt, hat Hans sich in seiner Bilanz aufgeschrieben. Sein Bargeldbestand beträgt 2000 Euro, das trägt Hans auch in seine Bilanz ein.

Im Jahr 2017 hat er 10.000 Euro eingenommen und 9000 Euro ausgegeben. Sein Bargeldbestand beträgt am 31.12.2017 daher 3000 Euro. Allerdings hat sein Auto durch Benutzung und Zeit an Wert verloren. Wie viel, wissen wir nicht. Das zeigt sich erst bei einem Verkauf. Hans will aber nicht verkaufen. Er will nur Kenntnis über sein Vermögen haben. Deshalb wird hier eine Hilfsgröße vereinbart und angenommen, dass ein Auto über einen Zeitraum von 6 Jahren linear seinen Wert verliert. In diesem Jahr also ein Sechstel von 24.000 Euro = 4000 Euro.

Hans notiert sich am 31.12.2017 also in seiner Bilanz, dass sein Auto nur noch einen Vermögenswert von 20.000 Euro hat und dass sein Bargeldbestand 3000 Euro beträgt. Insgesamt hat er jetzt ein Vermögen in Höhe von 23.000 Euro (ein Jahr zuvor 26.000 Euro). Sein Bilanzverlust gegenüber dem 31.12.2016 beträgt demnach 3000 Euro.

Bezeichnung	Mai 11	Mai 10	Veränderung	Veränderung	Jan - Mai 11	Jan - Mai 10	Veränderung	Veränderung
	Euro	Euro	Euro	%	Euro	Euro	Euro	%
Betriebseinnahmen								
Einnahmen KZV	13.000	12.000	1.000	7,7%	66.500	57.500	9.000	13,5%
Einnahmen Praxisgebühr	2.000	2.500	-500	-25,0%	11.500	10.000	1.500	13,0%
Privatliquidationen	12.000	11.500	500	4,2%	61.500	55.000	6.500	10,6%
Summe Einnahmen	27.000	26.000	1.000	3,7%	136.500	127.500	9.000	6,6%
Betriebsausgaben								
Personalausgaben	10.000	9.500	500	5,0%	51.500	45.000	6.500	13%
Fremdleistungen	3.000	3.500	-500	-16,7%	16.500	15.000	1.500	9%
Raumkosten	3.500	3.500	0	0,0%	19.000	15.000	4.000	21%
Abschreibungen	1.000	1.000	0	0,0%	6.500	2.500	4.000	62%
Sonstige Ausgaben	5.000	6.000	-1.000	-20,0%	26.500	27.500	-1.000	-4%
Summe Ausgaben	22.500	23.500	-1.000	-4,4%	114.000	115.000	-1.000	-1%
Vorläufiges Ergebnis	4.500	2.500	2.000	44,4%	24.000	10.000	14.000	58,3%

▫ Abb. 6.1 Betriebswirtschaftliche Auswertung (beispielhaft)

Den Vermögensverlust aufgrund des o. g. Werteverzehrs nennt man Abschreibung. Steuerlich betrachtet nennt man dies Absetzung für Abnutzung (AfA), d. h. man kann diese Abnutzung steuerlich geltend machen, indem man den Wertverlust vom Einnahmen-Überschuss abzieht und nur die Differenz, also den Gewinn nach Abzug dieser Abschreibungen, versteuert.

Die Abschreibung hat nichts mit der Tilgung zu tun, obwohl diese beiden Aspekte oft eng miteinander zusammenhängen. Nehmen wir einmal an, Hans hat sich die 24.000 Euro für sein Auto geborgt und muss nun jedes Jahr 4000 Euro abstottern. Das kann er in diesem Jahr nicht, weil er nur 1000 Euro Liquiditätszuwachs hatte und sein Barvermögen jetzt 3000 Euro beträgt. Aus diesem Barvermögen (nach Steuern) muss der Kredit getilgt werden, auch wenn er für den Betrieb (also z. B. die Praxis) aufgenommen wurde.

Hans verlängert seine Kreditlaufzeit auf 8 Jahre und tilgt jetzt 3000 Euro. An der Abschreibungssituation ändert das nichts. Aber an der Einstellung von Hans, denn der strengt sich nun an, in 2018 erheblich mehr einzunehmen.

6.5 Anmerkung zu Wirtschaftlichkeit und Effizienz

Grundsätzlich ist Wirtschaftlichkeit ein Maß für Effizienz

$$Effizienz = \frac{Ertrag}{Aufwand}$$

Für den Freiberufler stellen seine Arbeitszeit und der Einsatz seiner Ressourcen (Personal, Räume, Geräte, Materialien etc.) den Aufwand dar. Je höher der Umsatz, desto größer ist bei konstantem Aufwand die Effizienz. Allerdings steigt in der Regel mit wachsendem Umsatz auch der Aufwand.

Der Zahnarzt fasst seine Effizienz konkret wie folgt auf:

$$Effizienz = \frac{Gewinn}{Arbeitszeit}$$

Je höher der Gewinn und/oder je niedriger die vom Zahnarzt aufgewendete Arbeitszeit, desto effizienter bzw. wirtschaftlicher arbeitet er.

In ◘ Abb. 6.2 ist der Praxisgewinn in Abhängigkeit von der Größe der Praxis – gemessen am Umsatz – dargestellt. Je größer die Praxis, desto größer ist der Gewinn, sowohl absolut als auch anteilig. Die Ursache hierfür liegt in der Ausschöpfung der vorhandenen Synergiepotenziale. Bemerkenswert erscheint hier, dass es für Einzelpraxen (hier wurden lediglich Einzelpraxen betrachtet) im Mittel einen Maximalwert beim anteiligen Gewinn in Höhe von ca. 35 % zu geben scheint.

Es kann davon ausgegangen werden, dass sich bei der Bildung größerer Einheiten z. B. in Form von BAGs dieser Trend grundsätzlich fortsetzt, obwohl es im Einzelfall denkbar ist, dass es kleine BAG mit einem ungünstigen Umsatz-Gewinn-Verhältnis gibt. Aber selbst bei einem konstanten relativen Gewinn wächst der absolute Gewinn mit dem Umsatz.

Jede Praxis benötigt im Hinblick auf einen konstanten Umsatz eine Rate an Neupatienten (NP) in der Größenordnung, in der sie Patienten – aus welchen Gründen auch immer – verliert. Eine Rate ist eine auf eine Zeiteinheit bezogene Messgröße, hier also z. B. 120 NP pro Jahr. Eine Quote bezeichnet den prozentualen Anteil an etwas, also hier z. B. die Internetquote von 13 %, d. h. 13 % der 120 NP kommen neu in die Praxis, weil sie zuerst durch die Website auf sie aufmerksam wurden. Manchmal können die Definitionen abweichen (siehe Wikipedia).

Mit der Annahme einer gleichen Bindungsrate (mehr als 90 % der Patienten bleiben ihrer Praxis treu, ▶ Abschn. 9.5) hat eine größere Praxis deshalb eine höhere NP-Rate als eine kleine unter der Vorgabe der Konstanthaltung des Umsatzes. Weicht der Zielwert vom Normwert nach unten ab, ist die Praxis in Gefahr. Hat die Praxis eine höhere NP-Rate als die Rate der abgehenden Patienten, ist sie eine Entwicklungspraxis.

Umgekehrt lässt eine NP-Rate auf den Umsatz bzw. mit Kenntnis von NP-Rate und Umsatz auf die Wirtschaftlichkeit der Praxis

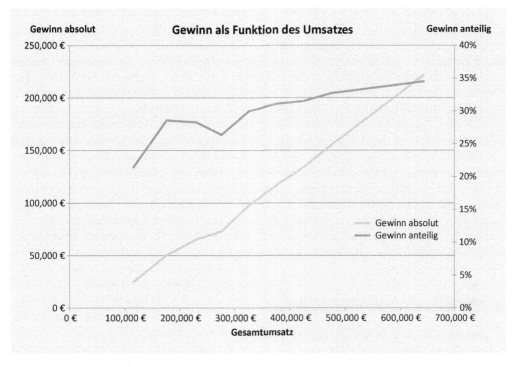

Gewinn absolut **Gewinn als Funktion des Umsatzes** **Gewinn anteilig**

□ **Abb. 6.2** Gewinn in Abhängigkeit des Praxisumsatzes Alte Bundesländer 2014. Zahlenwerte aus: KZBV-Jahrbuch 2016. Mit freundlicher Genehmigung der Kassenzahnärztlichen Bundesvereinigung

schließen. Die Größen stehen in keinem unmittelbaren Zusammenhang, die NP-Rate ist aber ein guter Anzeiger zur Beurteilung der Entwicklungsfähigkeit einer Praxis. Die mittlere NP-Rate beträgt bundesweit ca. 10–15 NP pro Monat (▶ Abschn. 9.5).

Weitere Indikatoren für die Wirtschaftlichkeit sind der Privatanteil vom Umsatz (im Mittel ca. 50 %) und möglicherweise auch der Anteil an Privatpatienten (im Mittel ca. 10 %).

6.6 Controlling

Controlling ist ein Steuerungskonzept für die Praxis. Wie es ausgestaltet wird, ist jedem selbst überlassen. Die einfachste Form des Controllings ist der Blick auf den Kontostand, der immer negativer wird, woraufhin dann die Privatentnahmen zurückgefahren und/oder die Praxiseinnahmen hochgefahren werden.

Grundsätzlich unterscheidet man das operative Controlling vom strategischen Controlling. Beide Prozesse sind wichtig:

Das operative Controlling ist wesentlich ein regelmäßiger Blick auf die Unternehmenszahlen und ist somit vor allem retrospektiv auf die Analyse des bereits Vorliegenden an Ergebnissen und ihrer Entwicklung gerichtet. Typisches Beispiel für strategisches Controlling ist die Analyse der Jahres-BWA, der Vergleich der aktuellen BWA mit den Vorjahresergebnissen und die Ist-Soll-Kontrolle von Zielkennwerten.

Strategisches Controlling hingegen hat mehr die qualitativen weichen Faktoren und nicht die Zahlen im Blick und bezieht sich mehr auf grundsätzliche inhaltliche, fachlich-menschliche Weiterentwicklung des Unternehmens und ist auch stark planend-prospektiv ausgerichtet.

Nach Überzeugung der Autoren muss insbesondere mit dem operativen Controlling richtig umgegangen werden, denn es gibt zwei Aspekte:

Einerseits haben sich nicht wenige Praxen in den Ruin gewirtschaftet, weil sie die Entwicklung von Einnahmen und Ausgaben nicht gründlich genug beobachtet haben. Sie konnten dann nicht mehr rechtzeitig korrigierend eingreifen. Es gab kein Controlling.

Andererseits übertreiben einige Praxisinhaber das Controlling und sind stets besorgt, dass sie an jedem Tag auch ihre Vorgaben schaffen. Es wird viel Energie in den Aufbau von Steuerungsinstrumenten und die stündliche Interpretation der Ergebnisse gesteckt. Dabei wird häufig vergessen, dass der Beruf des Zahnarztes nicht Controller ist, sondern eben Zahnarzt. Er macht sich hier verrückt und verliert den Blick auf das Wesentliche: seine Patienten. Das Controlling ist unangemessen.

> **Tipp**
>
> Unternehmensführung nach Zahlen hat schon einige Firmen in den Bankrott getrieben, weil der gesunde Menschenverstand zu Gunsten der Zahlen beiseitegeschoben und Marktentwicklungen nicht gesehen wurden. Finden Sie den richtigen Weg in der Mitte.

Es gibt verschiedene Möglichkeiten, das Controlling durchzuführen. Eine Möglichkeit ist, es routinemäßig in festen Zeitabschnitten praxisintern selbst zu tun. Eine andere Möglichkeit ist es, wesentliche Schritte davon auf externe überwiegend nicht zahnärztliche Leistungsanbieter, derer es inzwischen eine Vielzahl gibt, zu delegieren. Neben den für ihre Dienstleistung entstehenden oft auch nicht gerade niedrigen Honorarforderungen sei an dieser Stelle die kritische Frage gestattet, wie weit diese externen professionsfremden Controller wirklich eine gute Unterstützung darstellen oder wie weit doch hier der Zahnarzt als Unternehmer lieber doch selbst das Heft in der Hand behalten sollte: Einige professionsspezifische Belange wird ein Branchenfremder einfach nicht so gut beurteilen können. Und

letztlich ist der Controller und Unternehmensberater nicht für die Gesamtentwicklungs- und Finanzsituation der Praxis verantwortlich und kann regelhaft für seine Beratungsleistungen und deren Inhalt auch nicht bei Nicht-Erfolg rückwirkend in Haftung genommen werden.

Externes Controlling zu nutzen sollte sich daher aus Sicht der Autoren zur Entlastung des Unternehmers auf die Datensammlung und -auswertung beschränken. Und natürlich darf und kann ein branchenfremder Controller auch auf Zahlen und Tendenzen aufmerksam machen und aus seinem Erfahrungsfeld mögliche Handlungsoptionen aufzeigen. Wie weit diese dann aber für die spezielle Situation der vorliegenden Praxis wirklich passen bzw. ob ggf. tatsächlich auch Ideen einer externen Person sogar hilfreiche gute Impulse sind, ist dann noch die andere Frage, die kritisch diskutiert und vom Unternehmer verantwortlich beantwortet werden muss.

Jedenfalls sollte der Unternehmer und Zahnarzt hierbei den Mut behalten, dennoch letztlich selbst zu entscheiden.

> **Tipp**
>
> Achten Sie bei der Auswahl Ihrer Praxissoftware am besten auch gleich auf deren Potenziale zum begleitenden Praxiscontrolling. Nirgendwo einfacher als hier haben Sie die Zahlen an einer Stelle zusammen. Und wenn die Software zudem gute Tools zur Auswertung anbietet, was die großen am Markt befindlichen Anbieter in jedem Fall inzwischen leisten, können Sie viele Daten ohne großen Aufwand selbst zusammenstellen und anschließend analysieren.
>
> Lassen Sie sich Demo-CDs der Sie interessierenden Praxissoftwares zusenden und probieren Sie aus, was für Sie am besten passt und Ihren Ansprüchen für ein gutes Controlling am besten entspricht.

6

6.6.1 Controlling für die kleine Praxis

Mit kleinen Praxen sind durchaus Praxen mit bis zu 1 Mio. Euro Umsatz gemeint. Erst wenn größere unternehmerische Vorhaben anstehen, sollte nach Auffassung der Autoren auf vertiefte Controllingverfahren zurückgegriffen werden.

Zum Aufbau Ihres Controllings erstellen Sie einen Finanzplan wie in ▸ Kap. 4 beschrieben. Das gilt für Existenzgründer wie für Praxisentwickler. Legen Sie mit Hilfe des Programms eine monatliche Privatentnahme fest. Überweisen Sie diese auf Ihr Privatkonto. Betrachten Sie das dort ankommende Geld als Ihre alleinige private Verfügungsmasse. Das Praxiskonto wird privat nicht angerührt.

Jetzt schauen Sie sich Ihren geplanten Quartals- oder Jahresumsatz an. Teilen Sie ihn durch die Anzahl der geplanten Arbeitswochen in diesem Zeitraum.

Annahme: Geplante Erlöse 460.000 Euro bei 46 Arbeitswochen = 10.000 Euro Zielumsatz pro Woche. Bei Gründern oder Entwicklern muss das ggf. projektabhängig differenzierter betrachtet werden.

Schauen Sie alle 2–4 Wochen auf Ihren Wochenumsatz, allerdings nicht auf den Kontostand, sondern auf den in Ihrem Praxis-Abrechnungsprogramm. Haben Sie ungefähr 10.000 Euro pro Woche oder mehr erreicht? Dann weiter so. Konzentrieren Sie sich auf Ihre Patienten und Ihr Marketingkonzept.

Liegt der Ist-Umsatz deutlich unter Plan, müssen Sie sofort klären, warum. Was ist an Ihrem Finanzplan falsch? Ändern Sie die Randbedingungen und/oder ändern Sie den Finanzplan. Wenn Sie das nicht stimmig hinbekommen, wenden Sie sich schnell an Ihren Steuerberater oder Praxisberater. Bitte warten Sie nicht, bis es zu spät ist.

Die Basis Ihres Controllings ist der Finanzplan. Der muss natürlich richtig sein. Sind alle Kosten richtig erfasst? Haben Sie die Budgetierung oder sonstige die Einnahmen mindernde Positionen berücksichtigt?

> **Tipp**
>
> Gehen Sie den Plan mit Ihrem Steuerberater durch. Wir empfehlen den Abgleich Plan-Wochenumsatz zu bilanziellem Ist-Wochenumsatz (im Gegensatz zur Kontostandbetrachtung).

Mit bilanziell ist hier gemeint, welche Erlöse Sie erwirtschaftet haben, auch wenn das Geld noch nicht geflossen ist. Die verzögerten Zahlungen sind in Ihrem Finanzplan berücksichtigt. Lassen Sie sich also nicht von tiefen Kontoständen nervös machen, sondern gehen Sie Ihren Weg weiter. Geben Sie allerdings im Gegenzug auch nicht das Geld, was Sie auf Ihrem Konto nach einer hohen Abschlagszahlung der KZV haben, ungeplant aus.

Wenn nun die Einnahmen langfristig höher sind als geplant, erhöhen Sie die Privatentnahme auf Ihr Privatkonto und ändern Sie den Finanzplan entsprechend.

Neben dem Vergleich von Finanzplan und tatsächlicher Situation und Entwicklung der Praxis sollten in betriebswirtschaftlicher Sicht operativ folgende Punkte regelmäßig wenigstens 1x jährlich in den Blick genommen werden:

- Übersicht über anstehenden Investitionen (notwendige Reparaturen, Erweiterungen, Neuanschaffungen)
- Beurteilung der Entwicklung der Ausgaben
- Vergleich Praxisergebnisse mit anderen Praxen der Branche
- Vorjahresvergleich BWA
- Aktualisierung/Abgleich Finanzierungskonzept
- Abschreibungshöhe
- Liquidität
- Praxisleistung
- Eventuell vorliegende „Verluste" durch Budgetierungen bei Kassenleistungen?
- Zu erwartende Steuer-(nach-/voraus-) -zahlungen? (siehe ▸ Kap. 8) Müssen eventuell Rücklagen gebildet werden?
- Passung von privater und beruflicher Finanzsituation

Hier werden aber nicht zuletzt ohnehin Bank und Steuerberater in den Jahresgesprächen mehr oder weniger auch den Blick darauf lenken.

Auch wenn der Blick auf die tatsächlichen Honorarumsätze in der Praxis-EDV schon an sich das realistischere Bild der aktuellen Praxisentwicklung gibt, sollte trotzdem auch die Höhe der offenen Posten immer gut im Blick sein. Ebenso sollte der Praxisinhaber auch einen guten Überblick über die aktuellen Außenstände in seinem Betrieb haben und die Höhe der Außenstände durch ein regelmäßiges und strukturiertes Forderungsmanagement (Mahnwesen) bestmöglich unter Kontrolle haben.

Und zur strukturellen inhaltlichen Praxisentwicklung ist sicherlich auch ein Monitoring der Entwicklung der Patientenzahlen in zahlenmäßiger und inhaltlicher Zusammensetzung wichtig (z. B. Gesamtzahl Neupatienten, Zugänge /Abwanderungen und Anzahl der Behandlungsfälle je Quartal).

Auch sollten in diesem Zusammenhang die gewählten und durchgeführten Marketingmaßnahmen hinsichtlich Effektivität und positive Kosten-Nutzen-Relation überprüft werden. Hierzu muss dann allerdings auch jeder Neupatient bei Aufnahme gefragt werden, wie er zuerst auf die Praxis aufmerksam geworden ist. Diese Frage lässt sich aber auch leicht auf dem Anamnesebogen noch mit unterbringen. Sinnvoll ist es dann, die resultierende Information strukturiert in der Praxis-EDV zu erfassen, so dass eine Auswertung unkompliziert EDV-gestützt erfolgen kann (**siehe hierzu auch unter ▶ Abschn. 9.7. Erfolgsmessung (Werbecontrolling))**.

6.6.2 Vertieftes Controlling

Ein vertieftes Controlling wird dann sinnvoll, wenn Sie besondere Bereiche der Praxis entwickeln wollen, z. B. die Implantologie oder die Prophylaxe. Dann müssen Sie eine betriebswirtschaftliche Analyse machen und den Leistungen Kosten gegenüberstellen.

◘ Tab. 6.1 Wesentliche strategische Geschäftseinheiten (SGE). (Aus: Sander (2017))

SGE 1	Kons./Chirurgie
SGE 2	Implantatchirurgie
SGE 3	Zahnersatz
SGE 4	Kieferbruch/Funktionsanalyse
SGE 5	KFO
SGE 6	PA
SGE 7	Prophylaxe
SGE 8	Cosmetic Dentistry

Die Grundlage der Überlegungen kann eine Portfolio-Analyse sein, wie sie in beschrieben wurde. Diese Portfolio-Analyse kommt dabei die Aufgabe zu, Klarheit zu schaffen über die aktuelle Ausrichtung des Angebotsspektrums sowohl hinsichtlich Ihres wirtschaftlichen Erfolgs als auch hinsichtlich der Zukunftsplanung. Eingesetzt wird eine Vier-Felder-Matrix, die von der Boston Consulting Group entwickelt wurde. Die zahnärztliche Tätigkeit wird in strategische Geschäftseinheiten (SGE) eingeteilt. Die wesentlichen SGE zeigt ◘ Tab. 6.1 beispielhaft.

Über die darin dargestellten SGE hinaus können weitere entwickelt werden.

In einem ersten Schritt wird die Größe des Umsatzes in den einzelnen SGE im Vergleich zu den entsprechenden Umsätzen in anderen, konkurrierenden Praxen bewertet. Konkurrierende Praxen sind in der Regel die in derselben Stadt bzw. im selben Stadtteil. Dabei gilt: Je seltener eine Leistung angeboten wird, desto größer wird der Wettbewerberradius.

„Anmerkung: Der Umsatz der Wettbewerber kann – wie in anderen Branchen auch – nur geschätzt werden. Eine Schätzung ist bei diesem Verfahren allerdings ausreichend, weil eine Einteilung in lediglich zwei Kategorien erfolgt. Ist beispielsweise der Umsatz der SGE 5 bei meinem stärksten Wettbewerber 10-mal so groß wie bei mir, beträgt mein relativer Marktanteil:

relativer Marktanteil =

$$\frac{Umsatz\ der\ SGE\ in\ meiner\ Praxis}{Umsatz\ des\ stärksten\ Wettbewerbers\ in\ dieser\ SGE}$$

$$= \frac{1}{10} = 0,1$$

Habe ich einen Prophylaxeumsatz, der doppelt so hoch ist wie der meines stärksten Wettbewerbers, beträgt der relative Markanteil:

relativer Marktanteil =

$$\frac{Umsatz\ der\ SGE\ in\ meiner\ Praxis}{Umsatz\ des\ stärksten\ Wettbewerbers\ in\ dieser\ SGE}$$

$$= \frac{2}{1} = 2$$

Liegt der relative Marktanteil <1, ist er niedrig, ist er >1, ist er hoch" (Sander 2017).

Im zweiten Schritt muss die jeweilige SGE hinsichtlich ihres Wachstumspotenzials abgeschätzt werden. Hierfür ausreichend ist ebenfalls die Einteilung in die Kategorien niedrig bzw. hoch. Anschließend wird eine Matrix für alle SGE erstellt. Darin aufgeführt sein müssen das Marktwachstum und der relative Marktanteil. In ◘ Tab. 6.2 ist das beispielhaft aufgeführt.

Die grafische Einteilung zeigt ◘ Abb. 6.3.

In dieser beispielhaften Einteilung werden vier Bereiche vorgestellt. Diese werden wie folgt erklärt (Sander 2017):

- **Sterne**

Als Sterne werden die SGE bezeichnet, die einen hohen Marktanteil und hohe Wachstumsraten haben. Bei sich verlangsamendem Wachstum können aus Sternen Milchkühe werden. Oft sind für die Entwicklung von Sternen hohe Investitionen erforderlich.

- **Milchkühe**

Milchkühe sind die SGE mit hohem Marktanteil und niedrigen Wachstumserwartungen. Es sind keine hohen Investitionen erforderlich, um den Marktanteil zu halten. In der Regel bringen Milchkühe hohe Umsätze und Gewinne und können ggf. andere SGE stützen.

- **Fragezeichen**

Fragezeichen sind SGE mit niedrigen Marktanteilen und hohem Marktwachstum. Zum Ausbau der Fragezeichen sind in der Regel Investitionen erforderlich, so dass die Praxis hier genau überlegen muss, ob der Ausbau zu Sternen sinnvoll ist, oder ob diese SGE lieber gestrichen werde sollte.

- **Arme Hunde**

Arme Hunde haben niedrige Marktanteile bei niedrigen Wachstumsraten. Grundsätzlich sollte überlegt werden, sie aufzugeben. Typisch für die Zahnheilkunde ist der Bereich Kons./Chirurgie als „Armer Hund", der aber aus

◘ **Tab. 6.2** Matrix für strategische Geschäftseinheiten (SGE). (Aus: Sander und Müller (2011))

SGE	Bezeichnung	Relativer Marktanteil	Marktwachstum
SGE 1	Kons./Chirurgie	Niedrig	Niedrig
SGE 2	Implantatchirurgie	Niedrig	Hoch
SGE 3	Zahnersatz	Hoch	Hoch
SGE 4	Kieferbruch/Funktionsanalyse	Niedrig	Niedrig
SGE 5	KFO	Hoch	Niedrig
SGE 6	PA	Niedrig	Hoch
SGE 7	Prophylaxe	Niedrig	Hoch
SGE 8	Cosmetic Dentistry	Niedrig	Niedrig

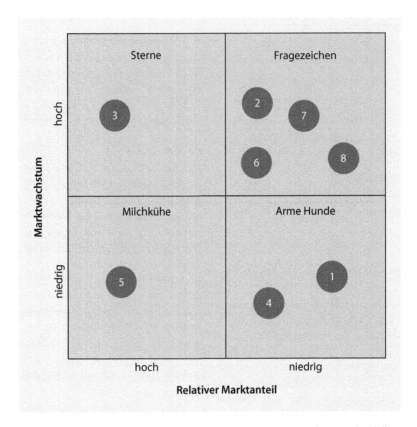

□ Abb. 6.3 Beispielhafte Wachstums-/Marktanteilsmatrix. (Aus: Sander (2017). Springer, Heidelberg)

strategischen Gründen in den meisten Fällen erhalten bleiben sollte. Abweichend können z. B. Kunststofffüllungen auch Milchkühe oder Fragezeichen sein. Grundsätzlich können „Arme Hunde" auch als Stützgeschäft für weitere sich daraus entwickelnde SGE beim Patienten gesehen werden.“

Auf der Basis einer strategischen Unternehmensplanung möchten Sie nun einige Bereiche stärker ausbauen. Dazu benötigen Sie das Wissen um verschiedene Stundensätze Ihrer Praxis.

- **Honorarerlös-Stundensatz (Leistungsstundensatz)**

Wenn Sie einen Honorarumsatz von 300.000 Euro erwirtschaften und 46 Wochen je 4 Tage und 8 Stunden (Pausen, Urlaub, Krankheit etc. berücksichtigt) am Behandlungsstuhl arbeiten, beträgt Ihr Honorarerlös-Stundensatz:

$$\frac{300.000\,\text{Euro}}{46\times4\times8\,\text{Stunden}} = 204\,\frac{\text{Euro}}{\text{Stunde}}$$

Sie rechnen sich aus (bzw. Ihr Praxisprogramm mit Controlling-Tool macht das für Sie), dass Sie mit normalen Füllungen in Ihrer Praxis lediglich 190 Euro pro Stunde und mit hochwertiger Prothetik einen Honorarerlös-Stundensatz von 210 Euro erwirtschaften, und wollen die Praxispositionierung entsprechend ändern. Beachten Sie dabei aber auch Ihren Kostenstundensatz.

- **Kostenstundensatz**

Mit der Annahme, dass Ihre Praxiskosten (ohne Labor) 180.000 Euro betragen, haben Sie einen Kostenstundensatz von:

$$\frac{180.000\,\text{Euro}}{46\times4\times8\,\text{Stunden}} = 122\,\frac{\text{Euro}}{\text{Stunde}}$$

Die ersten 122 Euro, die Sie mit Ihrer Arbeit pro Stunde erwirtschaften, dienen zur Deckung der Praxiskosten – Sie haben noch nichts für sich verdient.

Mit der Annahme, dass Ihre Gesamtkosten 180.000 Euro betragen und Sie einen kalkulatorischen Unternehmerlohn von 100.000 Euro hinzufügen, beträgt Ihr Kostenstundensatz:

$$\frac{180.000 + 100.000\,\text{Euro}}{46 \times 4 \times 8\,\text{Stunden}} = 190\,\frac{\text{Euro}}{\text{Stunde}}$$

Mit 190 Euro pro Stunde erreichen Sie also eine Vollkostendeckung. Doch wie sieht der Kostenstundensatz in der Prothetik aus? Eventuell brauchen Sie hier mehr Personal oder größere Räume und Technik. Mit der Annahme, dass sich Ihre Situation nur dahingehend ändert, dass die Kosten der Praxis um 30.000 Euro steigen, beträge der Kostenstundenumsatz jetzt:

$$\frac{210.000 + 100.000\,\text{Euro}}{46 \times 4 \times 8\,\text{Stunden}} = 210\,\frac{\text{Euro}}{\text{Stunde}}$$

Das heißt, die Umstellung auf die Prothetik würde zu keiner Verbesserung führen. Im Gegenteil: Zuvor hatten Sie einen tatsächlichen Leistungsstundensatz von 204 Euro bei einem Kostenstundensatz von 190 Euro. Jetzt betragen beide Sätze 210 Euro. Aus 120.000 Euro Gewinn werden 100.000 Euro Gewinn.

Wenn aber beispielsweise eine volle Konzentration auf die KZV-Leistungen erfolgen und sich die Arbeitszeit durch Straffung auf 7 Stunden am Tag verkürzen würde, hätte das Minderkosten im Personalbereich um ca. 12 % zur Folge. Annahme: 10.000 Euro pro Jahr. Der Kostenstundensatz beträgt:

$$\frac{170.000 + 100.000\,\text{Euro}}{46 \times 4 \times 7\,\text{Stunden}} = 210\,\frac{\text{Euro}}{\text{Stunde}}$$

Sie erreichen mit der Konzentration auf die KZV-Leistungen in diesem Beispiel genau den gleichen Erfolg wie mit der Konzentration auf die Prothetik, allerdings bei stark verringerter Arbeitszeit.

■ **Eigenlabor**

Es wird oftmals ohne nähere Prüfung angenommen, dass der Betrieb eines Eigenlabors wirtschaftlicher ist als der Bezug der Prothetik aus einem Fremdlabor. Bei Neugründungen ist das nicht leicht abzuschätzen, weil Sie sich überlegen müssen, wie viele nach BEL II oder BEB abrechenbare Produkte Sie in einem bestimmten Zeitraum produzieren können. Das ist die erste Größe, die Sie kennen müssen.

Bestehende Praxen nehmen die abgerechneten Leistungen nach BEB II und BEB, z. B. in einem Jahr, zum Maßstab. Daraus ergeben sich die Erlöse. Nun müssen die Kosten gegengerechnet werden. Die ermitteln sich nach demselben Prinzip wie die Praxiskosten. Mit dem in ▸ Kap. 4 vorgestellten Programm kann auch die Wirtschaftlichkeit des Labors ermittelt werden. Ein Beispiel zeigt ◘ Tab. 6.3.

Nach dieser sehr vereinfachten Beispielrechnung macht das Labor einen kleinen Verlust. Wenn man allerdings berücksichtigt, dass bei einer Aufgabe des Labors die Kosten für die Räume unter Umständen fortbestehen, würde das zu einem „Mehrverlust" von 6000 Euro abzgl. 1000 Euro Laborverlust = 5.000 Euro führen. Die Praxis hätte weiterhin Mietkosten in Höhe von 6000 Euro, dem gegenüber aber keine Erlöse erzielt. Wenn das Labor betrieben wird, betragen die Verluste lediglich 1000 Euro. Das Labor liefert hier also einen Kostendeckungsbeitrag.

◘ **Tab. 6.3** Rentabilitätsrechnung Labor (Beispiel); [in Euro]

Laborumsatz	110.000
Techniker I: 35.000 Euro Gehalt	35.000
Techniker II: 25.000 Euro Gehalt	25.000
Lohnnebenkosten (25 %)	15.000
Material und Strom	20.000
Abschreibungen für Geräte	10.000
Anteilige Raummiete	6000
Summe Kosten	111.000
Gewinn/Verlust	−1000

Bei einer neuen Praxis würden bei Wegfall des Labors keine Raumkosten anfallen. Dann würde man bei der obigen Beispielrechnung auf das Labor verzichten.

Zu beachten ist noch, dass der Betrieb eines eigenen Labors unter Umständen marketing-technisch vorteilhaft aufbereitet werden kann. Dann würde sich das Labor für die gesamte Praxis unter Umständen rechnen, auch wenn das „Profitcenter" Labor Verluste erwirtschaftet.

■ **Prophylaxe**

Mit der Annahme einer abrechenbaren Arbeitszeit von 6 Stunden am Tag in 42 Fünf-Tage-Wochen (Urlaub, Krankheit etc. berücksichtigt) kann eine ZMP 1260 Prophyla-xestunden verkaufen. Als Gehalt wird 25.000 Euro angesetzt, die Lohnnebenkosten betragen 25 %. Die Raumkosten betragen 3000 Euro, die Abschreibung auf die Behandlungseinheit 2000 Euro. Die sonstigen Kosten betragen ebenfalls 2000 Euro.

Insgesamt fallen Jahreskosten in Höhe von 38.250 Euro an. Danach würde sich das Prophylaxeangebot ab einem Preis von 30 Euro pro Stunde rechnen.

■ **Kostendeckungsbeitrag**

Der Kostendeckungsbeitrag (DB) beschreibt die in der Grenzkostenrechnung (siehe Beispiel Labor oben) und in der Einzelkostenrechnung ermittelten Gewinne. Sie dient in erster Linie zur Preiskalkulation, und ist daher für Zahnarztpraxen nicht so bedeutsam. Trotzdem wird dieser Begriff auch in der Praxis oft diskutiert; deshalb soll er hier kurz in Form des Labor-Beispiels vorgestellt werden. Es gilt der in ◘ Tab. 6.4 gezeigte grundsätzliche Zusammenhang.

Die Kostenbeitragsrechnung liefert nun die Möglichkeit, Grenzkosten zu ermitteln. Mit der Annahme, dass 100 Prothesen einen Umsatz von 110.000 Euro erbracht hätten, wäre der wirtschaftliche Preis dafür 1100 Euro pro Prothese. Unter Vollkostengesichtspunkten ergibt sich für das Labor ein Verlust in Höhe von 1000 Euro, weil die Kosten 1110 Euro pro Prothese betragen. Allerdings erwirtschaftet das Labor unter Berücksichtigung der unternehmensfixen Kosten einen Deckungsbeitrag in Höhe von 5000 Euro.

Unter Vollkostengesichtspunkten müsste ein Produkt einen Preis von 1110 Euro erzielen, unter Berücksichtigung von DB 3: 1050 Euro. Bei weiter sinkenden Preisen würde das Geschäft immer unwirtschaftlicher, weil Teile der Personalkosten dann anderweitig aufgefangen werden müssten.

Kurzfristig kann der Verlust verkraftet werden. Er kann aber auch langfristig akzeptiert werden, wenn er als Stützgeschäft für andere Leistungen aufgefasst wird und der Verlust durch Gewinne im Rahmen des Gesamtgeschäftes aufgefangen wird.

◘ **Tab. 6.4**   Kostendeckungsbeitrag (beispielhaft)

Umsatzerlöse	110.000 Euro
- Variable Kosten	20.000 Euro (Material und Strom)
= Deckungsbeitrag 1	90.000 Euro
- Erzeugnisfixe Kosten	10.000 Euro (Abschreibungen)
= Deckungsbeitrag 2	80.000 Euro
- Bereichsfixe Kosten	75.000 Euro (Löhne)
= Deckungsbeitrag 3	5000 Euro
- Unternehmensfixe Kosten	6000 Euro (Miete)
= Betriebsgewinn/Betriebsverlust	−1000 Euro

> **Tipp**
>
> Auch für das vertiefte Controlling empfehlen wir die Verwendung der Finanzplanprogramms, das in ▶ Kap. 4 beschrieben wird. Damit lässt sich bestimmen, welche zusätzlichen Umsätze in welchen Bereichen erwirtschaftet werden müssen, um wirtschaftlich zu arbeiten.

6.7 Der Zahlungsfluss in der Zahnarztpraxis

Im Zusammenhang mit der Liquiditätsrechnung in ▶ Kap. 4 sowie mit dem Controlling wurde bereits erwähnt, dass die Zahlungsflüsse in der Praxis nicht gleichmäßig verlaufen. Wir wollen uns das – ebenfalls an einem Beispiel – ansehen.

Wir haben die Liquiditätsplanung von Lena (▶ Kap. 4) genommen und die Umsatzsituation im ersten Jahr etwas besser gestellt. In ◘ Abb. 6.4 ist ihre neue Quartals-Liquiditätsrechnung dargestellt.

Hier ist der Kontostandverlauf zu beachten: Den Tiefpunkt erreicht Lena am Ende des zweiten Quartals mit -28.450 Euro, danach geht es aufwärts. Für die Finanzplanung reicht diese grobe Form der Betrachtung aus. Wir hatten gesagt, dass – um die Höhe des erforderlichen Betriebsmittelkredits zu kalkulieren – dieser niedrigste Wert in etwa verdoppelt werden soll, also auf ca. 60.000 Euro.

Einnahmen	1. Quartal	2. Quartal	3. Quartal	4. Quartal	Summe
Einlage	400.000 €				400.000 €
Honorarumsatz	40.100 €	56.150 €	72.200 €	104.300 €	272.750 €
Labor (ca. 40% des Honorarumsatzes)	16.040 €	22.460 €	28.880 €	41.720 €	109.100 €
Sonstiger Umsatz					0 €
Summe Einnahmen	456.140 €	78.610 €	101.080 €	146.020 €	781.850 €
Ausgaben					
Entnahme Inhaber/ GF-Gehalt	8.100 €	8.100 €	8.100 €	8.100 €	32.400 €
Personalkosten	20.000 €	20.000 €	20.000 €	20.000 €	80.000 €
Honorare Vertretungen etc.	0 €	0 €	0 €	0 €	0 €
Laborkosten Fremdlabor (durchlaufend)	16.040 €	22.460 €	28.880 €	41.720 €	109.100 €
Materialkosten	5.000 €	5.000 €	5.000 €	5.000 €	20.000 €
Raumkosten einschl. Wasser, Strom etc.	5.000 €	5.000 €	5.000 €	5.000 €	20.000 €
KFZ-Kosten	0 €	0 €	0 €	0 €	0 €
Bürokosten (Telefon, Porto etc.)	1.000 €	1.000 €	1.000 €	1.000 €	4.000 €
Miete / Leasing Geräte	500 €	500 €	500 €	500 €	2.000 €
Reparatur/Instandhaltung	500 €	500 €	500 €	500 €	2.000 €
Versicherungen	1.500 €	1.500 €	1.500 €	1.500 €	6.000 €
IT-Kosten	1.000 €	1.000 €	1.000 €	1.000 €	4.000 €
Marketing	3.000 €	3.000 €	3.000 €	3.000 €	12.000 €
Fortbildung	1.000 €	1.000 €	1.000 €	1.000 €	4.000 €
Zinsen (geschätzt)	5.000 €	5.000 €	5.000 €	5.000 €	20.000 €
Steuern (geschätzt, siehe GuV)*					0 €
Sonstiges	5.000 €	5.000 €	5.000 €	5.000 €	20.000 €
Investition	411.500 €				411.500 €
Summe Ausgaben	484.140 €	79.060 €	85.480 €	98.320 €	747.000 €
Saldo Einnahmen - Ausgaben	-28.000 €	-450 €	15.600 €	47.700 €	34.850 €
Bestand am Anfang der Periode	0 €	-28.000 €	-28.450 €	-12.850 €	
Bestand am Ende der Periode	-28.000 €	-28.450 €	-12.850 €	34.850 €	

◘ **Abb. 6.4**   Quartals-Liquiditätsrechnung von Lena

Wie sieht nun aber der tatsächliche Verlauf auf dem Konto von Lena aus? Das haben wir in ▣ Abb. 6.5 dargestellt (beispielhaft, das kann von Praxis zu Praxis natürlich unterschiedlich sein).

Lena

Lena legt 400.000 Euro in die Praxis ein und gibt 411.500 Euro für die Investition aus. Die Ausgaben fallen ab dem ersten Monat an, manche quartalsweise. Mit dem Labor hat Lena vereinbart, dass sie die Rechnung erst bezahlt, wenn sie die entsprechenden Zahlungseingänge verbucht. Deshalb ist in dieser Rechnung der Zahlungsfluss im Zusammenhang mit dem Labor ausgeblendet.

Die Zahlungen der Privatpatienten erwartet Lena im Mittel ca. 2 Monate nach Leistungserbringung und Rechnungsstellung, die erste also im März. Das gilt auch für den Zahnersatz, wobei Lena keinen erbringt – es gehört nicht zu Ihrer Positionierung. Die KZV zahlt bei Lena zunächst nur 75 % der erbrachten Leistungen, und das einen Monat versetzt. Die Restzahlungen erfolgen quartalsversetzt, d. h. für Quartal 1 im Juli, für Quartal 2 im Oktober usw. Lena hat einen minimalen Kontostand von 66.000 Euro, also ungefähr dem Doppelten des in der Quartals-Liquiditätsrechnung ermittelten Wertes (hier etwas mehr als das Doppelte, weil Lena nur 400.000 Euro eingelegt, aber 411.500 Euro investiert hat).

Unsere Lena lässt sich von ihrem Kontostand nicht nervös machen, weil er so verläuft wie geplant. Aber sie zieht eine nüchterne kaufmännische Konsequenz:

Tipp

Schreiben Sie alle Rechnungen sofort und setzen Sie ein kurzfristiges Zahlungsziel. Zahlen Sie Ihre Rechnungen möglichst spät, aber nutzen Sie angebotene Skonti (also z. B. 2 % bei Zahlungen innerhalb einer Woche).

■ **Skonto**

Skonto ist ein Preisnachlass auf Rechnungen, die innerhalb einer vorgegebenen Zeit bezahlt werden.

Beispielrechnung: Sie bekommen eine Rechnung in Höhe von 1000 Euro und haben die Wahl:

– Erstens unter Abzug von 2 % Skonto sofort zahlen. Sie sparen also 20 Euro und müssen 980 Euro mit einem angenommenen Zinssatz von 10 % über 4 Wochen finanzieren.

– Zweitens erst in 4 Wochen zahlen, nichts sparen und nichts finanzieren.

Wenn Sie gleich zahlen, müssen Sie 980 Euro 4 Wochen finanzieren:

$$\frac{980\,\text{Euro} \times 10\% \times 28\,\text{Tage}}{365\,\text{Tage}} = 7,52\,Euro$$

und sparen gleichzeitig 20 Euro. Der Vorteil beträgt 12,48 Euro bzw. mehr als 1 % auf jede Rechnungssumme.

Wie Sie sehen, können Sie mit der Nutzung der Skonti viel Geld sparen (Achtung: Die Rechtsprechung ist hier im Wandel. Bitte fragen Sie Ihren Steuerberater nach der rechtlichen Zulässigkeit des Abzugs von Skonti).

6.7.1 Preiselastizität

In der vertieften BWL für Zahnärzte muss der Begriff der Preiselastizität der Nachfrage erklärt werden: Sie ist ein Maß für die Änderung der Nachfrage, wenn sich der Preis eines Produktes oder einer Dienstleistung verändert. Der Begriff der Preiselastizität spielt auch im Marketing eine große Rolle. Preiselastizität beschreibt das Nachfrageverhalten hier vereinfacht bei Preissteigerungen (▣ Abb. 6.6)

Der „normale" Bereich ist der elastische Bereich. Preissteigerungen begegnet der Verbraucher mit einem Nachfragerückgang, der so groß ist, dass er durch die Preiserhöhung

	Januar	Februar	März	April	Mai	Juni	Juli	August	September	Oktober	November	Dezember
Einnahmen												
Privatpatienten: 2 Monate versetzt			7.900 €	7.900 €	7.900 €	10.517 €	10.517 €	10.517 €	13.133 €	13.133 €	13.133 €	18.367 €
ZE: 2 Monate versetzt		0 €	0 €	0 €	0 €	0 €	0 €	0 €	0 €	0 €	0 €	0 €
Übr. Bema-Einn.: 75% 1 Monat versetzt		4.100 €	4.100 €	4.100 €	6.150 €	6.150 €	6.150 €	8.200 €	8.200 €	8.200 €	12.300 €	12.300 €
Bema: Restzahlung Quartal 1 im Juli ff							4.100 €			6.150 €		8.200 €
Laboreinnahmen (durchlaufend)												
Einlage	400.000 €											
Summe Einnahmen	400.000 €	4.100 €	12.000 €	12.000 €	14.050 €	16.667 €	20.767 €	18.717 €	21.333 €	27.483 €	25.433 €	38.867 €
Ausgaben												
Entnahme Inhaber/ GF-Gehalt	2.700 €	2.700 €	2.700 €	2.700 €	2.700 €	2.700 €	2.700 €	2.700 €	2.700 €	2.700 €	2.700 €	2.700 €
Personalkosten	6.667 €	6.667 €	6.667 €	6.667 €	6.667 €	6.667 €	6.667 €	6.667 €	6.667 €	6.667 €	6.667 €	6.667 €
Honorare Vertretungen etc.	0 €	0 €	0 €	0 €	0 €	0 €	0 €	0 €	0 €	0 €	0 €	0 €
Laborkosten Fremdlabor (durchlaufend)												
Materialkosten	1.667 €	1.667 €	1.667 €	1.667 €	1.667 €	1.667 €	1.667 €	1.667 €	1.667 €	1.667 €	1.667 €	1.667 €
Raumkosten einschl. Wasser, Strom etc.	1.667 €	1.667 €	1.667 €	1.667 €	1.667 €	1.667 €	1.667 €	1.667 €	1.667 €	1.667 €	1.667 €	1.667 €
KFZ-Kosten	0 €	0 €	0 €	0 €	0 €	0 €	0 €	0 €	0 €	0 €	0 €	0 €
Bürokosten (Telefon, Porto etc.)	333 €	333 €	333 €	333 €	333 €	333 €	333 €	333 €	333 €	333 €	333 €	333 €
Miete / Leasing Geräte	167 €	167 €	167 €	167 €	167 €	167 €	167 €	167 €	167 €	167 €	167 €	167 €
Reparatur/Instandhaltung	167 €	167 €	167 €	167 €	167 €	167 €	167 €	167 €	167 €	167 €	167 €	167 €
Versicherungen		1.500 €			1.500 €			1.500 €			1.500 €	
IT-Kosten	333 €	333 €	333 €	333 €	333 €	333 €	333 €	333 €	333 €	333 €	333 €	333 €
Marketing	1.000 €	1.000 €	1.000 €	1.000 €	1.000 €	1.000 €	1.000 €	1.000 €	1.000 €	1.000 €	1.000 €	1.000 €
Fortbildung		1.000 €			1.000 €			1.000 €			1.000 €	
Zinsen (geschätzt)	1.667 €	1.667 €	1.667 €	1.667 €	1.667 €	1.667 €	1.667 €	1.667 €	1.667 €	1.667 €	1.667 €	1.667 €
Steuern (geschätzt, siehe GuV)	0 €	0 €			0 €			0 €			0 €	
Sonstiges	1.667 €	1.667 €	1.667 €	1.667 €	1.667 €	1.667 €	1.667 €	1.667 €	1.667 €	1.667 €	1.667 €	1.667 €
Investition	411.500 €											
Summe Ausgaben	429.533 €	20.533 €	18.033 €	18.033 €	20.533 €	18.033 €	18.033 €	20.533 €	18.033 €	18.033 €	20.533 €	18.033 €
Saldo Einnahmen - Ausgaben	-29.533 €	-16.433 €	-6.033 €	-6.033 €	-6.483 €	-1.367 €	2.733 €	-1.817 €	3.300 €	9.450 €	4.900 €	20.833 €
Bestand am Anfang der Periode	0 €	-29.533 €	-45.967 €	-52.000 €	-58.033 €	-64.517 €	-65.883 €	-63.150 €	-64.967 €	-61.667 €	-52.217 €	-47.317 €
Bestand am Ende der Periode	-29.533 €	-45.967 €	-52.000 €	-58.033 €	-64.517 €	-65.883 €	-63.150 €	-64.967 €	-61.667 €	-52.217 €	-47.317 €	-26.483 €

◻ **Abb. 6.5**   Monats-Liquiditätsrechnung von Lena

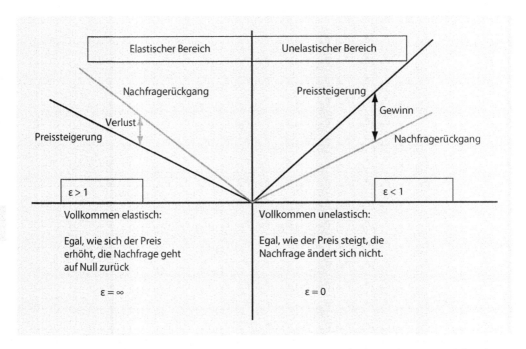

◘ Abb. 6.6 Preiselastizität der Nachfrage bei Preissteigerungen. (Aus: Sander (2017). Springer, Heidelberg)

nicht aufgefangen wird (Werte der Preiselastizität ε >1). Im Extremfall ($\varepsilon=\infty$) geht die Nachfrage auf Null zurück, unabhängig davon, wie sich der Preis erhöht. Im unelastischen Bereich (ε <1) hingegen reagiert der Verbraucher auf eine Preissteigerung mit einem geringen Nachfragerückgang, die durch Preiserhöhung „aufgefangen" wird. Die Nachfrage verändert sich unabhängig von der Preissteigerung im Extremfall ($\varepsilon=0$) gar nicht. Der letztgenannte Fall wäre für einen Zahnarzt traumhaft, der unelastische Bereich wünschenswert.

So kann auf Grundlage von Auswertungen einiger Untersuchungen, vorwiegend aus Deutschland und USA, von eindeutig unelastischen Nachfragereaktionen bei zahnmedizinischen Leistungen ausgegangen werden. Ältere Arbeiten aus den USA weisen teilweise elastisches Verhalten aus (Jung 2008).

Diese Untersuchungen verdeutlichen, dass Zahnärzte im Gegensatz zu Patienten über die angemessene Behandlungsart entscheiden, und dass die meisten Patienten zu weiteren Kostenbeteiligungen bereit sind.

Jung (2008) stellt bei seinen Auswertungen für die Implantologie folgende Thesen auf:

- Die Nachfragereaktion nach Implantaten ist unelastisch.
- Die zunehmende Zahl älterer Menschen führt zu einer überproportionalen Steigerung der Nachfrage nach Implantaten.
- Höhere Selbstbeteiligungen bei Implantaten verringern zwar kurzfristig die Nachfrage nach Implantaten, doch im Zeitablauf überwiegt die Nachfragesteigerung aufgrund der zunehmenden Zahl älterer Menschen.

Einzig die Datenbasis fehlt. Daher können diese Thesen im Augenblick nicht verifiziert werden. Dessen ungeachtet sollten diese Thesen für die Entwicklung einer unternehmerischen Strategie unbedingt beachtet werden.

Die Untersuchungen von Jung (2008) beziehen sich auf den gesamten Markt, d. h. der Zahnärzteschaft insgesamt ist dringend von einer Senkung der Preise abzuraten. Selbst bei Erhöhung der Preise würde die Nachfrage zurückgehen, aber nicht um so viel, dass es insgesamt zu Mindereinnahmen führen würde.

Aber auch für die einzelne Praxis ist das von Bedeutung, wie viele Praxisbeispiele zeigen. Eine konsequente Preispolitik führt in der Regel nicht zu Mindereinnahmen in der Praxis. Manche Praxen verfolgen sogar erfolgreich das Prinzip, dass kein Patient ohne Zuzahlung die Praxis verlassen darf. Preissenkungen dagegen sprechen sich schnell herum, und Sie sind dann in Erklärungsnot gegenüber weiter nachfragenden Patienten. Sie geraten – ggf. mit Konkurrenten im Preiswettbewerb – in eine Abwärtsspirale der Mindereinnahmen, aus der Sie nicht mehr herauskommen.

> **Tipp**
>
> Legen Sie Ihre Preise – soweit möglich – fest und kommunizieren Sie diese klar und deutlich. Stehen Sie hinter Ihren

preislichen Gestaltungen. Ihre Leistung ist es wert, das der von Ihnen genannte Preis bezahlt wird.

Wenn Sie das selbst so sehen und authentisch sind, wird der Patient Ihnen folgen (vgl. auch Sander und Müller 2010).

6.7.2 Synergiepotenziale

Oft wird überlegt, inwieweit die Nutzung von potenziellen Synergien zur Verbesserung der Wirtschaftlichkeit der Praxis beitragen kann. Im Folgenden sollen einige Möglichkeiten beleuchtet werden (◘ Abb. 6.7).

In ◘ Abb. 6.7 ist beispielhaft die Abhängigkeit der Kosten in Prozent vom Umsatz in Einzelpraxen dargestellt. Bei den Personalkosten lässt sich keine deutliche Abhängigkeit ausmachen – der Anteil ist konstant bei 20–24 %.

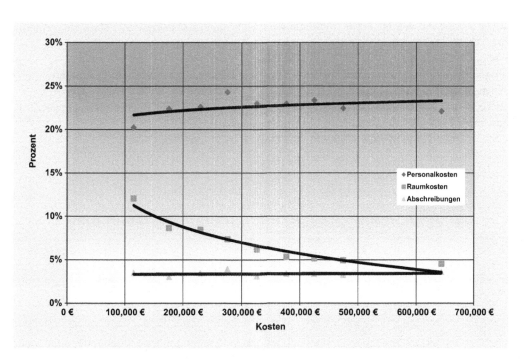

◘ **Abb. 6.7** Kosten als Funktion der Erlöse von Einzelpraxen in den alten Bundesländern 2014. Zahlenwerte aus: KZBV-Jahrbuch 2016. Mit freundlicher Genehmigung der Kassenzahnärztlichen Bundesvereinigung

6

Nach den Erfahrungen der Autoren setzt sich diese Tendenz auch fort, wenn größere Einheiten (z. B. BAG) gebildet werden. Allerdings ist dort nach Auffassung der Autoren Spielraum vorhanden. Einzelne Praxen weichen deutlich von den hier dargestellten Werten um 23 % nach unten ab. In der Größenklasse von 1.000.000 Euro Umsatz ist ein Personalkostenanteil in Höhe von 19 % nicht außergewöhnlich.

Als Maß für die erforderliche Anzahl von Helferinnen kann die Zahl V angesehen werden:

$$V = \frac{\text{Helferinnen} + \text{Azubis}}{\text{Behandler}}$$

Helferinnen, die für die Prophylaxe als Profitcenter arbeiten, sind in dieser Rechnung nicht enthalten und sollten separat geführt werden.

Kleine Praxen benötigen teilweise ein V von 3–4, für größere trifft man auf Werte von 2,5–3. Es gibt Praxen mit einer ausgesprochenen Personaloptimierung, die die mittelfristige Planung ihrer Mitarbeiter so angehen, dass wenn V <2,0 zu werden droht, Maßnahmen zur Personalaufstockung eingeleitet werden. Wenn V >2,5 anstrebt, wird Personalreduzierung vorgenommen (z. B. durch Urlaub). Die Synergiepotenziale bei Vergrößerung der Praxis liegen im Bereich Anmeldung, Verwaltung und Steri.

Ganz erheblich ist das Synergiepotenzial in den Raumkosten. Während diese in kleinen Praxen 5–12 % der Erlöse betragen, ist der Anteil bei großen Praxen etwa 5 %. Bei angenommenen gleichen Mietpreisverhältnissen ist der Flächenbedarfsverlauf entsprechend: Eine Praxis mit dreifachem Umsatz benötigt nicht die dreifache Fläche, sondern lediglich deutlich weniger als die doppelte Fläche. Hier sind Einsparungen im fünfstelligen Bereich leicht zu erzielen. Bei den Fremdlaborkosten, den Materialkosten, den Abschreibungen und den Zinskosten sind keine signifikanten Abhängigkeiten vom Umsatz auszumachen.

Die hier dargestellten Synergiemöglichkeiten lassen sich also in erster Linie durch Vergrößerung von Einheiten aktivieren. Weitere Synergieeffekte liegen in den Marketingkosten, die teilweise bis 10 % des Umsatzes ausmachen. Erstens müssen die Marketingkosten – um den gleichen Effekt zu erzielen – bei Verzehnfachung des Umsatzes nicht verzehnfacht werden, sollen höchstens verfünffacht werden. Das ergibt Potenziale im sechsstelligen Bereich, die zweitens auch dann erreicht werden können, wenn sich mehrere Praxen zu Marketinggemeinschaften zusammentun.

■ **Zum Weiterarbeiten und Vertiefen (Literatur)**

Kassenzahnärztliche Bundesvereinigung: KZBV-Jahrbuch 2009

Qualitätsmanagement und Wirtschaftlichkeit

Thomas Sander und Michal-Constanze Müller

7.1   Geschichte – 174

7.2   Grundgedanken – 174

7.3   Wichtige Begriffe – 176

7.4   Qualitätsmanagement in der Medizin – 176
7.4.1   Qualitätsmanagementsysteme – 178

7.5   Kritische Diskussion – 179
7.5.1   Was QM leistet und was es nicht leisten kann – 179
7.5.2   QM und die gesetzlich vorgeschriebenen Prüfungen – 181
7.5.3   Probleme und Unklarheiten mit Prüfungen und
         Protokollen – 184
7.5.4   Kosten – 185

© Springer-Verlag GmbH Deutschland 2018
T. Sander, M.-C. Müller (Hrsg.), *Meine Zahnarztpraxis – Ökonomie*, Erfolgskonzepte Zahnarztpraxis &
Management, https://doi.org/10.1007/978-3-662-54561-4_7

Qualitätsmanagement (QM) wird sehr unterschiedlich verstanden. Die vertragszahnärztliche Praxis muss ein QM-System praktizieren, und weil dies eben als Pflichtaufgabe verstanden wird, wurden überwiegend Minimallösungen für Zahnarztpraxen entwickelt.

Doch was steckt eigentlich wirklich hinter QM?

7.1   Geschichte

Die ersten systematischen Qualitätssicherungsmaßnahmen werden auf den US-Amerikaner William Edwards Deming in den 1940er-Jahren zurückgeführt. Er betrachtete als einer der ersten die Herstellung von Produkten in Form von Prozessen. Dabei stellte er fest, dass jeder tatsächlich durchgeführte Prozess von der Planvorstellung abwich. Die Fehler, die gemacht wurden, waren seiner Beobachtung nach überwiegend auf die Unvollkommenheit des Systems und nicht auf individuelle Fehler der Prozessbeteiligten zurückzuführen.

Tom
Tom muss immer wieder erleben, dass Abdruckmaterialien, wenn sie gebraucht werden, nicht bereitstehen, obwohl er den Helferinnen schon tausendmal gesagt hat, dass das Material nach Verbrauch aufzufüllen ist. Er zweifelt am Verstand der Helferinnen.

Deming würde das aber eben nicht auf die Helferinnen zurückführen, sondern darauf, dass der Prozess nicht ausgereift ist. Eventuell würde es etwas nützen, wenn genau eine Verantwortliche für den Prozess des Auffüllens benannt werden würde, statt alle für zuständig zu erklären.

Nach dem Krieg wirkte Deming in Japan beim Aufbau der fehlerfreien Produktion erfolgreich mit. Es entstanden systematische Prozessbeschreibungen für verschiedene Branchen in vielen Ländern. Damit die Prinzipien dieser Beschreibungen von allen Branchen angewendet werden konnten, wurden sie abstrahiert, also branchenunabhängig gemacht, und in nationale

Normen gefasst. Aus verschiedenen dieser Normen entstand in den 1980er-Jahren u. a. die wohl bekannteste Norm, die DIN EN ISO 9000er-Reihe. Da es um die Qualität der Prozesse ging, nannte man diese Norm auch QM-Norm.

Tom
Als Tom das erste Mal von der ISO 9000er-Reihe hörte, bestellte er sich ein Buch mit Hinweisen zur Erfüllung der Norm, fand darin aber keine Anleitung, wie man die Qualität der Prozesse in der Praxis verbessern kann. Stattdessen konnte man erkennen, wie der Prozessgedanke von der Leitungsebene über eine bestimmte Dokumentenlenkung bis hin zur Überprüfung des Systems funktionieren kann, obwohl auch hier alle Möglichkeiten zur Gestaltung offen blieben. Es gab auch einen Bereich, in dem man sog. Verfahrensanweisungen abheften konnte. Dort sollte man schriftlich festhalten, wie Prozesse optimal organisiert werden können. Hier würde, so Toms Gedanken, wohl auch die Verfahrensanweisung zum Auffüllen des Materials hineinpassen.

In den Jahren 2000 und 2008 wurde die Norm gründlich überarbeitet, sie heißt heute DIN EN ISO 9001:2015. Es gibt einzelne Bestandteile der Norm, z. B. die ISO 9004, das soll hier nicht weiter vertieft werden.

Der wesentliche Vorteil der Norm bestand nach Ansicht vieler darin, dass neben der eigenen Prozessoptimierung und der damit verbundenen Kostenersparnis die Geschäftspartner des Unternehmens auf eine erhöhte Sicherheit im verwobenen Zulieferergeflecht setzen konnten. Es ist zu beachten, dass es nicht nur die ISO 9001 gibt, sondern viele andere, teils sehr spezielle Normen. Darüber hinaus ist wichtig zu wissen, dass man QM durchaus auch praktizieren kann, ohne dafür eine bestimmte Norm anzuwenden.

7.2   Grundgedanken

Allen Überlegungen zum Thema QM sind die folgenden Punkte gemein:

- **Dynamischer Prozess**

QM ist nie starr, sondern permanent in Veränderung mit dem Ziel der ständigen Verbesserung. Deshalb wird im Zusammenhang mit QM auch häufig vom Kontinuierlichen Verbesserungsprozess (KVP) gesprochen. Die dahintersteckende Idee ist, dass ein Prozess (und in der Summe der Prozesse das gesamte Unternehmen) nie perfekt ist, sondern stets weiter verbessert werden kann. Das setzt eine permanente Analyse voraus, die zur Optimierung des Prozesses führt. In einem bestimmten Zyklus wird dann der Prozess erneut analysiert.

Tom

Tom hat nun eine Verantwortliche für den Materialbestand festgelegt und mit ihr die Einzelheiten ihrer Aufgaben sowie die Vertretungsregelung besprochen. Die Helferin hat das so, wie sie ihre Aufgabe verstanden hat, kurz notiert und Tom gezeigt. Tom war nach ein paar kleinen Korrekturen einverstanden. Nun hat Tom für sich festgelegt, dass er jedes Versäumnis im Zusammenhang mit dem Material in einem kleinen Heftchen (das manche auch Fehlerbuch nennen) notiert. Tom hat sich vorgenommen davon auszugehen, dass wenn in einem Jahr nicht mehr als zwei Fehler passieren, der Prozess wohl funktioniert.

- **Selbst gewählte Vorgaben und Standards**

Wie QM für ein Unternehmen ausgestaltet wird, ist in keiner Norm vorgegeben.

- **Betriebliche, qualitätsorientierte Führungsmethode**

QM wird nicht als starres Tool zur Beherrschung eines Prozesses angesehen, sondern als Methode zur Führung von Mitarbeitern sowie zur Selbst-Führung der Leitung mit dem Ziel, die Qualität aller Prozesse permanent zu verbessern.

- **Übergreifende Methodik**

Tatsächlich ist der wesentliche praktische Inhalt die einzelne Prozessbeschreibung. Es wird allerdings darauf geachtet, dass verschiedene Prozesse zusammenwirken können.

Tom

Toms Helferin füllt nun immer das Material in den einzelnen Behandlungszimmern gut nach. An einem Sommertag passiert es aber wieder: Es ist kein Material in Zimmer 1. Eine Analyse ergibt, dass die große Materialbestellung für das Lager vergessen wurde. Da die Helferin das Auffüllen des Materials in den einzelnen Zimmern nun so gut gemacht hatte, bittet Tom sie um die Übernahme der Verantwortung für die gesamte Lagerwirtschaft. Sie soll aufschreiben, wann das Depot zur Bestellung des Materials angerufen werden soll, und das in Verbindung bringen mit dem Prozess der Materialauffüllung in den Zimmern.

Selbstkontrolle und Eigenverantwortlichkeit

Tom

Tom macht der Helferin klar, dass sie allein jetzt für das Funktionieren der Lagerwirtschaft verantwortlich ist. Wie sie das macht, ist ihm egal. Einmal im Jahr wollen sie besprechen, wie man das System noch verbessern kann. Ihre Ideen dazu wollen beide im Verlauf des Jahres notieren. Tom verlangt von ihr aber die Vorlage eines Papiers, auf dem sie festhält, wie sie das Funktionieren ihres selbst gewählten Prozesses kontrollieren und sicherstellen will.

- **Wohl des Kunden im Mittelpunkt**

Schließlich ist allen QM-Ansätzen gemeinsam, dass das Wohl des Kunden, in der Praxis wird dieser Patient genannt, im Mittelpunkt aller Überlegungen steht.

Tom

Tom fragt seine Helferin: „Warum möchte ich, dass immer Material da ist?" Antwort: „Damit Sie sich nicht ärgern und warten müssen, bis eine Helferin neues Material geholt hat. Außerdem kostet das Zeit und damit Geld." Tom, inzwischen ein echter QM-Experte, sagt: „Nein. Der Patient soll nicht warten. Er soll stets das Gefühl haben, perfekt versorgt zu werden. Das sorgt dafür, dass er wiederkommt und vielen davon erzählt, wie gut das hier klappt. Das verspätete

Holen von Material kostet uns wenige Cent oder Euro, ein neuer Patient bringt uns viele Hundert Euro. Deshalb machen wir QM." Tom fragt sich aber auch, warum seine Helferin das nicht wusste, und plant einen Workshop zur Verbesserung des QM-Verständnisses in der Praxis.

7.3   Wichtige Begriffe

Im Zusammenhang mit QM werden verschiedene Begriffe – teilweise missverständlich – gebraucht. Es folgt eine kurze Zusammenstellung der wichtigsten Begriffe.

- **Qualitätsmanagement**

Der Begriff Qualitätsmanagement umfasst die Summe alle organisierten Maßnahmen, die der Verbesserung von Produkten, Prozessen oder Leistungen jeglicher Art dienen.

- **Qualitätsmanagementsystem**

Wenn man QM systematisch nach Vorgabe eines bestimmten Standards betreibt, wendet man ein bestimmtes QM-System an. Ein solches System ist z. B. ISO 9000.

- **Qualitätssicherung**

Qualitätssicherung bzw. Qualitätskontrolle ist die Summe aller Maßnahmen, mit denen konstante Produkt-, Prozess- oder Leistungsqualität sichergestellt werden soll. Man unterscheidet dabei die Sicherung durch Eigen- und Fremdüberwachung. Die Qualitätssicherung ist ein Teil des QM-Systems.

- **Zertifizierung**

Die Zertifizierung ist die Überprüfung, ob das gewählte und tatsächlich praktizierte QM den selbst gewählten Vorgaben entspricht. Wenn sich also ein Unternehmen entschließt, QM nach der ISO 9000 zu praktizieren, kann es das überprüfen lassen. Jedermann ist berechtigt, das zu prüfen, jeder kann ein Zertifikat ausstellen. Einen Wert stellt das Zertifikat allerdings erst dar, wenn der Zertifizierer qualifiziert ist. Die offiziell zertifizierenden Unternehmen (z. B. der TÜV) sind in den Deutschen

Akkreditierungsstelle (DAkkS) registriert und erfüllen strenge Auflagen. Die DAkkS erteilt die Akkreditierungen gemäß der Verordnung (EG) Nr. 765/2008 und dem Akkreditierungsstellengesetz (AkkStelleG).

Tom

Toms Partner hat gehört, dass man sich als Praxis zertifizieren lassen muss. Tom klärt ihn auf: „Wir müssen als vertragszahnärztliche Praxis ein QM-System haben und dies auch gegebenenfalls auf Nachfrage gegenüber der KZV nachweisen im Rahmen unserer vertragszahnärztlichen Pflichten". Aber wir müssen das QM-System nicht noch zusätzlich zertifizieren lassen.

7.4   Qualitätsmanagement in der Medizin

Im Jahr 1999 hat die 72. Gesundheitsministerkonferenz beschlossen, dass alle Einrichtungen des Gesundheitswesens bis zum 01.01.2005 ein an dem Stand der Wissenschaft und Technik orientiertes QM einzuführen haben.

Gemäß Gesundheitsmodernisierungsgesetz (GMG 2004) wird in § 135a Abs. 2 SGB V unter „Verpflichtung zur Qualitätssicherung" präzisiert:

» (2) Vertragsärzte, medizinische Versorgungszentren, zugelassene Krankenhäuser, Erbringer von Vorsorgeleistungen und Rehabilitationsmaßnahmen und Einrichtungen mit denen ein Versorgungsvertrag nach § 111a besteht, sind nach Maßgabe der §§ 136a, 136b, 137 und 137d verpflichtet, 1. sich an einrichtungsübergreifenden Maßnahmen zur Qualitätssicherung zu beteiligen, die insbesondere das Ziel haben, die Ergebnisqualität zu verbessern, und 2. einrichtungsintern ein Qualitätsmanagement einzuführen und weiter zu entwickeln.

§ 136a SGB V „Qualitätssicherung in der vertragsärztlichen Versorgung" führt weiter aus:

» Der Gemeinsame Bundesausschuss bestimmt für die vertragsärztliche Versorgung durch Richtlinien nach § 92 die verpflichtenden Maßnahmen der Qualitätssicherung nach § 135a Abs. 2 sowie die grundsätzlichen Anforderungen an ein einrichtungsinternes Qualitätsmanagement und Kriterien für die indikationsbezogene Notwendigkeit und Qualität der durchgeführten diagnostischen und therapeutischen Leistungen, insbesondere aufwendiger medizintechnischer Leistungen.

Die Richtlinie zur Umsetzung der gesetzlichen Regelung trat am 01.01.2007 in Kraft. Ab 2010 müssen danach alle Vertragsärzte (KZV) ein QM-System haben, das folgende Grundelemente enthält:

- Erhebung und Bewertung des Ist-Zustandes
- Definition von Zielen
- Beschreibung von Prozessen und Verantwortlichkeiten
- Ausbildung und Anleitung aller Beteiligten
- Durchführung von Änderungsmaßnahmen
- Erneute Erhebung des Ist-Zustandes
- Praxisinterne Rückmeldung über die Wirksamkeit von QM-Maßnahmen

- **Zu Patientenversorgung**
- Ausrichtung an fachlichen Standards und Leitlinien; Stand wissenschaftlicher Erkenntnisse
- Patientenorientierung, -sicherheit, -mitwirkung, -information und -beratung
- Strukturierung von Behandlungsabläufen

- **Zu Praxisführung/Mitarbeitern/Organisation**
- Regelung von Verantwortlichkeiten
- Mitarbeiterorientierung (z. B. Arbeitsschutz, Fort- und Weiterbildung)
- Praxismanagement (z. B. Terminplanung, Datenschutz, Hygiene, Fluchtplan)
- Gestaltung von Kommunikationsprozessen (intern/extern) und Informationsmanagement

- Kooperation und Management der Nahtstellen der Versorgung
- Integration bestehender QS-Maßnahmen in das interne QM

Die Realisierung soll erfolgen durch sog. Instrumente:

- **Bereich Arbeitsprozesse/Praxisorganisation**
- Checklisten für organisatorische Abläufe
- Praxishandbuch
- Fehlermanagement
- Notfallmanagement

- **Bereich Diagnose- und Behandlungsprozesse**
- Orientierung am Stand der Wissenschaft gemäß § 2 Abs. 1 SGB V
- Koordinierung zwischen zahnärztlichen und zahntechnischen Maßnahmen
- Fachliche Fortbildung nach § 95 d SGB V

- **Bereich Mitarbeiterorientierung**
- Fortbildungs- und Weiterbildungsmaßnahmen
- Teambesprechungen

- **Bereich Patientenorientierung**
- Patienteninformation, -aufklärung, -beratung
- Förderung Patientenmitwirkung und -selbsthilfe
- Öffnungszeiten, Erreichbarkeit, Terminvergabe
- Beschwerdemanagement

- **Kooperation mit Partnern im Gesundheitswesen**

Weiterhin haben die Vertragszahnärzte Ziele, Elemente und Instrumente regelmäßig zu dokumentieren. Inhaltlich können Instrumente sein:

- Zielfestlegung und -verfolgung
  - Schriftlich fixierte Ziele, orientiert am „Wichtigen" im Sinne der Grundelemente
  - Maßnahmenplan mit organisierter Verfolgung

- Teambesprechungen
  - Wichtige Aspekte der Grundelemente, relevante Änderungen in den Praxisabläufen, konkrete Maßnahmen etc. in organisierten und dokumentierten Teambesprechungen behandeln
- Praxisabläufe
- Patientenbefragung
  - Regelmäßige organisierte Patientenbefragungen zu wichtigen Aspekten im Sinne der Grundelemente durchführen
- Beschwerdemanagement
  - Zu Beschwerden ermuntern und Beschwerdeprotokolle (-buch) führen
- Organigramme, Checklisten
  - Organigramme, Stellenbeschreibungen
- Fehlermanagement
  - Schriftliche Erfassung von Fehlern und Beinahefehlern (Fehlerbuch o. Ä.)
  - Auswertung durch QM-Beauftragte, Aufbereitung, Abläufe formulieren, Teambesprechung
  - Registrierung von Fehlerwiederholungen (Alarm)
  - Selbstbewertung, Fehlerstatistik
- Notfallmanagement
  - Strukturierte Abläufe
  - Regelmäßige Kontrolle, ggf. Übungen
- Dokumentation von Behandlungsabläufen und Beratung
  - Patientenverwaltungssystem
  - Auswertungen
- Dokumentation der QM-Ziele und Umsetzungsmaßnahmen
- Dokumentation der Zielerreichung und Maßnahmenanpassung

Jährlich werden nun jeweils 2 % aller Praxen aufgefordert zu erklären, dass sie die o. g. Vorgaben erfüllen. Eine weitergehende Überprüfung ist nicht geplant.

Ende 2016 trat nun die neue sektorenübergreifende Qualitätsmanagement-Richtlinie in Kraft und hat die bis dahin gültige Richtlinie abgelöst. Neu ist ein Berichtsbogen mit einer Auflistung einer Vielzahl von Instrumenten, die auch abhängig von der individuellen Praxisstruktur nun grundsätzlich anzuwenden sind.

Risiko- und Fehlermanagement sowie die Implementation eines Fehlermeldesystems sind unverzichtbar. Zudem wird unter bestimmten Voraussetzungen die Anwendung von OP-Listen nunmehr verbindlich vorgeschrieben. Und es müssen auch neue Bereiche wie zum Beispiel „Sturzprophylaxe" und „Arzneimittelsicherheit" bearbeitet werden mit.

7.4.1 Qualitätsmanagementsysteme

Der Praxisinhaber kann letztlich die Form des QM-Systems selbst entscheiden. Auf die Anforderungnisse speziell in Zahnarztpraxen zugeschnittene Systeme gibt es inzwischen eine Vielzahl, die sich durchaus umfangreich unterscheiden, sowohl strukturell als auch inhaltlich. Die Landeszahnärztekammern bieten jeweils in der Regel ein System als Empfehlung an. Auch manche KVZn bieten wiederum eine eigene Idee für ein QM-System an.

Durch eine Qualitätsmanagementnorm werden die spezifischen Anforderungen eines QM-Systems konkreter definiert und es wird festgelegt, welchen Standard das System einhalten muss.

QM-Systeme, die einer bestimmte solchen Norm entsprechen, können zusätzlich auch durch externe Prüfer zertifiziert werden: hierbei wird geprüft, ob die Norm entsprechend der Vorgaben eingehalten wird. Diese Prüfungen werden von unabhängigen Zertifizierungsstellen durchgeführt. Das erteilte Zertifikat ist befristet. Eine Verlängerung des Zertifikates ist nur nach erneuter Prüfung von außen möglich.

Die Norm EN ISO 9000 mit der EN ISO 9001 legt branchenübergreifend Mindestanforderungen an ein QM System fest.

Darüber hinaus gibt es auch noch individuelle Branchenlösungen, die eigene Kriterienkataloge für QM-Anforderungen speziell auf die Anfordernisse der Branche entwickelt haben:

So ist auch zum Beispiel eine Zertifizierung gemäß den Kriterien der KTQ (Kooperation für Transparenz und Qualität im Gesundheitswesen) oder auch des EPA (European Praxis Assessment) möglich.

Die Inhalte und Unterschiede werden in diesem Buch nicht vertieft. Wir empfehlen bei Interesse die Begriffe zu googeln.

Die Systeme sind zu unterscheiden von den Tools (Instrumenten), mit denen sie umgesetzt werden. Dies können sein:

- Handbücher
- Applikationen zur Praxissoftware
- Eigenständige Software

> **Tipp**
>
> Lesen Sie in jedem Fall auch die Ausführungen zum Thema QM auf den Internetseiten der Bundeszahnärztekammer (▶ www.bzaek.de) und der Kassenzahnärztlichen Bundesvereinigung (▶ www.kzbv.de). Hier finden Sie eine Vielzahl von wichtigen Unterlagen zu diesem Thema und können je nach Kenntnisstand Ihr Wissen sehr gut vertiefen.

7.5 Kritische Diskussion

7.5.1 Was QM leistet und was es nicht leisten kann

Dass die lang hingezogene Verpflichtung (von 1999 bis 2010) zur Einführung von QM in der Praxis den Blick auf die Vorteilhaftigkeit eines QM-Systems verblendet hat, wurde häufig diskutiert (z. B. von Sander 2010b). Das soll an dieser Stelle nicht wiederholt werden.

Aus verantwortlich unternehmerischer und wirtschaftlicher Sicht ist die Einrichtung eines QM-Systems für die Praxis vorteilhaft und in jedem Fall zu empfehlen: Die strukturierte Festlegung von Arbeitsabläufen, die Festlegung von Verantwortlichkeiten und Sicherstellung der Einhaltung von gesetzlichen Vorgaben schafft eine sichere Basis für einen reibungslosen Praxisablauf. Auch die regelmäßige kritische Überprüfung und Überarbeitung bestehender Prozesse auf ihre praktische Funktionalität und inhaltliche Aktualität ist grundsätzlich wichtig. Und sie

ist sicherlich wesentliche Voraussetzung für gute Arbeit und zufriedene Patienten in der Praxis.

Die meisten Systeme (auch die Richtlinie des Gemeinsamen Bundesausschusses) verlangen zudem die Definition von Zielen, was für eine gute Entwicklung der Praxis unerlässlich ist. Die ISO 9000 verlangt darüber hinaus sogar die Festlegung eines Leitbildes, was auch als Teil der Positionierung interpretiert werden kann. Insofern gibt es auch viele Schnittstellen zwischen QM und Marketing – wenn die Praxis allerdings vom Gesetzgeber zu einer solchen Maßnahme gezwungen wird, kann sich die Vorteilhaftigkeit nicht ohne weiteres entfalten.

Wird QM in diesem Sinne nur als widerwillige Erfüllung lästiger gesetzlicher Pflichten gelebt und erledigt, erfüllt es den Kern seines Zweckes nicht: QM soll der Sache dienen und nicht umgekehrt. Es ist eben gerade keine abendliche Fleißarbeit, so schnell wie möglich von einer Mitarbeiterin alle Seiten des neuen QM-Handbuches ausfüllen zu lassen. QM ist hinsichtlich Inhalt und Strukturierung zwar umfänglich Kopfsache, wird aber praktisch aus dem Herzen gelebt. Es ist somit letztlich eigentlich im Wesenskern keine Pflichterfüllung externer Normvorgaben auf dem Papier sondern eine bewusste und aktive Entscheidung zu einer gut strukturieren und organisierten ganzheitlichen verantwortlichen Unternehmensführung und professionellen Handelns.

Tom

Tom will sich die große wöchentliche Abschlussreinigung der Behandlungszimmer jetzt immer durch eine Unterschrift bestätigen lassen. Irgendwie klappt das aber nicht so richtig. Die Mitarbeiter vergessen immer wieder die Unterschrift oder tragen gleich für den ganzen Monat im Voraus oder nachträglich ein – und das Ergebnis des Putzens ist auch nicht besser geworden. Und dann diese Mäkelei über das Unterschreiben müssen an sich. Tom ist ratlos. Das ist doch nun einmal Teil vom QM beim Hygienemanagement und das ist eben vorgeschrieben, dass man das dokumentiert – und das hat er auch allen so gesagt – warum hält sich denn jetzt keiner dran?

QM ist zudem letztlich bei aller Standardisierung und Festlegung auf viele wichtige Qualitätsindikatoren auch gleichzeitig in der Umsetzung immer ein höchst individueller Prozess: Die einzelnen Bereiche eines QM-Systems stellen dabei sicherlich, insbesondere in branchenspezifischen Lösungen, einen guten Bezugspunkt dar und sind Anregung, möglichst ganzheitlich viele Praxisprozesse zu erfassen und systematisch zu beleuchten. Dennoch stoßen solche allgemeinen Systeme auch an ihre inhaltlichen und funktionalen Grenzen: alle individuellen Anforderungen Ihrer Praxis werden sie vermutlich nicht zufriedenstellend abbilden können. Dann müssen im Einzelfall auch durchaus ergänzend individuelle Lösungen für bestimmte Abläufe und Prozesse gefunden und selbst entwickelt werden. Vorgefertigte Handbücher oder Kriterienkataloge sind in diesem Sinne nicht mehr oder weniger das, was sie eben sind – nämlich Hilfsmittel.

Und auch noch wichtig ist: Nach dem QM ist vor dem QM: QM ist niemals „fertig" und „abgehakt", sondern ein lebendiger Prozess, der stetig im Fluss ist.

Verabschieden Sie sich daher von der landläufigen Vorstellung und dem Missverständnis, dass Sie jemals mit QM fertig sein können, wenn Sie nur fleißig genug sind. Genau das ist nicht der Fall. Natürlich müssen Sie strukturiert alle Bereiche der Praxis beleuchten und bearbeiten Schritt für Schritt, aber das muss nicht alles gleichzeitig geschehen, und wenn sie mit dem letzten Prozess fertig sind, seien Sie sicher, ist wieder der erste zur Überprüfung längst fällig. Die Praxis ist ja kein statisches System – es gibt vielleicht zwischenzeitlich neue wissenschaftliche Leitlinien, die zu beachten sind, oder neue gesetzliche Vorgaben. Oder Sie haben einfach inzwischen neue oder andere Mitarbeiter und müssen natürlich auch schauen, ob der Prozess weiter so gut läuft wie bisher, selbst wenn er ansonsten eigentlich inhaltlich unverändert bleiben kann weiter.

Lena

Lena hat 2017 ein umfangreiches hochwertiges QM-System eingeführt und sich sogar teuer zertifizieren lassen. Die nächste Rezertifizierung ist erst wieder 2020. Das ist also jetzt erstmal erledigt und in trockenen Tüchern, meint Lena, aber dann schafft sie sich schon 2018 für den Steriraum erstmalig einen Thermodesinfektor an. Lena ist zwar noch auf dem Papier tatsächlich nach außen hin bis 2020 erfolgreich zertifiziert, aber wenn sie QM in ihrer Praxis wirklich richtig und verantwortlich leben will, muss sie jetzt natürlich trotzdem an verschiedenen Stellen umgehend handeln: Das neue Gerät muss z. B. in die vorhandene Geräteliste aufgenommen werden, die Mitarbeiter müssen darauf eingewiesen und es muss für die Benutzung eine Arbeitsanweisung neu geschrieben werden – und nach nicht allzu langer Zeit sollte auch nochmal geschaut werden, ob mit dem neuen Prozess alles weiter gut läuft oder ob man ggf. noch Änderungen vornehmen muss. Eigentlich hat Lena noch gar nicht wieder Lust, schon wieder was im QM-Handbuch zu ändern.

Und QM braucht vor allem eines: Zeit. QM ist nicht eben mal schnell erledigt. Nicht ohne Grund wird daher z. B. in der aktuellsten QM-Richtlinie von 2016 ausdrücklich sogar vom Gesetzgeber ein Zeitraum von 3 Jahren nach Praxisneugründung festgelegt, bis überhaupt ein vollständiges QM gemäß der Richtlinie erstmalig nachgewiesen werden muss. Auch unabhängig davon kann von den Autoren nicht nachdrücklich genug empfohlen werden, das Thema QM behutsam zu entwickeln, wenn man es richtig machen will.

Die Praxis zeigt, dass man im Zuge einer möglichst schnellen und allumfassenden Einführung von QM nach anfänglicher Zurückhaltung ganz schnell eine Unzahl von Zielen, Maßnahmen und Verfahrensanweisungen produziert. Das führt neben der Tatsache, dass die alle gar nicht von allen Mitarbeitern der Praxis so schnell verstanden, aufgenommen und angewendet werden können, auch zur Demotivation aller

Beteiligten. Wollen Sie also QM wirklich einführen, lassen Sie der Entwicklung die erforderliche Zeit – nur so werden Sie die Herzen des gesamten Teams dafür auf Dauer gewinnen können.

Nachfolgend 2 Beispiele für „dosierte" Anwendung von QM:

Tipp

Starten Sie zum Beispiel mit einer Teamsitzung und verschaffen Sie sich mit allen Mitarbeitern Klarheit über Ihre Positionierung, Ihr Leitbild und Ihr Praxisziel, d. h., wo Sie in den nächsten 5–10 Jahren mit der Praxis stehen wollen. Dann definieren Sie die maximal drei wichtigsten Ziele für das kommende Jahr, und legen gemeinsam schriftlich fest, wie Sie diese Ziele erreichen wollen (Maßnahmenplan).

Oder ergründen Sie die maximal drei Prozesse in der Praxis, die nicht so gut laufen, diskutieren Sie, wie man diese verbessern kann, und legen das zusammen mit der Zuordnung der Verantwortlichkeiten schriftlich fest.

Im Verlaufe des Jahres prüfen Sie den Erfolg, und in der großen Teamsitzung des Folgejahres nehmen Sie Korrekturen vor, definieren ggf. neue Ziele usw. Alle Dokumente kommen in einen Ordner. Und wenn Sie das noch optimieren wollen, holen Sie sich irgendwann einen Experten, mit dem Sie Ihre Inhalte in ein System stecken, das die Durchführung noch ein wenig praktikabler gestaltet.

Sie werden erstaunt sein, wie viel Zeit alleine die Bearbeitung von 3 solchen Prozessen braucht und welche Tiefe sich inhaltlich daraus ergeben kann bereits.

- **Zum Weiterarbeiten und Vertiefen (Literatur)**
- Deming (1982) Quality, productivity, and competetive position. Massachusetts Institute of Technology

- Zertifizierung: Deutsche Akkreditierungsstelle (DAkkS): ▶ http://www.dakks.de

7.5.2 QM und die gesetzlich vorgeschriebenen Prüfungen

Wichtig ist auch, sich beim Thema QM klar zu machen, dass mit der Einführung eines QM-Systems an sich die gesetzliche Pflicht zum Nachweis von Qualität noch lange nicht erfüllt ist.

Vergessen Sie nicht, über die Einführung eines QM-Systems die gesetzlich vorgeschriebenen Prüfungen, bei der der Gesetzgeber durch externe Stellen überprüfen lässt, ob zumindest wesentliche essenzielle gesetzliche Vorgaben, wie zum Beispiel aus den Bereichen Röntgen/Strahlenschutz oder Hygiene, eingehalten werden.

Es gibt inzwischen für eine Zahnarztpraxis – leider eher derzeit sogar mit zunehmender Tendenz – eine Fülle von solchen vorgeschriebenen Prüfungen: Diese dürfen zu großen Teilen auch nicht mehr selbst von verantwortlichen Unternehmer, sondern nur noch von externen Prüfstellen durchgeführt werden.

QM selbst ist in dieser Hinsicht der Prozess, der letztlich in bestimmten Prüfungen mündet, aber das QM-System an sich ersetzt diese nicht. QM kann allerdings hierbei produktiv genutzt werden, um systematische sämtliche erforderliche Prüfungen rechtzeitig zu erfassen und zu erledigen – zudem hilft der QM-Prozess dabei, in jedem betroffenen Bereich ohnehin allein durch den Prozess in einer hohen Qualität zu münden, so dass eine externe Prüfung dann gut bestanden wird. Aber wie gesagt: QM ersetzt diese Prüfungen nicht.

Und dem Praxisgründer und verantwortlichen Unternehmer sei daher dringend geraten, sich gerade auch mit diesen Prüfungen, ihren vorgeschriebenen Inhalten, Fristen und ihren Kosten rechtzeitig zu beschäftigen.

Termine für einige Prüfungen, zum Stand der Drucklegung der 2. Auflage dieses Buches

7

zurzeit vor allem die Validierungen der Sterilisations- und Desinfektionsgeräte zur Instrumentenaufbereitung, sind im ungünstigen Fall nicht gleich umgehend zu bekommen, sondern haben aufgrund der derzeit noch bestehenden personellen Unterversorgung in diesem Bereich oft nicht zu unterschätzende Vorlauffristen.

Und die endgültige Prüfung und Betriebsgenehmigung für das Röntgengerät wird z. B. auch nicht vom Techniker gemacht, der das Gerät aufstellt, auch wenn der am Ende eine Abnahmeprüfung erstellt: Das Gerät selbst sowie die Einhaltung der Vorgaben des Strahlenschutzes wird anschließend noch einmal durch eine externe Stelle (TÜV) geprüft, was wiederum gegenüber der Kammer (dort meist der zahnärztlichen Stelle, die dafür zuständig ist) im Ergebnis nachgewiesen werden muss.

> **Tipp**
>
> Um ein Gefühl für den Umfang von Prüfungen, Fristen und Pflichten, die eine Zahnarztpraxis in Deutschland erwarten, zu bekommen, empfehlen die Autoren, zum Beispiel einmal auf der Website der Landeszahnärztekammer Baden-Württemberg zu schauen unter folgendem Link: ▶ http://www.lzk-bw.de/PHB/html/qs.html. Hier finden Sie unter dem Stichwort 2. „Qualitätssicherung" unter 2.1 „Kurzübersicht Adressen, Fristen und Termine" eine gute Tabelle, die die wesentlichen Punkte darstellt.
>
> Bitte beachten Sie aber immer auch dabei noch bundeslandspezifische Besonderheiten und erkundigen Sie sich in jedem Fall auch, wenn der Ort ihrer Praxisgründung feststeht, bei Ihrer lokalen Kammer und Bezirksstelle dazu konkreter.

Nicht rechtzeitiges Vorliegen wichtiger Prüfungen kann im besten Fall zu einer Verwarnung mit Frist zum nachträglichen Nachweis führen. Zunehmend wird aber auch hier inzwischen deutlich einschneidender durchgegriffen in Form von Erteilung von Ordnungsgeldern oder im ungünstigen gravierenden Fall sogar in Verfügungen, dass eine Praxis bei Nicht-Vorliegen wichtiger erforderlicher Prüfungen zunächst einmal umgehend so lange zu schließen ist, bis die geforderten Vorgaben nacherfüllt sind.

Zahl und Umfang solcher externen Prüfungen nehmen jedenfalls deutlich aktuell zu:

War bis vor einigen Jahren wesentlich nur die Einhaltung der Strahlenschutzvorgaben und die Qualität der Röntgenanlage regelmäßig nachzuweisen und extern zu prüfen, werden jetzt aktuell zunehmend auch die gesetzlichen Vorgaben aus dem Bereich Medizingerätesicherheit und Infektionsschutz/Hygiene von den Behörden stärker in den Focus genommen. Hierbei sind zum Beispiel Validierungen und Wartungen wesentlicher Hygienegeräte (Thermodesinfektor und Autoclav) gefordert. Ebenso sind u. a. sicherheitstechnische Kontrollen der bei der Behandlung genutzten Medizingeräte von Behandlungsstuhl über Laser, Elektrochirurgie bis hin zu Pulverstrahlgerät nachzuweisen. Auch wird eine mikrobiologische Überprüfung der Wasserqualität der Praxis und der wasserführenden am Patienten eingesetzten Geräte verlangt, deren Ergebnis den Behörden vorgelegt werden muss.

Es finden hierfür inzwischen regelmäßige Begehungen durch staatliche Gewerbeaufsicht und/oder Gesundheitsämter statt: der Umfang und Inhalt der Kriterien der Prüfer in diesem noch recht neuen Bereich externer Überprüfung unterliegt derzeit allerdings noch einer nicht immer ganz einfach zu durchschauenden Anforderungs- und Entscheidungsbandbreite, die in verschiedenen Bundesländern und teilweise sogar auch behörden- und sogar prüferabhängig innerhalb der Länder stark variieren kann.

Gerade bei Praxisneugründung ist es ggf. somit sogar durchaus eine gute Idee, hier mit den lokalen zuständigen Behörden bereits im Vorfeld intensiv zu kooperieren und wichtige Vorgaben zu erfragen. Diese können dann gleich im Zuge von Umbaumaßnahmen entsprechend mit berücksichtig werden. Dies hilft gegebenenfalls später, unliebsame Überraschungen gleich von Anfang an zu vermeiden. In gleicher Weise ist sicherlich auch hilfreich, rechtzeitig bei den lokalen Abwasserbehörden die Vorgaben für die Genehmigung zur Einleitung von amalgambefrachteten Abwässern zu erfragen.

Darüber hinaus gibt es auch noch gesetzlich vorgeschriebenen Kontrollen für den Bereich Arbeitssicherheit für das Personal: Eine Praxis, die mehr als einen Angestellten hat, was in den überaus meisten Fällen so sein sollte, muss hierzu eine betriebsärztliche und sicherheitstechnische Betreuung sicherstellen und auf Nachfrage gegenüber der BGW, der Berufsgenossenschaft für Gesundheit und Wohlfahrtspflege, auch nachweisen.

Entweder kann sich der Zahnarzt hierbei über seine Kammer selbst zum Sicherheitsbeauftragten ausbilden lassen und diese Aufgabe dann in weiten Teilen selbst übernehmen, oder er beauftragt hierfür externe Dienstleistungsanbieter.

> **Tipp**
>
> Informieren Sie sich bei Ihrer zuständigen Zahnärztekammer über deren mögliche Angebote im Bereich Betriebs- und Sicherheitstechnischer Betreuung (BuS-Dienst).

Nach eigener Erfahrung der Autoren werden aktuell konkrete Nachweise zur Durchführung von arbeitssicherheitstechnischen Maßnahmen, wie zum Beispiel die Einhaltung der Fristen und Inhalte arbeitsmedizinischer Vorsorgeuntersuchungen oder die konkrete bauliche Einhaltung von Arbeitsstättenrichtlinien zwar eher selten zur Vorlage verlangt. Dennoch sollte sich der verantwortliche Unternehmer klar machen, dass ihn dieser Umstand nicht von der Einhaltung der Vorgaben entbindet und sich möglichen Konsequenzen bei Nichteinhaltung sehr kritisch bewusst sein.

Herbert

Herbert hat eine neue Auszubildende. Sie heißt Beatrice und ist echt super, besonders wenn man berücksichtigt, dass sie noch gar nicht so lange

da und erst 17 Jahre alt ist. Schnell ist sie sogar Herbert's Lieblingshelferin. Dass sie noch nicht immer mit Schutzbrille assistiert und manchmal auch die Trays ohne Handschuhe abräumt, fällt Herbert gar nicht so auf. Und seine ausgelernte ZFA sieht es grad auch nicht. Schließlich sind 2 ihrer ausgelernten Kolleginnen gerade krank und sie ist froh, dass ihr die Kleine die Arbeit im Zimmer abnimmt und sie den Verwaltungskram mal so richtig abarbeiten kann.

An einem besonders hektischen Praxistag mit vielen Notfallpatienten passiert, was passieren muss: Beatrice schneidet sich beim Abräumen des Trays an einem blutigen Skalpell, das Herbert gerade bei einem Hepatitis-C+ B-infektiösen Patienten bei der Ost benutzt hat. Da sie erst im 1. Lehrjahr ist und das mit den Infektionen und ihren Gefahren noch gar nicht so genau hatte in der Schule und außerdem auch nicht wusste, dass der Patient diese Krankheit hat, klebt sie nur schnell ein Pflaster drauf und arbeitet weiter. Schließlich ruft der Herr Doktor ja auch schon wieder ungeduldig nach der Assistenz aus dem nächsten Zimmer.

Im 2. Lehrjahr wechselt Beatrice die Praxis. Der neue Ausbilder schickt sie noch vor Beschäftigungsbeginn routinemäßig zur Arbeitsmedizinischen Vorsorge und Eingangsuntersuchung. Die Blutuntersuchung hierbei zeigt, dass Beatrice eine chronische Hepatitis-B- und C-Infektion hat, die zunächst einmal behandelt werden muss, auch wenn sie sich ansonsten gesund fühlt. Gemeinsam mit dem Arzt überlegt sie, wie es dazu hat kommen können: Schließlich hatte sie in den letzten Jahren keine Bluttransfusion und auch keinen sonstigen operativen Eingriff, und auch Infektionsquellen im privaten Umfeld sind bei ihr auszuschließen. Schließlich erinnert sich Beatrice an die Schnittverletzung von damals aus dem ersten Lehrjahr.

Jetzt werden plötzlich viele Fragen gestellt und für Herbert wird es sehr eng, denn Beatrice hat in der alten Praxis bei ihm weder die vorgeschriebene ärztliche Untersuchung nach den Vorgaben des Jugendschutzgesetzes erhalten noch wurde bei ihr eine arbeitsmedizinische Vorsorgeuntersuchung vor Beschäftigungsaufnahme durchgeführt, und geimpft gegen Hepatitis-B wurde sie auch nicht. Zudem fehlt auch jeglicher Nachweis über eine Unterweisung von Beatrice durch Herbert über mögliche Infektionsgefahren am Arbeitsplatz.

Herbert muss schlucken. Da kann jetzt ganz schön was auf ihn zukommen.

7.5.3 Probleme und Unklarheiten mit Prüfungen und Protokollen

Viele der gesetzlichen Vorgaben entstehen aktuell oft mit wenig vorheriger wesentlicher Erprobung auf Praxistauglichkeit. Gerade im Bereich technischer Überprüfungen zum Beispiel von Medizingeräten und der Anwendung der entsprechenden Vorschriften treten durchaus auch Umsetzungsprobleme und Risiken auf, die die Autoren aus eigener Erfahrung an dieser Stelle zumindest ansprechen möchten. So sind zum Beispiel bestimmte Messungen im Rahmen von sicherheitstechnischen Kontrollen etwa an Behandlungsstühlen an Altgeräten nicht immer einfach nach Schema F umsetzbar, weil die Geräte damals keine solche Prüfungen vorsahen. Entsprechend existieren für diese Geräte zum Beispiel keine firmenseitig festgelegten Messpunkte, und es erfordert dann tiefergehende Erfahrungen des Prüfers, auch in diesen Fällen die Messung ordnungsgemäß und v. a. auch schadensfrei durchzuführen. Auch sind intensiv gerätespezifische Besonderheiten zu berücksichtigen und die Tatsache, dass Geräte durch bestimmte elektrotechnische Prüfungen ggf. sogar – bei unsachgemäßer Indikation oder Durchführung – erheblich beschädigt werden können.

Augenmaß und Erfahrung ist hierbei in jedem Fall essenziell, insbesondere wenn es nach Richtlinie für Grad und Umfang der Prüfungen einem prüferseitigen individuellen Ermessensspielraum gibt. In jedem Fall sind eine gute Ausbildung und fundierte technische Kenntnis und praktische Erfahrung des Prüfers wesentliche Voraussetzung für eine wirklich gute Prüfung, denn nur ein erfahrener Prüfer kann mit Sachverstand und gleichzeitig auch Augenmaß und Erfahrung urteilen.

Nur ein solcher Prüfer wird etwaige prüfgerätbedingte Messfehler rechtzeitig erkennen und im Verdachtsfall überprüfen können, so dass nicht etwaige Fehlmessungen Geräte stilllegen oder zu unnötigen Reparaturmaßnahmen führen.

Lena

Lena hat von ihrem Vorgänger bei der Praxisübernahme das alte OPG-Gerät mit übernommen. Bei jeder Prüfung des Gerätes bangt sie ein bisschen, ob das Gerät wieder durchkommt – das ist ja so ein bisschen wie mit einem alten Auto beim TÜV – aber bislang ist immer noch alles gut gegangen.

Bei der nächsten Prüfung des Gerätes auf Elektrosicherheit zeigt nun aber das Messgerät einen fehlenden Schutzleiter an, auch bei wiederholten Messungen. Lenas Techniker ist langjährig in der Dentalbranche tätig. Er kann sich bei dem vorliegenden Gerät eigentlich nicht vorstellen, dass dieses an der Stelle ein Problem hat. Er kennt diese Sorte Gerät gut – das wäre absolut untypisch nach seiner Erfahrung, dass es etwas mit dem Schutzleiter hat. Er prüft daher den Schutzleiter gleich nochmal direkt am Gerät mit einer alternativen Methode – und natürlich ist der Schutzleiter wie schon vermutet in Ordnung. Später zeigt sich, dass das Messgerät für die Elektrosicherheitstests seinerzeit tatsächlich defekt war. Gut dass der Techniker hier mehr seiner Erfahrung als nur den Messwerten getraut hat.

Der Unternehmer sollte also die Qualifikation des Prüfers kritisch hinterfragen. Manchmal hilft auch einfach einmal ein Vergleich mit den Prüfungsinhalten und Protokollen der Nachbarpraxis – einfach mal um zu sehen, ob das eher ähnlich oder total unterschiedlich aussieht, um dann ggf. vertieft nachzufragen, wie es zu den Unterschieden kommt.

Auch die Qualität der Prüfprotokolle sollte nach Erfahrung der Autoren im Auge behalten werden: Hat der Prüfer gute Arbeit gemacht, ist noch lange nicht sicher, dass am Ende auch das Protokoll den gesetzlichen Vorgaben entspricht bzw. dass auf dem Protokoll alles genau so wie geprüft draufsteht. Oft unterliegen die dokumentierten Prüfergebnisse noch vielen Schnittstellen im Prozess der Bearbeitung und Erstellung der Protokolle. Vielfach erstellt nicht der Techniker selbst direkt nach dem Einsatz das Protokoll, sondern dieses wird oft erst nach EDV-Übertragung Wochen später von einem Mitarbeiter im Innendienst weiterbearbeitet. Da kann es schon mal dazu kommen, dass am Ende nicht alles korrekt notiert ist. Für den Zahnarzt als Unternehmer und somit verantwortlichen Betreiber der Geräte hilft es jedenfalls daher nichts, sich schon dann entspannt zurückzulehnen, wenn alle Prüfungen fristgerecht stattgefunden haben. Vielmehr muss er auch Eingang und Inhalt der Protokolle selbst überwachen und erforderlichenfalls auch rechtzeitig reklamieren.

Tom

Zwei Jahre sind rum, und Tom musste seinen Autoklaven mal wieder validieren lassen. 6 Wochen nach der Prüfung erhält Tom von der Prüfstelle die umfangreiche Dokumentation zur Prüfung in schriftlicher Form – das ist ein dicker Ordner, und Tom stellt ihn erstmal ins nächstbeste Regal. Als dann die Gewerbeaufsicht das Ergebnis der letzten Validierung vorgelegt bekommen möchte, muss Tom erstmal ganz schön lange nach dem Ordner suchen. Und als er ihn dann findet, stellt er fest, dass die für dieses Gerät vom Validierer gelisteten Mitarbeiter nicht mehr die sind, die jetzt in der Praxis arbeiten. Dabei hatte er doch extra dem Validierer bei der Prüfung noch gesagt, dass er jetzt wegen der 4 schwangeren Mitarbeiterinnen in den letzten 2 Jahren 4 neue Mitarbeiter hat, und nun stehen im Prüfprotokoll die alten Mitarbeiter, was ziemlich sicher zu Nachfragen von der Gewerbeaufsicht führen wird, falls denen das auffällt. Tom muss seine Prüfstelle umgehend um Korrektur bitten. Und die Zeit drängt, denn er hat nur wenige Wochen, die Unterlagen bei der Gewerbeaufsicht einzureichen.

7.5.4 Kosten

In jedem Fall sind auch in betriebswirtschaftlicher Sicht die Kosten für QM sowie gesetzlich vorgeschriebene Prüfungen aufgrund der Zunahme des Umfanges der Maßnahmen eine betriebswirtschaftlich relevante Größe geworden.

Zum einen entstehen Kosten für die gesetzlich geforderten Prüfungen, sofern diese die Hinzuziehung eines externen Dienstleisters verlangen. Darüber hinaus kann auch eventuell die Implementation eines QM-Systems an sich oder eine ggf. gewünschte Zertifizierung einiges an Kosten verursachen. In jedem Fall aber erfordern alle genannten Maßnahmen aus diesem Bereich einen nicht unerheblichen Mehraufwand an Personalstunden. Und dies ist mit zu berücksichtigen in der betriebswirtschaftlichen Gesamtplanung des Unternehmens.

Letztlich muss jede Praxis hierbei individuell den Kostenrahmen aufgrund der tatsächlichen lokalen Gegebenheiten festlegen. Um dem Leser ein gewisses Gefühl für die Höhe der Kosten zu geben, haben die Autoren für eine Musterpraxis eine solche tabellarische Auflistung.

Alles in allem können hier für eine 1,5-Behandlerpraxis mit 4 Behandlungszimmern schon fast 10.000 Euro einfach nur an Kosten für Prüfungen und Wartungen zusammenkommen – dies stellt somit inzwischen einen relevanten Einzelposten dar.

Die in ◘ Tab. 7.1 genannten Preise sind nicht absolut zu sehen: sie schwanken teilweise erheblich abhängig von den örtlichen Voraussetzungen und dem Wettbewerbsumfeld. Sicherlich sind daher auch hierbei Preisvergleiche wichtig und sinnvoll. Allerdings sollten auch nicht im Detail erwähnte verdeckte Kosten wie Fahrtkostenpauschalen und Ersatzteilpauschalen ebenso mit berücksichtigt werden wie die Qualifikation des Prüfers und der genaue Leistungsumfang der Prüfung (zeitlich und inhaltlich).

■ Tab. 7.1 Kosten für Wartungen und Prüfungen

	Intervall	Anzahl Geräte/ Mitarbeiter	Kosten je Prüfung	Fällig im lfd. Jahr?	Gesamtkosten lfd. Jahr
Wartung Autoclav	jährlich	1	800,00	1 v 1	800,00
Validierung Autoclav	Alle 2 Jahre	1	600,00	1 v 1	600,00
Wartung RDG	Jährlich	1	700,00	1 v 1	700,00
Validierung RDG	Jährlich	1	700,00	1 v 1	700,0
Wartung DAC	Jährlich	1	500,00	1 v 1	500,00
Validierung DAC	jährlich	1	600,00	1 v 1	600,00
Wasserproben	Jährlich	5	25,00	5 v 5	125,00
Wartung Behandlungs-einheit	Alle 2 Jahre	4	500 bis 1500,00 Euro	2 v 4	2100,00
STKs Behandlungseinheit gemäß § 11 MPBV	Alle 2 Jahre	4	80 Euro	2 v 4	160,00
STKs Röntgengerät, Elektrochirurgie, Hochfrequenzgeräte	Alle 2 Jahre	6	80 Euro	4 v 6	320,00
MTKs gemäß § 14 MPBV	Alle 2 Jahre	1	15 Euro	0 v 1	0,00
VDEPrüfung elektrischer Geräte (ortsveränderlich)	Alle 2 Jahre	35	15 Euro	35 v 35	525,00
VDEPrüfung Elektroan-lage (ortsfest)	Alle 4 Jahre	1	650,00	0 v 1	0,00
EDV Anlage (1 Server, 8 Clients)	Jährlich	1	900,00	1 v 1	900,00
Röntgenstrahlenschutz-prüfung	Alle 5 Jahre	1	350,00	1 von 1	400,00
Klimaanlage (2 AG, 5 IG)	Jährlich	1	500,00	1 von 1	500,00
Feuerlöscher	Alle 2 Jahre	4	25,00	1 von 1	100,00
Amalgamabscheiderjah-resprüfung	jährlich		35,00	4 von 4	140,00
Amalgamabscheider5Jah-resprüfung	Alle 5 Jahre	4	90,00	0 von 4	0,00
Arbeitsmedizinische Vorsorge	Nach Vorgabe	10	120,00	6 v 10	720,00
Gesamt					**9890,00**

7

Die steuerliche Gestaltung der Praxis

Carsten Summa

8.1 **Einleitung – 188**

8.2 **Der Beginn der Selbstständigkeit – 188**

8.3 **Grundsätze der Buchführung – 188**
8.3.1 Betriebseinnahmen – 189
8.3.2 Betriebsausgaben – 189

8.4 **Steuerliche Gestaltung – 192**
8.4.1 Einkommensteuer – 192
8.4.2 Lohnsteuer – 192
8.4.3 Sozialversicherung – 193
8.4.4 Umsatzsteuer – 193
8.4.5 Gewerbesteuer – 194

8.5 **Was ist steuerlich zu beachten? – 194**
8.5.1 Bei Praxisgründung – 194
8.5.2 Bei Praxisverkauf – 195

© Springer-Verlag GmbH Deutschland 2018
T. Sander, M.-C. Müller (Hrsg.), *Meine Zahnarztpraxis – Ökonomie*, Erfolgskonzepte Zahnarztpraxis & Management, https://doi.org/10.1007/978-3-662-54561-4_8

8.1   Einleitung

Zahnärzte (und das gilt gleichermaßen auch für Ärzte), die ihre selbstständige Berufstätigkeit eigenverantwortlich ausüben, müssen unterschiedliche Aspekte berücksichtigen. Zum einen spielt die Einkommensteuer eine zentrale Rolle. Zum anderen sind Abgrenzungen und Risiken der Gewerbe- und Umsatzsteuer zu beachten. Die Lohnsteuer und auch die sozialversicherungsrechtlichen Angelegenheiten spielen grundsätzlich dann eine Rolle, wenn Mitarbeiter beschäftigt werden.

Neben den steuerlichen Aspekten sind auch verschiedene Grundsätze zur Buchführung oder anderen Aufzeichnungen zu beachten. So gehört z. B. das Aufzeichnen und Aufbewahren von Belegen zu den zentralen Aufgaben selbstständiger Zahnärzte. Auch die Wahl der Rechtsform ist wichtig. So können z. B. Ärzte als Einzelpraxis, als Praxisgemeinschaft oder auch als Gemeinschaftspraxis tätig werden. Auch die Organisation eines medizinischen Versorgungszentrums (MVZ) oder einer Ärzte-GmbH wäre grundsätzlich denkbar, ist aber noch sehr wenig verbreitet. Deshalb soll auf die Rechtsform der GmbH oder die speziellen steuerlichen Aspekte des MVZ hier nicht näher eingegangen werden.

8.2   Der Beginn der Selbstständigkeit

Zu Beginn einer Selbstständigkeit stellt sich immer die Frage, wer muss worüber informiert werden, und was ist zu beachten.

Eine Gewerbeanmeldung bei der Stadt/Gemeinde ist nicht notwendig, jedoch muss eine steuerliche Anmeldung beim Finanzamt binnen eines Monats nach Aufnahme der beruflichen Tätigkeit erfolgen. In dieser steuerlichen Anmeldung sind neben persönlichen Angaben auch Angaben über die künftige berufliche Tätigkeit aufzuführen. Gefordert werden auch Angaben über die Höhe der zu erwartenden Einnahmen und des zu erwartenden Gewinns. Sofern Mitarbeiter beschäftigt

werden sollen, ist dieses dem Finanzamt auch bereits bei der steuerlichen Anmeldung mitzuteilen.

8.3   Grundsätze der Buchführung

Freiberufler – und somit selbstständig tätige Ärzte – müssen keine doppelte Buchführung im handelsrechtlichen Sinne führen. Dennoch sind Aufzeichnungen zu machen. Somit sind sämtliche berufliche Ausgaben und Einnahmen in chronologischer Weise aufzuzeichnen und deren Unterlagen aufzubewahren.

Zu den wichtigsten Ausgaben gehören:
- Fremdleistungen Labor
- Fortbildungen
- Personal
- Raumkosten
- Betriebliche Versicherungen und Beiträge
- Kfz-Kosten (Achtung Falle: mindestens 50 % betriebliche Nutzung)
- Praxisbedarf
- Zinsaufwand
- Krankenversicherung
- Risikolebensversicherung

Ausgaben zur Altersversorgung (berufsständisches Versorgungswerk) Krankenversicherungen usw. sind keine Betriebsausgaben.

Neben dem in der Regel bestehenden betrieblichen Bankkonto wird eine Kasse geführt. In dieser Kasse müssen alle Bar-Einnahmen und Bar-Ausgaben vollständig und zeitnah mit den entsprechenden Belegen aufgeführt werden (keine Buchung ohne Beleg!). Eine Unterstützung durch die EDV ist zulässig. Verschiedene Softwareprogramme werden hierfür angeboten.

> **Keine Buchung ohne Beleg!**

Zudem sind alle Belege, die *unbar* bezahlt oder vereinnahmt werden, mit den Kontoauszügen des betrieblichen Bankkontos aufzubewahren.

(Auch die privaten Bankkonten sind aufzubewahren).

Der Gewinn (bzw. steuerlich korrekt ausgedrückt) der Überschuss wird in der Regel durch eine sog. Einnahmen-/Überschussrechnung im Sinne des § 4 Abs. 3 Einkommensteuergesetz (EStG) ermittelt. Dieser so ermittelte Überschuss (positiv oder negativ) bildet die Ausgangsgröße für die zu errechnende Einkommensteuer.

Das Wesen der Einnahmen-/Überschussermittlung gem. § 4 Abs. 3 EStG besteht in einer bloßen Gegenüberstellung der zugeflossenen Betriebseinnahmen und der abgeflossenen Betriebsausgaben nach dem Zu- und Abflussprinzip. Das heißt, nur Einnahmen und Ausgaben, die im Kalenderjahr zugeflossen oder gezahlt wurden, werden für das Jahr berücksichtigt. Hierdurch kann der Gewinn (Überschuss) oder Verlust zum Teil gesteuert werden.

Die Unterlagen und Aufzeichnungen der Kasse und des Bankkontos bilden die Grundlage für die steuerliche Einnahmenüberschussrechnung. Zu berücksichtigen sind noch Abschreibungen, PKW-Nutzung und andere Sachverhalte (wie z.B. Kosten eines Arbeitszimmers).

Für die Erstellung der vorgeschriebenen Aufzeichnungen sind der Einsatz einer EDV und die Unterstützung durch den Steuerberater sinnvoll. Für das Finanzamt ist im Rahmen der Einkommensteuererklärung ein amtlich vorgeschriebener Vordruck (Anlage EÜR) zu erstellen.

8.3.1 Betriebseinnahmen

Zu den Betriebseinnahmen gehören alle mit der Praxis in Verbindung stehenden Einnahmen.

- Kassenärztliche Einnahmen
- Einnahmen aus der Privatliquidation
- IGeL-Leistungen (individuelle Gesundheitsleistungen, in der Regel nur bei Ärzten)
- Verkauf von Prophylaxeartikeln u. Ä.
- KFZ-Privatnutzung (Fahrtenbuch oder 1 %-Regelung)
- Einnahmen aus dem Verkauf von Gegenständen des Anlagevermögens
- eventuell Umsatzsteuer, bei umsatzsteuerpflichtigen Leistungen (Eigenlabor), bestimmte Gutachten

8.3.2 Betriebsausgaben

Zu den Betriebsausgaben gehören alle Ausgaben, die mit dem Betrieb der Praxis in Verbindung stehen. Diese können mit der Gründung, mit dem laufenden Betrieb oder auch mit dem Verkauf der Praxis zusammenhängen.

Betriebsausgaben können unterteilt werden in:

- sofort abziehbare Betriebsausgaben,
- nicht sofort abziehbare Betriebsausgaben sowie
- nicht abziehbare Betriebsausgaben.

Sofort und nicht sofort abziehbare Betriebsausgaben

- Zu den sofort abziehbaren Betriebsausgaben gehören insbesondere alle betrieblich veranlassten Ausgaben, die laufend anfallen und kein eigen nutzbares Wirtschaftsgut darstellen. Hierzu gehören z. B. Miet- und Zinszahlungen, Lohn- und Gehaltszahlungen, Bürokosten und Reparaturkosten, Praxiskosten.
- Zu den nicht sofort abziehbaren Betriebsausgaben gehören Ausgaben, die ein eigennutzbares bewertbares Wirtschaftsgut darstellen. Dies können sein Gebäude, Maschinen, Kraftfahrzeuge, EDV, Einrichtungen, u. Ä.

Ob Ausgaben sofort abziehbar sind, hängt bei selbstständig nutzbaren Wirtschaftsgütern in der Regel von der Höhe der Anschaffungskosten ab. Folgende drei Gruppierungen sind möglich.

1. Ausgaben für Gegenstände bis einschließlich 150 Euro werden als Betriebsausgaben sofort zum Zeitpunkt der Bezahlung in Abzug gebracht.
2. Ausgaben für bewegliche Wirtschaftsgüter, die selbstständig nutzbar sind und zwischen 150,01 Euro und 1000 Euro betragen, werden auf eine Pauschalnutzungsdauer (Poolabschreibung) von 5 Jahren verteilt. Diese geringwertigen Wirtschaftsgüter (GWG) sind in einem Anlageverzeichnis zu führen. Alternativ

zur Poolabschreibung besteht ein Wahlrecht zur Sofortabschreibung von selbstständig nutzbaren Wirtschaftsgütern mit Anschaffungskosten bis 410 Euro. Anschaffungskosten für Wirtschaftsgüter über 410 Euro werden auf die betriebsgewöhnliche Nutzungsdauer verteilt.

3. Wirtschaftsgüter mit einem Wert von mehr als 1000 Euro werden über die sog. „gewöhnliche Nutzungsdauer" abgeschrieben. Für die Ermittlung der gewöhnlichen Nutzugsdauer werden amtliche Tabellen zugrunde gelegt, in denen branchenspezifische Nutzungsdauern nahezu aller Gegenstände aufgeführt sind, die in einer Praxis eingesetzt werden. Die Anschaffungen (Zeitpunkt, Höhe der Anschaffungskosten einschließlich Anschaffungsnebenkosten) und Abschreibungen (Nutzungsdauer und Betrag der jährlichen Abschreibung) sowie ein Anlageabgang sind in einem Anlageverzeichnis zu führen. In diesen Fällen werden nicht die Auszahlungen, also die Anschaffungskosten, sondern vielmehr die jährliche Abnutzung als Betriebsausgabe angesetzt.

Wird beispielsweise eine Praxiseinrichtung im Wert von 10.000 Euro angeschafft, und diese Praxiseinrichtung wird voraussichtlich **8** Jahre genutzt (betriebsgewöhnliche Nutzungsdauer), so können **8** Jahre lang **1250** Euro der Anschaffungskosten als Ausgabe angesetzt werden (Absetzung für Abnutzung, AfA). Bei unterjähriger Anschaffung erfolgt eine zeitanteilige Berücksichtigung.

Bei Veräußerung (Verkaufspreis) oder Entnahme (Zeitwert) solcher Wirtschaftsgüter führt dieses unter Berücksichtigung des Restbuchwerts des Wirtschaftsguts zu einem Überschuss oder Verlust aus dem Anlageverkauf.

Tom

Tom veräußert den gebrauchten PKW seines Anlagevermögens für 14.000 Euro. Diesen PKW hat er vor 3 Jahren für 24.000 Euro angeschafft. Bei der unterstellten Nutzungsdauer eines PKWs von 6 Jahren werden für jedes Jahr 4000 Euro als Absetzung für Abnutzung (AfA) abgeschrieben.

Nach 3 Jahren werden demnach 3 Jahre je 4000 Euro abgeschrieben (Summe: 12.000 Euro). Der Restbuchwert beträgt somit nach 3 Jahren 12.000 Euro (Anschaffungskosten 24.000 Euro abzüglich AfA 12.000 Euro). Sofern Tom diesen PKW nun für 14.000 Euro verkauft, entsteht ein Veräußerungsgewinn in Höhe von 2000 Euro (14.000 Euro Veräußerungserlös abzüglich 12.000 Euro Restbuchwert), den Tom zusätzlich versteuern muss.

Nicht und nicht vollständig abziehbare Betriebsausgaben

Das Einkommensteuergesetz sieht Abzugsbeschränkungen vor. So können z. B. gem. § 4 Abs. 5 EStG Geschenke an Nichtarbeitnehmer steuerlich nur berücksichtigt werden, sofern sie im Jahr je Empfänger den Wert von 35 Euro nicht übersteigen. Hierbei sind Streuartikel (bis 10,00 €) als unbeschränkt abzugsfähiges Geschenk anzusehen, ein höherer Betrag ist vom Geber oder Empfänger gesondert zu versteuern (§ 37b EStG). Bei der Bemessung der 35,00 € sind eventuell zu zahlende Steuern gem. § 37 (b) EStG (30 % Steuern eingeschlossen). Somit sollte für ein Geschenk nicht mehr als 26,00 € ausgegeben werden.

Für Geschenke an Arbeitnehmer gibt es eine Sachbezugsfreigrenze von 44 Euro je Arbeitnehmer und Monat und zu besonderen Anlässen 60,00 € Geburtstag, Hochzeitstag usw. Bargeld ist davon ausgeschlossen.

Übliche Zuwendungen des Arbeitgebers bei herkömmlichen Betriebsveranstaltungen (z. B. Weihnachtsfeier) können als Betriebsausgabe angesetzt werden. Sie gehören aber nicht zum steuer- und sozialversicherungspflichtigen Arbeitslohn des Arbeitnehmers. Die Höhe der üblichen Zuwendungen ist auf 110 Euro (inklusive Mehrwertsteuer) je Arbeitnehmer beschränkt.

Der eventl. über 110,00 € hinausgehende Betrag ist eine nichtabziehbare Ausgabe bzw. mit pauschalen Steuern von 30 % zu belegen.

Zu den üblichen Zuwendungen zählen Speisen und Getränke, Übernachtungs- und Anfahrtskosten, Eintrittskarten für kulturelle und sportliche Veranstaltungen, Sachgeschenke und Aufwendungen für den äußeren Rahmen (Musik und künstlerische Darbietungen). Je Kalenderjahr werden zwei Betriebsveranstaltungen als üblich angesehen.

Zusätzlich gibt es div. Möglichkeiten, dem Arbeitnehmer zusätzliche steuerfreie Zuwendungen zum Lohn zukommen zu lassen.

Von den Aufwendungen für eine geschäftlich veranlasste Bewirtung von Geschäftsfreunden sind höchsten 70 % der Betriebsausgaben abziehbar (wichtig: Eintragung der bewirteten Personen (hierbei den Unternehmer nicht vergessen und der Anlass der Bewirtung muss vermerkt werden). Aufwendungen zur Bewirtung von Personen aus geschäftlichem Anlass in der Wohnung gehören nicht zu den Betriebsausgaben, sondern zu den nicht abzugsfähigen Kosten der privaten Lebensführung.

Bei Bewirtungen von Unternehmer und Arbeitnehmer bei einem normalen Aufwand und betrieblichen Anlass 100 % absetzbar.

Bei einer vorübergehend betrieblichen auswärtigen Unterkunft können Mehraufwendungen für die Verpflegung je Kalendertag pauschal als Betriebsausgabe, wie in ◘ Tab. 8.1 dargestellt, abgezogen werden.

Übernachtungskosten können nur mit Beleg berücksichtigt werden.

Aufwendungen für ein häusliches Arbeitszimmer können unter bestimmten Voraussetzungen maximal mit 1250 Euro pro Jahr abgezogen werden. Die tatsächlichen Kosten für das Arbeitszimmer sind entsprechend zu belegen. Hierzu gehören z. B. anteilig auf das Arbeitszimmer anfallende Zinsen, Nebenkosten wie Strom, Gas, Wasser, Grundsteuer, Schornsteinreinigung, Heizung und Abschreibung für das Haus. Einrichtungsgegenstände für häusliche Arbeitszimmer (Schreibtisch,

Stühle, Regal) können steuerlich unbegrenzt berücksichtigt werden.

> **Besonderheit**
> — Investitionsabzugsbeträge können unter bestimmten Voraussetzungen wie Ausgaben abgesetzt werden. So können für künftige Anschaffungen neuer sowie gebrauchter beweglicher Wirtschaftsgüter des Anlagevermögens, Investitionsabzugsbeträge gem. § 7g Abs. I EStG von bis zu 40 % der voraussichtlichen Anschaffungskosten Gewinn mindernd abgezogen werden. Voraussetzung ist, dass bestimmte Einkommensgrenzen (100.000 Euro Gewinn für das Jahr 2010) bei Gewinnermittlung nach § 4 (3) EStG nicht überschritten werden (ohne Investitionsabzugsbetrag). Das Wirtschaftsgut muss dann bis zum Ende des dritten auf den Abzug folgenden Wirtschaftsjahres angeschafft werden.
> — Eine Sonderabschreibung kann unter bestimmten Umständen berücksichtigt werden.

Kraftfahrzeuge können nur zum Betriebsvermögen erklärt werden, wenn das Fahrzeug über 50 % beruflich genutzt wird. Hierfür ist eine verlässliche Schätzung vorzunehmen. Im Zweifel ist eine Aufzeichnung durch ein geführtes Fahrtenbuch für drei Monate erforderlich. Wenn der Nachweis erbracht wird, kann das Fahrzeug zum Betriebsvermögen erklärt werden. Das hat zur Folge, dass alle Kfz-Kosten (Abschreibungen, Zinsen, Leasinggebühren, Benzin, Wartung, Reparaturen, Versicherungen, Kfz-Steuer, Parkgebühren, ADAC-Beitrag, aber keine Knöllchen!) als Betriebsausgabe angesetzt werden können.

Zu beachten ist aber, dass die Privatnutzung eines im Betriebsvermögen befindliches Fahrzeug ebenfalls berücksichtigt werden muss. Es gibt zwei Methoden zur Berücksichtigung der privaten Nutzung – die Fahrtenbuchmethode oder die 1 %-Regelung.

◘ **Tab. 8.1** Mehraufwendungen für die Verpflegung je Kalendertag (im Inland)

Bei Abwesenheit von mehr als 24 Stunden	24 Euro
Bei einer Abwesenheit von mind. 8 Stunden	**12** Euro

- **1 %-Regelung**

Die 1 %-Regelung sieht vor, dass 1 % des zum Zeitpunkt der Erstzulassung des inländischen Bruttolistenpreises (ohne Preisnachlässe, einschließlich Zubehör und Sonderausstattungen) pro Monat für die eigene, private Nutzung des PKWs angesetzt und versteuert wird zzgl. Fahrten Wohnung und Betrieb.

Lena

Lena kauft sich 2 Jahre nach der Praxisgründung ein gebrauchtes Auto, das ursprünglich einen Bruttolistenpreis von 30.000 Euro hatte. Für das 3. Jahr berechnet ihr Steuerberater einen regulären Praxisgewinn für Lena von 50.000 Euro. Allerdings sagt er, dass Lena so viel Steuern bezahlen muss, als hätte sie 3600 Euro mehr verdient, also Steuern für einen Gewinn von 53.600 Euro. Das liege daran, dass monatlich 1 % des Bruttolistenpreises (= 300 Euro), also 3600 Euro pro Jahr, als Einnahme dem Gewinn hinzuzurechnen ist. Zusätzlich sind Fahrten zwischen der Wohnung und Praxis zu berücksichtigen. Mittagsheimfahrten oder Mehrfachfahrten bleiben steuerlich unberücksichtigt.

- **Fahrtenbuchmethode**

Bei der Fahrtenbuchmethode ist die Führung eines ordnungsgemäßen Fahrtenbuches notwendig. Alle Fahrten sind zeitnah mit Datum, aufgesuchten Personen, Grund der Fahrt, Kilometer-Anfangs- und Endstand aufzuzeichnen. Das Verhältnis der so ermittelten privat gefahrenen Strecken zu den betrieblich gefahrenen Strecken bildet den Anteil der zu berücksichtigenden Kosten bzw. den entsprechenden Privatanteil.

8.4   Steuerliche Gestaltung

8.4.1   Einkommensteuer

Die Einkommensteuer knüpft an die Leistungsfähigkeit des Steuerpflichtigen an. Die Höhe wird durch das Einkommen bestimmt, das sich aus den verschiedenen Einkunftsarten

einer Person zusammensetzt. Berücksichtigt werden auch persönliche Verhältnisse wie Familienstand, Kirchenzugehörigkeit, absetzbare Vorsorgeaufwendungen, Anzahl der Kinder und außergewöhnliche Belastungen (z. B. Krankheitskosten usw.).

> ❯ Die Einkommensteuererklärung muss bis spätestens zum 31. Mai des nachfolgenden Jahres beim Finanzamt abgegeben werden. Für Praxisinhaber, die steuerlich beraten werden, gilt eine Abgabefrist bis zum 31. Dezember des Folgejahres. (ab Veranlagungsjahr 2018 bis zum 31.07. des Folgejahres, ohne steuerliche Beratung.)

Das Finanzamt kann im Einzelfall die Steuererklärungen auch vorab anfordern.

In der zu erstellenden Einkommensteuererklärung sind sämtliche Einkünfte anzugeben. Neben den Einkünften aus der selbstständigen Berufstätigkeit als Arzt sind auch andere Einkunftsquellen wie z. B. aus der Vermietung, Einkünfte aus Beteiligungen oder andere Einkünfte im Sinne des Einkommensteuergesetztes zu erklären.

Aufwendungen für Krankenversicherung und Altersversorgung (berufsständisches Versorgungswerk) sowie weitere Sonderausgaben (z. B. Unterhaltsleistungen oder Spenden) und außergewöhnliche Belastungen (z. B. Krankheitskosten) sind im Rahmen der Erstellung der Einkommensteuererklärung zu berücksichtigen. Bei Verheirateten ist in der Regel die günstigere Zusammenveranlagung zu wählen. Dann sind auch die Einkünfte des Ehegatten mit zu erfassen.

8.4.2   Lohnsteuer

Die Lohnsteuer ist die Einkommensteuer der Angestellten. Sie ist vom Praxisinhaber (= Arbeitgeber) vom Bruttoarbeitslohn der Angestellten einzubehalten und an das Finanzamt mit elektronischer Lohnsteueranmeldung zu erklären und abzuführen.

Die Lohnsteueranmeldungszeiträume sind abhängig von der gezahlten Lohnsteuer pro Kalenderjahr (❏ Tab. 8.2).

8.4.3 Sozialversicherung

Die Sozialversicherungsbeiträge sind mit ca. 20 % des Bruttogehaltes jeweils für den Arbeitnehmer und den Arbeitgeber die bedeutendsten Nebenkosten der Personalaufwendungen. Bei einem Bruttogehalt von 1000 Euro entstehen dem Arbeitgeber ca. 20 % Sozialversicherungsbeiträge. Die Praxis trägt somit ca. 1200 Euro Personalkosten.

Die Sozialversicherungsbeiträge setzen sich im Einzelnen wie in ❏ Tab. 8.3 gezeigt zusammen.

Zusätzlich entstehen dem Arbeitgeber Kosten für die Umlage 1 (Lohnfortzahlung im Krankheitsfall) von ca. 1,5 % und für die Umlage 2 (Mutterschutzfortzahlung) ca. 0,5 % des Bruttogehalts. Die Arbeitnehmeranteile sind ebenfalls vom Bruttogehalt einzubehalten

und gemeinsam mit den Arbeitgeberanteilen monatlich an die Krankenkasse abzuführen. Zudem sind Beiträge zur Berufsgenossenschaft für die gesetzliche Unfallversicherung zu zahlen. Die Höhe ist von dem Tätigkeitsbereich der Mitarbeiter und von der Lohnsumme pro Jahr abhängig. Pauschal kann von 2 % der Bruttolohnsumme ausgegangen werden.

8.4.4 Umsatzsteuer

Bei einer Einzelpraxis ist der Zahnarzt umsatzsteuerlicher Unternehmer. Bei einer Berufsausübungsgemeinschaft ist die GbR (Gesellschaft bürgerlichen Rechts, in diesem Falle die BAG) die umsatzsteuerliche Unternehmerin.

Die Leistung eines Zahnarztes bzw. Arztes ist in der Regel umsatzsteuerfrei nach § 4 Nr. 14 Umsatzsteuergesetz (UStG). Steuerfrei ist grundsätzlich die Kerntätigkeit des Arztes, sofern es sich um eine Leistung mit therapeutischem Ziel handelt. Diese Steuerfreiheit ergibt sich aus § 4 Nr. 14 Abs. I UStG. Leistungen des Arztes ohne therapeutisches Ziel sind grundsätzlich steuerpflichtig. Sofern die Grenze der sog. Kleinunternehmerregelung greift, können diese steuerpflichtigen Leistungen weiterhin steuerfrei bleiben. Die Grenze beträgt in der Regel 17.500 Euro pro Jahr. Demnach verbleiben auch diese Einnahmen des Arztes steuerfrei, sofern die Leistungen ohne therapeutisches Ziel (umsatzsteuerpflichtige Leistungen) nicht über 17.500 Euro liegen.

Hilfsgeschäfte des Arztes bleiben ebenfalls steuerfrei. Ein Hilfsgeschäft ist z. B. die Veräußerung eines Gerätes des Anlagevermögens. Hierbei handelt es sich zwar um ein grundsätzlich umsatzsteuerpflichtiges Geschäft, das jedoch steuerfrei bleibt, weil es sich um ein Unterstützungsgeschäft zur Kerntätigkeit handelt. So bleiben auch sonstige Leistungen (z. B. Zahnprothetik) als Hilfsgeschäft des Zahnarztes ohne eigenes Labor steuerfrei (§4 Nr. 14 Abs. 2 UStG).

❏ **Tab. 8.2**   Lohnsteueranmeldungszeiträume

Mehr als 4000 Euro jährlich	Monatlich
Mehr als 10.000 Euro jährlich	Vierteljährlich
Nicht mehr als 10.000 Euro	Jährlich

❏ **Tab. 8.3**   Sozialversicherungsbeiträge. (Stand August 2017)

Krankenversicherung	14,6 % (z. T. sind Zuschläge möglich)
Pflegeversicherung	2,55 % (Zuschläge möglich)
Rentenversicherung	18,7 %
Arbeitslosenversicherung	3,00 %

Tom und Lena

Die Praxen von Tom und Lena erwirtschaften jeweils einen Gesamtumsatz von 500.000 Euro. Zusätzlich erzielen die Praxen Einnahmen aus nichtärztlicher Leistung in Höhe von Lena: 15.000 Euro und Tom: 40.000 Euro.

Lenas Regelung: Die Einnahmen aus nichtärztlicher Leistung sind dem Grunde nach umsatzsteuerpflichtig und würden dazu führen, dass 19 % Umsatzsteuer der Einnahmen an das Finanzamt abzuführen sind (die Vorsteuer soll bei diesem Beispiel aus Transparenzgründen unberücksichtigt bleiben). Da aber die Kleinunternehmergrenze von 17.500 Euro nicht überschritten wurde, ist die Umsatzsteuer aus den 15.000 Euro nicht an das Finanzamt abzuführen.

Toms Regelung: Seine Einnahmen betragen 40.000 Euro. Die Kleinunternehmergrenze wurde überschritten, und somit muss Tom grundsätzlich die Umsatzsteuer aus den 40.000 Euro an das Finanzamt abführen (das wäre hier ca. 6400 Euro). § 19 UStG sieht jedoch vor, dass die Umsatzsteuerpflicht für die Praxis erst ab dem Folgejahr beginnt, nachdem die Grenze überschritten wurde.

Somit kann festgehalten werden, dass auch der Umfang der beruflichen Leistung zum Teil Umsatzsteuerpflicht verursachen kann. Das hat auch zur Folge, dass der entsprechend anteilige Vorsteuerbetrag, d. h. also die von anderen Unternehmern in Rechnung gestellte Umsatzsteuer ermittelt werden und von der zu zahlenden Umsatzsteuer abgezogen werden kann. Die Vorschriften über die Vollständigkeit der Rechnungsangaben gem. § 14 UStG sind zu beachten.

8.4.5 Gewerbesteuer

Nebeneinkünfte aus nichtärztlicher Tätigkeit, z. B. aus dem Verkauf von Zahnpflegemitteln oder anderen Prophylaxeartikeln können dazu führen, dass sämtliche Einkünfte der Gewerbesteuer unterliegen.

Dieses kann vermieden werden, indem eine Abgrenzung der ärztlichen Tätigkeit von der gewerblichen Tätigkeit vorgenommen wird. Ratsam ist eine getrennte Aufzeichnung durch separate Kassen und Bankkonten und die Verwendung von eigenen Rechnungsformularen. Zudem wird eine separate Buchhaltung empfohlen. Eine eigene steuerliche Anmeldung ist empfehlenswert zusätzlich ist eine Gewerbeanmeldung vorzunehmen.

> **Tipp**
>
> Die Gründung eines eigenen Unternehmens durch den Ehepartner oder in Form einer GbR kann sinnvoll die Abgrenzungsproblematik ausschließen.

Der ausgegliederte Betriebsteil stellt einen eigenen Gewerbebetrieb dar, mit der Konsequenz der Gewerbesteuerpflicht. Bis zu einem Gewerbeertrag (Gewinn) von 24.500 Euro entsteht aufgrund des Freibetrages keine Gewerbesteuer.

8.5 Was ist steuerlich zu beachten?

8.5.1 Bei Praxisgründung

- **„Einnahmenloch"**

Aufgrund des Abrechnungssystems erfolgen Einnahmen in der Regel erst mit einer zeitlichen Verschiebung von ca. einem halben Jahr. Hiervon sind ausschließlich kassenzahnärztliche Leistungen betroffen. Privatliquidationen unterliegen einem eigenen Zahlungssystem. Bei der Praxisgründungsfinanzierung muss dieses unbedingt berücksichtigt werden, da anderenfalls ein erhebliches Liquiditätsproblem entsteht.

> Die Erstellung einer Liquiditätsplanung ist dringend erforderlich.

- **Disagio**

Die Praxisfinanzierung erfolgt in der Regel langfristig über mindestens 10 Jahre. Für diesen Zeitraum sollten die Zinsen festgeschrieben werden. Die zu zahlenden Zinsen stellen steuerlich sofort abziehbare Betriebsausgaben dar. Die Tilgungszahlungen sind steuerlich unbeachtlich.

Wenn bei der Darlehensaufnahme ein Disagio vereinbart wird, bedeutet dieses, dass zum Zeitpunkt der Darlehensaufnahme ein Abschlag („Disagio") bezahlt wird, mit der Folge, dass die künftigen Zinsen (der Zinssatz) geringer ausfallen. Bei dem Disagio handelt es sich unter wirtschaftlicher Betrachtung um vorgezogene Zinsen, die bereits bei Auszahlung des Darlehens anfallen. Dieses Disagio ist somit sofort bei Auszahlung des Darlehens steuerlich abziehbar. Die künftigen Zinsen sind geringer und folglich entstehen im Gegenzug in den künftigen Zeiträumen weniger Betriebsausgaben.

Sinnvoll ist dieses nur, wenn zu Beginn der Praxis bereits erhebliche Einkünfte bestehen. Dies kann der Fall sein, wenn:

- der Ehegatte eigenes Einkommen hat,
- nebenbei Einkünfte aus Angestelltentätigkeit anfallen,
- erhebliche Einkünfte aus der Vermietung von Immobilien bestehen,
- Abfindungszahlungen von früheren Arbeitsverhältnissen erfolgt sind.

Sofern im Jahr der Gründung ohnehin nur ein geringer Gewinn entsteht, ist das Vorziehen der Zinsen durch ein Disagio meistens nicht sinnvoll.

■ **Tilgungsaussetzung**

Zur Praxisfinanzierung werden häufig Darlehen mit zweijähriger Tilgungsaussetzung vereinbart. Somit wird die Liquidität in der Gründungsphase nicht zusätzlich belastet. Jedoch ist zu beachten, dass die Tilgung nur aufgeschoben ist.

In der Regel entspricht der Tilgungszeitraum dem Abschreibungszeitraum (fristenkongruente Finanzierung). Im Falle einer Tilgungsaussetzung verschiebt sich die Tilgung nach hinten oder die künftigen Raten erhöhen sich. Die Tilgung muss geleistet werden, obwohl in der Höhe z. T. keine Abschreibungen mehr gegenüberstehen. Die Tilgung ist somit aus bereits versteuertem Geld zu leisten. Dieses kann zu einer erheblichen Liquiditätslücke führen.

8.5.2 Bei Praxisverkauf

Der Veräußerungsgewinn beim Verkauf der Praxis unterliegt der Einkommensteuer. Dieser Gewinn ist mit einem ermäßigten Steuersatz zu versteuern. Er beträgt in der Regel ca. die Hälfte (56 %) des persönlichen Steuersatzes. Zudem kann ein der Höhe nach gestaffelter Freibetrag auf den Veräußerungsgewinn angerechnet werden. Voraussetzung ist für Besteuerung mit dem hälftigen Steuersatz und des Freibetrages, dass das 55. Lebensjahr überschritten wurde oder dauernde Berufsunfähigkeit besteht. Die Vergünstigung kann nur einmal im Leben in Anspruch genommen werden.

❯ Jede Ausgabe (auch Anschaffung) ist dahingehend zu überprüfen, ob sie wirklich dringend erforderlich ist, denn die maximale Steuerersparnis aus dem Aufwand beträgt 50 %, und bei Anschaffungen von über 1000,00 Euro je Einzelfall ist der Anschaffungspreis auf die Jahre des Abschreibungszeitraumes zu verteilen.

Marketing – die Praxis zum Erfolg führen

Thomas Sander und Michal-Constanze Müller

9.1	**Begriffsbestimmung – 198**	
9.2	**Die acht Grundpfeiler des zahnärztlichen Marketings – 199**	
9.2.1	Emotionen – Patientensicht einnehmen und positionieren – 199	
9.2.2	Marktführerschaft – der Beste sein und die Nr. 1 werden – 200	
9.2.3	Beständigkeit – konsequent handeln und nicht nachahmen – 201	
9.2.4	Systemwechsel – anders sein und Systemwechsel einleiten – 202	
9.2.5	Geduld haben und Geld ausgeben – Erfolg kann nicht erknausert werden – 202	
9.2.6	Authentizität – ehrlich sein und Schwächen zum Vorteil machen – 203	
9.2.7	Zahlengefahr – Controlling richtig machen und Zahlen vergessen – 204	
9.2.8	Augen auf! Vorsicht vor Prognosen – 204	
9.3	**Das Marketingkonzept – 205**	
9.3.1	Aufgabenstellung – 205	
9.3.2	Ausgangssituation – 206	
9.3.3	Konzeptgrundlagen – 206	
9.3.4	Praxispositionierung – 207	
9.3.5	Aktuelles – 208	
9.3.6	Weiteres Vorgehen – 208	
9.3.7	Werbekonzept – 208	
9.4	**Empfehlungsmarketing und Patientenbindung – 209**	
9.5	**Die besondere Bedeutung der Website – 210**	
9.6	**Werbekonzept – 213**	
9.7	**Erfolgsmessung (Werbe-Controlling) – 214**	
9.8	**Besonderheiten des Zuweisermarketings – 216**	
9.9	**Soziale Netzwerke – 216**	

© Springer-Verlag GmbH Deutschland 2018
T. Sander, M.-C. Müller (Hrsg.), *Meine Zahnarztpraxis – Ökonomie*, Erfolgskonzepte Zahnarztpraxis & Management, https://doi.org/10.1007/978-3-662-54561-4_9

9.1   Begriffsbestimmung

Wikipedia beschreibt Marketing neben anderen, je nach Sichtweise orientierten Definitionen, allgemein wie folgt: „Der Begriff Marketing (veraltet Absatzwirtschaft) bezeichnet zum einen den Unternehmensbereich, dessen Aufgabe (Funktion) es ist, Waren und Dienstleistungen zu vermarkten; zum anderen beschreibt dieser Begriff ein Konzept der ganzheitlichen, marktorientierten Unternehmensführung zur Befriedigung der Bedürfnisse und Erwartungen der Kunden und anderer Interessengruppen (Stakeholder). Damit entwickelt sich das Marketingverständnis von einer operativen Beeinflussungstechnik (Marketing-Mix-Instrumente) hin zu einer Führungskonzeption, die andere Funktionen wie zum Beispiel Beschaffung, Produktion, Verwaltung und Personal mit einschließt."

Übersetzt für eine Zahnarztpraxis hieße das in etwa:

» Marketing umfasst die Aufgabe der Führung, die Praxisleistungen allen Patienten – den bereits gebundenen und den potenziellen Neupatienten – zugänglich zu machen. Dabei ist Marketing ein Konzept der ganzheitlichen, marktorientierten Praxisführung zur Befriedigung der Bedürfnisse und Erwartungen der Patienten, der Mitarbeiter und der Praxisinhaber. Marketing stellt weiterhin eine Führungskonzeption dar, die andere Funktionen wie das Erbringen von zahnärztlichen Leistungen, die Steuerung der Zulieferung von Dritten, die Verwaltung der Praxis und das Personalmanagement mit einschließt.

Zusammengefasst handelt es sich beim Marketing um alle Maßnahmen, die dem Wohl der Praxis dienen. Worin dieses Wohl liegt, muss jede Praxis für sich selbst entwickeln.

■ **Abgrenzung zur Positionierung**

In ► Kap. 4 haben wir uns mit der Positionierung auseinandergesetzt – und wir werden das in diesem Kapitel auch noch einmal tun. Doch was ist nun präzise der Unterschied zum Marketing?

Die Positionierung vorzunehmen heißt, die Wahrnehmung, die der Patient von der Praxis einschließlich des gesamten Teams, der Praxisräume und des Außenauftritts haben soll, zu gestalten. Hierzu gibt es verschiedene Strategien (vgl. Sander 2017), als Beispiel sei hier stellvertretend die Zielgruppenpositionierung genannt. Eine esoterisch angehauchte Zahnärztin hat sich zum Ziel gesetzt, ebenso empfindende Patienten zu behandeln. Sie sollen die mit ihrer Philosophie verbundene Ausstrahlung der Praxis genießen, sich entsprechend wohlfühlen, begeistert sein, wiederkommen und vielen neuen Patienten davon erzählen. Die Zahnärztin macht sich das Empfinden der Patienten ihrer Zielgruppe klar und fragt sich, was die Patienten von ihrer Praxis erwarten.

Marketing ist dann die Umsetzung der Positionierung mit dem Ziel, Erlöse zu erwirtschaften. Die Esoterik-Zahnärztin gestaltet die gesamte Praxis entsprechend: Im Wartezimmer gibt es kleine Wasserspiele, die Architektur ist nach Feng-Shui-Gesichtspunkten ausgelegt, überall hört man Beruhigungsmusik, die Farben sind warm, die Stimmen der Mitarbeiterinnen leise. Der Webauftritt ist der Philosophie angepasst, die Mitarbeiterinnen sind selbst begeistert von dem Konzept. Die Mitarbeiter des zuliefernden Labors bewegen sich leise und angemessen in der Praxis – das hat die Chefin mit dem Laborinhaber besprochen und geregelt. Mit ihrer Positionierung spricht die Zahnärztin eine ganz spezielle Klientel an, und das Marketing führt die Positionierung zum Erfolg.

■ **Abgrenzung zur Werbung**

Mit Marketing und Werbung wollen wir Menschen beeinflussen, unsere Dienstleistungen in Anspruch zu nehmen. Dabei wird unter Werbung meist der Teil der Beeinflussung verstanden, der mit dem Einsatz bezahlter Medien verbunden ist. Die persönliche Kommunikation zählt nicht dazu – deshalb sprechen wir auch nicht von Empfehlungswerbung, sondern von Empfehlungsmarketing. Auch die o. g. Maßnahmen der Praxis gehören nicht zur Werbung, abgesehen von der Website. Weitere Medien sind Praxisflyer, Praxisschild, Anzeigen in der Zeitung, Plakate in der U-Bahn, Radio- und Kinospots etc., und gehören somit zur Werbung.

> Es muss die Reihenfolge „PMW" (Positionierung, Marketing, Werbung) eingehalten werden. Es gibt hierzu keine Alternative. Ein Vertauschen der Reihenfolge mindert den Erfolg.

9.2 Die acht Grundpfeiler des zahnärztlichen Marketings

Die von Prof. Sander entwickelten Grundpfeiler des zahnärztlichen Marketings wurden erstmals in der ZWP 9/2010 veröffentlicht. Hier werden sie zitiert bzw. angepasst und weiterentwickelt.

Der Autor (Sander) hatte zur Entwicklung der Marketing-Grundpfeiler mehrere zahnärztliche Marketingkonzepte ausführlich analysiert und die wichtigsten Methoden herausgefiltert. Dabei wurde die Frage nach einer zukunftsweisenden Positionierung ins Zentrum gerückt. Die Essenz bildeten die im Folgenden dargestellten acht Grundpfeiler mit Strategien für ein erfolgreiches zahnärztliches Marketing.

9.2.1 Emotionen – Patientensicht einnehmen und positionieren

Der Patient kann den faktischen Nutzen, den Sie ihm bieten, normalerweise nicht beurteilen. Dabei handelt es sich in der Zahnmedizin letztlich um die Qualität der zahnärztlichen Behandlung. Er muss hingegen den „virtuellen Nutzen" spüren, den er durch Sie und Ihre Praxis erfährt. Das umfasst alles, was der Patient rund um die Behandlung erlebt: vom ersten Kontakt am Empfang über die Ansprache der Helferinnen bis hin zur Atmosphäre im Wartezimmer. Natürlich ganz zentral stehen die Wahrnehmung und Wirkung des Zahnarztes selbst. Fragen Sie sich, welche „Geschichte" Ihre Praxis dem Patienten erzählt. Sie müssen Emotionen in ihm wecken, bereits vor dem ersten Besuch und in der Praxis. Dann kommt er zu Ihnen und bleibt auch bei Ihnen.

Wie Sie die Emotionen Ihrer Patienten wecken können, hängt ganz von Ihrer individuellen Positionierung als Zahnarzt ab. Legen Sie in Ihren Praxisräumen Wert auf eine gemütliche Atmosphäre? Ist Ihnen eine warmherzige Ansprache der Patienten wichtig? Oder behandeln Sie besonders schmerzarm und können einfühlsam mit Kindern oder älteren Patienten umgehen? Vielleicht sind Sie Ihren Mitbewerbern ja durch eine neue Technik voraus? Oder Sie sind Fan eines bestimmten Fußballvereins und können Gleichgesinnte durch die entsprechende Praxisgestaltung als Patienten für sich gewinnen? Die Möglichkeiten der Positionierung sind unendlich.

Versetzen Sie sich in die Rolle des Patienten: Was spricht ihn an? Was ist ihm wichtig, was veranlasst ihn, in eine bestimmte Praxis zu gehen? Was kommt in Ihrer Gegend gut an? Und dazu passend: Was sind die Zukunftstrends in Ihrer fachlichen Ausrichtung? Welche Entwicklung nimmt die Zahnmedizin insgesamt?

Positionieren Sie sich mit Ihren Stärken und Ihrer Persönlichkeit so, dass Sie die Emotionen der Patienten wecken können. Und dann richten Sie Ihre Praxis entsprechend ein und aus. Schwören Sie Ihre Mitarbeiter auf Ihre Positionierung ein.

> Qualitätsarbeit erbringen Sie am Kopf, Emotionen müssen Sie im Kopf erzeugen.

Was bedeutet das nun bezogen auf unsere Beispiele Lena und Tom?

Lena

Für unsere Lena bedeutet dies, dass sie die Positionierung als Familienzahnärztin mit den Schwerpunkten Zahnerhalt und Prophylaxe intensiv herausarbeiten muss. Lena fragt sich, welche Bedürfnisse ihre Zielgruppe haben könnte: Kurze Wartezeiten? Kinderbetreuung? Umfassende Betreuung und gute Beratung beim Zahnerhalt? Gut verständliche Informationen, durch sie, ihre Helferinnen und durch angemessenes Informationsmaterial? Was noch? Lena macht einen Workshop, in dem diese Gedanken im Brainstorming geschärft werden und das Grundgerüst des Marketingplans bilden.

Tom hingegen wählt bei seiner Positionierung einen anderen Schwerpunkt:

Tom

Tom verschreibt sich vollständig dem Gedanken, Menschen zu strahlend weißen Zähnen zu verhelfen. Ihm ist klar, dass viele das Bedürfnis danach haben. Nun muss er deutlich machen, dass er bzw. seine Praxis genau dafür steht. Er geht davon aus, dass seine Patienten eine gewisse Erwartungshaltung an eine solche Praxis haben, was die Architektur und die persönliche Ansprache betrifft. Die Kunden sollen bei ihm viel Geld lassen, und sie bekommen dafür, wonach sie so sehr begehren. Tom hatte das vorher nie so ausgesprochen. Jetzt traut er sich. Aber er weiß auch, dass es mit dem „Sie dürfen dort im Wartezimmer Platz nehmen" der Helferin nicht mehr reicht, sondern dass hier eher ein „Der Doktor ist sofort für sie da, er muss nur noch einen Patienten zu Ende behandeln, dann holt er Sie ab. Er freut sich schon auf Sie. Wollen Sie sich solange ins Wartecafé setzen oder dort kurz in der VIP-Ecke warten? Darf ich Ihnen eine Tasse Kaffee bringen?" sinnvoll ist (verzeihen Sie den Autoren die kleine Übertreibung – sie soll die Positionierung deutlich machen). Auch Tom macht einen Workshop. Mit dabei ist seine vertraute Helferin, die die Bedürfnisse der Patienten noch besser kennt als Tom.

9.2.2 Marktführerschaft – der Beste sein und die Nr. 1 werden

Egal, womit Sie sich positionieren: Streben Sie die Marktführerschaft an. Seien Sie die Nr. 1! Werden Sie „Der Kinderzahnarzt" in Ihrer Stadt. Oder „Der beste Zahnarzt, bei dem man keine Angst vor Schmerzen haben muss". „Die einfühlsamste Zahnärztin", „der professionellste Implantologe" und so weiter.

Vermeiden Sie es, einer von vielen, also beliebig zu sein. Solange es einen Verkäufermarkt wie in den 1970er-Jahren gab, war das egal. Heute haben wir einen Käufermarkt, jedenfalls bei Zahnärzten im städtischen Raum. Und da ist die Anstrengung, der Beste zu sein, unerlässlich für den Erfolg.

Unterliegen Sie nicht dem Irrtum, der beste Zahnarzt an sich und für alles sein zu müssen. Es geht darum, mit Ihrer Positionierung zum Marktführer zu werden. Verabschieden Sie sich auch von dem Irrglauben, es jedem recht machen zu können. Erreichen Sie die Patienten, die zu Ihrer Positionierung passen, und davon die meisten!

Lena

Lenas Praxis wird kindgerecht gestaltet, z. B. durch ein separates Wartezimmer für Eltern mit ihren kleinen Kindern. Die Mitarbeiterinnen werden darin geschult, auf die Bedeutung der Prophylaxe im Hinblick auf lange Zahngesundheit hinzuweisen. Das Angebot wird in jeder Hinsicht herausgestellt – durch die Gestaltung der Praxis, der Website und in der Außenwerbung. Einige Patienten denken, dass in Lenas Praxis wohl überwiegend kleine Kinder kommen. Einige Studenten in der Stadt – so hört man – wollen nicht in eine solche Praxis gehen. Das ist Lena aber egal. Sie würde sich zwar freuen, wenn auch diese Studenten kämen, aber es macht ihr nichts aus, wenn sie nicht kommen. Denn sie weiß, dass ganz viele junge Familien gern zu ihr kommen, und das bringt viel mehr als der „Verlust" durch die ausbleibenden Studenten.

Daraus wird ersichtlich: Lena bekennt sich in jeder Hinsicht und bei allem Tun zu ihrer Positionierung.

Tom

Toms Praxis wird ebenfalls der Positionierung entsprechend angemessen gestaltet. Auch in die Werbung wird die ästhetische Zahnheilkunde betont. Aber es wird den Patienten außerdem klargemacht, dass hier – insbesondere vom alten Kollegen – die ganz normale Zahnmedizin mit großer Leidenschaft weiter praktiziert wird. Dass seine Leistung nicht ganz günstig ist, weiß Tom – und er steht dazu. Strahlend weiße Zähne bekommt man in der Stadt am besten bei ihm. Er weiß auch durch den Workshop, dass er sehr gut bei den Patienten rüberkommt und als sehr sympathisch wahrgenommen wird. Er ermuntert alle Patienten, ihn als Experten für ästhetische Zahnheilkunde zu empfehlen. Auch Tom bekennt sich in jeder Hinsicht und bei allem Tun zu seiner Positionierung.

9.2.3 Beständigkeit – konsequent handeln und nicht nachahmen

Wenn Sie Ihre Positionierung erarbeiten, beachten Sie dabei das wettbewerbliche Umfeld. Es ist beispielsweise schwierig, in einem kleinen Ort als weiterer Kinderzahnarzt die Marktführerschaft zu erreichen, wenn es dort bereits einen gut eingeführten Kollegen mit entsprechender Ausrichtung gibt.

Wenn aber Ihre Positionierung unter Beachtung der Ausgangslage einmal feststeht und Sie gemäß Grundpfeiler 2 die Marktführerschaft anstreben, schielen Sie spätestens ab dann nicht mehr zur vermeintlichen Konkurrenz. Verfolgen Sie konsequent die von Ihnen entwickelte Strategie.

Ahmen Sie keinen anderen Zahnarzt nach. Weder in seiner Positionierung noch in seinen Marketing- bzw. Werbemaßnahmen. Als Nachahmer sind Sie automatisch die Nr. 2. Und das

ist verheerend. Wenn Sie aber beispielsweise der „Zweite Implantologe" sein und dem Kollegen bewusst die Marktführerschaft überlassen wollen, kann das eine zielführende Positionierung sein. Allerdings handelt es sich dann nur scheinbar um Nachahmung. Sie erfüllen mit dieser Strategie – richtig gemacht – die Anforderung von Grundpfeiler 4.

Im Übrigen gilt: Ihr Wettbewerber ist nicht der Zahnarzt von nebenan, sondern der von Ihren Patienten angestrebte Mallorca-Urlaub oder das neue Auto.

Lena

Lena hat erfahren, dass in einem Geschäftshaus in der Nähe ebenfalls ein Zahnarzt eine Praxis übernommen hat, der sich auch Familienzahnarzt nennt. Lena kann sich aber nicht vorstellen, dass die Zeitungsanzeigen, die er schaltet, ihren Patienten gefallen würden. Offenbar spricht dieser Zahnarzt doch eine etwas andere Zielgruppe an. Lena hat sich inzwischen einen so guten Stamm aufgebaut, und die Familien berichten ihren Bekannten über den Kindergarten und die Schule von ihr, dass ihr das nichts ausmacht. Es kommen inzwischen sogar die Großeltern einiger kleiner Patienten zu ihr. Lena geht ihren Marketingweg unbeirrt weiter, ändert nichts und vor allem – sie ärgert sich nicht. Denn sie weiß, dass Ärger ihr die nötige Energie nehmen würde. Und das wäre völlig sinnleer.

Auch Tom ereilt das gleiche Schicksal:

Tom

Eine Wettbewerberin in der Nähe – eine fantastisch aussehende Zahnärztin – lockt Kunden mit der Aussicht auf schöne weiße Zähne. Aber irgendwie wirkt das auch billig. Tom ist sich bewusst, dass in seiner Praxis die Zahnmedizin an erster Stelle steht, und dass seine Leistungen der ästhetischen Zahnheilkunde medizinisch höchsten Ansprüchen genügen. Die Patienten wissen das auch, und Tom weiß, dass sie es wissen. Trotz des vermeintlichen Wettbewerbs freut er sich über die Kollegin, weil er sicher ist, dass sie eine

Nachfrage erzeugt, die dann auch bei ihm befriedigt wird. Er überlegt, die Preise zu erhöhen. An seiner Strategie ändert er ansonsten nichts.

9.2.4 Systemwechsel – anders sein und Systemwechsel einleiten

Vielfach wird versucht, den Erfolg durch immer größere Kraftanstrengung zu erreichen. Das funktioniert entweder nur schwer oder meistens gar nicht. Sie wollen „Der Implantologe" mit dem größten Marktanteil in Dentcity werden und damit den alteingesessenen Kollegen überbieten, indem Sie mit exakt derselben Positionierung immer mehr Werbung in der Tageszeitung und im Supermarkt schalten? Vergessen Sie es!

Bis in die 1970er-Jahre hinein sprangen die Athleten beim olympischen Hochsprung vorwärts über die Latte und versuchten, mit ausgefeiltem Training, immer größere Höhen zu erreichen. Bis Dick Fosbury kam und zum Entsetzen aller die Latte rücklings überquerte. Der Fosbury-Flop war geboren. Das war ein klassischer Systemwechsel. Mit ihm wurde eine neue Ära des Hochsprungs mit deutlich besseren Ergebnissen eingeleitet.

Also schaffen Sie einen Systemwechsel: Allergiefreies Implantieren, individuelle Beratung, Parodontologie vor Implantologie, neueste Technik aus den USA, Versorgung mit Entspannungsmusik, angstfreie Behandlung, neue Praxisräume mit besonderem Service, „Die Stadtteilzahnärztin", der „Werder Bremen Zahnarzt" oder vieles mehr. Veranstalten Sie Kindertage in der Praxis oder laden Sie das Ensemble der Staatsoper zum Essen ein. Tun Sie also Gutes und sprechen Sie darüber. Beachten Sie dazu den Grundpfeiler 1. Aber machen Sie keinen Bauchladen auf: Entscheiden Sie sich für **eine** Kategorie.

Das gelingt aber nur, wenn Sie auch voll hinter dem Systemwechsel stehen. Alle Werbemaßnahmen müssen einzig Ihren ethischen Ansprüchen genügen. Und wenn Sie den Systemwechsel eingeleitet haben: Grundpfeiler 3 beachten und konsequent vorantreiben.

Lena

Lena beabsichtigt einen Systemwechsel bei der Werbung. Da war sie immer sehr zurückhaltend. Auch das Empfehlungsmarketing war bei ihr bisher nicht sehr ausgeprägt. Das soll sich jetzt ändern: Zusammen mit einem Spielzeuganbieter in ihrem Einkaufszentrum lädt sie alle ihre Patienten, die sich im Alter zwischen 10 und 14 Jahren befinden, samt deren Mitschüler zu einem Spielkonsolen-Wettbewerb in die Praxis ein. Der Spielzeuganbieter tritt als Veranstalter auf und lobt gute Preise aus. Den die Kinder begleitenden Eltern zeigt Lena derweil die Praxisräume und stellt sich vor. Natürlich hat Lena vorher die Kammer gefragt, ob das in Ordnung ist. Die Veranstaltung wird ein großer Erfolg. Lena konnte langfristig viele neue Patienten gewinnen.

9.2.5 Geduld haben und Geld ausgeben – Erfolg kann nicht erknausert werden

Manche Zahnärzte schalten eine Anzeige in der Sonderbeilage „Medizin" in ihrer Regionalzeitung. Und wundern sich dann, dass kein Neupatient kommt. Warum kommt keiner? Weil **eine** Anzeige die gleiche Wirkung erzielt wie **keine** Anzeige.

Egal, welches Medium Sie wie nutzen: Nur die Wiederholung bringt es. Werbewahrnehmung funktioniert erst nach der zehnten Wiederholung. Denn selbst wenn Sie in einem potenziellen Patienten eine wirksame Emotion gemäß Grundpfeiler 1 geweckt haben, vielleicht will der erst in sechs Monaten zum Zahnarzt und dann vielleicht zu Ihnen kommen. Erinnern Sie ihn bis dahin noch ein paar Male daran, wie gut Sie sind!

Gut Ding will Weile haben. Wenn Ihre Strategie steht und die Marketingmaßnahmen laufen, kann es 1–2 Jahre dauern, bis der Erfolg richtig spürbar wird. Bis dahin: Grundpfeiler 3 beachten und konsequent weitermachen.

Und zum Schluss die bittere Pille: „Erfolg kann nicht erknausert werden" (nach Ries und Trout, Begründer der Positionierungstheorie). Marketing kostet Geld. Deshalb geben Sie es für das Richtige aus. Lassen Sie sich hinsichtlich der optimalen Strategie von Experten beraten. Planen Sie 5–10 % Ihres Gesamtumsatzes für Marketing ein. Jedes Jahr!

Tom

Tom setzt in erster Linie auf Empfehlungsmarketing. Aber auch die Website ist seiner neuen Ausrichtung entsprechend gestaltet. Er hat sich entschieden, 4-mal im Jahr eine Patientenveranstaltung in der Praxis durchzuführen, bei der er über seine Leistungen referiert. Er wirbt für diese Veranstaltungen in einem sonntags erscheinenden Anzeigenblatt. Er plant, dass 10–20 Patienten pro Veranstaltung kommen, im 1. Jahr aufgrund dieser Maßnahme 10 Patienten in Behandlung gehen, im 2. Jahr 20 Patienten und ab dem 3. Jahr 25 pro Jahr. Die Anzeigen und die Veranstaltung kosten ihn jährlich 6000 Euro, ein Patient bringt einen zusätzlichen Umsatz von 400 Euro pro Jahr. Im ersten Jahr plant Tom einen Verlust ein, ab dem zweiten Jahr rechnet sich das Vorhaben planerisch. Tom macht eine konsequente Neupatientenbefragung, um eine Statistik darüber zu bekommen, aufgrund welcher Maßnahmen neue Patienten in die Praxis kommen.

Tom schließt nicht aus, dass seine Idee nicht funktioniert. Das stört ihn allerdings nicht, denn er weiß, dass er ohne Versuche nicht weiterkommen würde. Die Statistik wird ihm helfen, spätestens in wenigen Jahren den für ihn genau richtigen Marketingweg gefunden zu haben.

Branchenkennziffern anhand des Beispiels USA:

- Industrie: 1 % vom Umsatz (B2B),
- Einzelhandel: 4–10 % vom Netto-Umsatz (B2C),
- Health Care: bis zu 20 % vom Netto-Umsatz (B2C).
- Konsumgüter: bis zu 50 % des geplanten Umsatzes bei Produktneueinführung (B2C).

B2B (B-to-B): Business to Business, also Geschäftsbeziehung Unternehmen zu Unternehmen; B2C: Business to Customer, also Unternehmen zu Kunde (im Sinne von Verbraucher), das trifft auch für die Praxis zu.

> Je nach Branche empfehlen Fachleute einen Anteil zwischen 2–8 % des Umsatzes.

9.2.6 Authentizität – ehrlich sein und Schwächen zum Vorteil machen

Wenn Ihnen der Staubsaugerverkäufer sagt, dass das angepriesene Produkt alles kann, trauen Sie dem Braten nicht recht. Wenn er aber sagt, dass das Gerät bei hohem Flor nicht das beste ist, glauben Sie ihm. Warum? Ehrlichkeit macht glaubwürdig!

Patienten gehen zu einem Zahnarzt in dem Glauben, dass sie bei ihm bestens versorgt werden. Sie reagieren jedoch schnell skeptisch, wenn er sich als zahnmedizinischer Alleskönner präsentiert.

Seien Sie ehrlich! Nutzen Sie Ihre Stärken und verstärken Sie diese. Stellen Sie diese heraus. Aber: Bekennen Sie sich auch zu dem, was Sie nicht so gut können oder nicht so gern machen. Vermarkten Sie Ihre Schwächen nach dem Motto: „Bei uns kann nicht jeder alles, aber wir haben für alles einen Spezialisten." Oder: „Gern behandeln wir auch Kinder. Aber die Kollegin nebenan kann das noch viel besser. Dafür sind wir die Spezialisten für alle Fragen rund um Implantationen und Prothetik, führend in der Stadt."

Ehrlich währt am längsten. Das gilt auch für das Marketing. Seien Sie authentisch. Dadurch wird Ihre Glaubwürdigkeit, die gerade für Mediziner so wichtig ist, noch verstärkt.

Tom

Tom wird gefragt, ob in seiner Praxis auch implantiert wird. Sein Kollege und er haben schon vor Jahren vereinbart, dass beide nicht auf diesen Zug aufspringen möchten. Deshalb sagt er den Patienten, dass er zwar hochwertige Prothetik – auch auf Implantaten – anbietet, für die Implantatchirurgie aber an einen Spezialisten überweist. Sein Argument: Meine Patienten sind besser bei einem Arzt aufgehoben, der mehrere Hundert Implantate pro Jahr setzt, als mal eines nebenbei. Den Patienten leuchtet dies sofort ein. Sie erzählen auch ihren Freunden von Tom, der offenbar nicht mit jeder Leistung Geld verdienen will, sondern nur mit dem, was er sehr gut kann.

9.2.7 Zahlengefahr – Controlling richtig machen und Zahlen vergessen

„Was ist mein Stundenkostensatz?" „Habe ich heute das monetäre Praxisziel erreicht?" „Stimmen die Zahlen?" „Ich muss dringend schneller werden." „Ich muss eine halbe Helferin entlassen, der Gewinn muss rauf." Machen Sie sich auch manchmal so verrückt?

Gewiss: Ein geeignetes Maß an Controlling ist für die moderne Praxis unerlässlich. Wer sich aber nur von Zahlen leiten lässt, wird bald von ihnen beherrscht. Und das lässt Sie verzweifeln. Schauen Sie nicht täglich oder gar stündlich auf die Zahlen, sondern maximal wöchentlich! Machen Sie sich nicht zum Sklaven Ihrer Zahlen. Das Entscheidende ist, dass die Linie stimmt. Und dabei beachten Sie ausschließlich die hier erwähnten Grundpfeiler und die daraus entwickelte Strategie. Beim Controlling ist vor allem eines wichtig: der gesunde Menschenverstand.

In Ihrem Geschäft müssen, wie in anderen übrigens auch, weniger ertragreiche Prozesse durchgeführt werden, damit profitablere Leistungen überhaupt erst angeboten werden können. Das ist und bleibt so. Lassen Sie sich nichts anderes erzählen. Es sei denn, es handelt sich dabei um Ihre Strategie gemäß Grundpfeiler 1 und 4 (Es gibt Positionierungen, bei denen beispielsweise ausschließlich implantiert wird. Die normale Praxis wird in der Regel aber nicht ohne geringer honorierte Basisleistungen auskommen).

Wenn Sie in Ihrem Kopf pausenlos die Kosten kreisen lassen, laufen Sie ohnehin Gefahr, Ihr bestes Erfolgsrezept zu übersehen: Ihre Persönlichkeit. Also vergessen Sie die Zahlen. Nicht immer, aber immer öfter.

Lena

Lena besinnt sich ihres Finanzplans, den sie gemäß ▸ Kap. 4 ausgearbeitet hat. Ihre Privatentnahme tätigt sie, indem sie sich monatlich ein „Gehalt" auf ihr Privatkonto überweist. Damit zwingt sie sich auszukommen. Monatlich passt sie ihren Finanzplan an die BWA an, die sie von ihrem Steuerberater bekommt (▸ Kap. 6). Da sich die Ist-Situation leicht besser entwickelt als geplant, beschließt Lena, nur noch vierteljährlich abzugleichen. Wenn sich alles so weiterentwickelt, will Lena im nächsten Jahr ihr „Gehalt" erhöhen. Ihr Finanzplan wird die Möglichkeiten dazu sofort sichtbar machen. Bis dahin beschließt Lena, sich von monatlichen oder gar wöchentlichen Schwankungen nicht beeinflussen zu lassen, und zieht ihr Konzept mit aller Konsequenz durch.

9.2.8 Augen auf! Vorsicht vor Prognosen

„Das zeitraubende Hin- und Hergeschiebe von Papier wird im Büro der Zukunft durch Informationsverarbeitung mit Computern ersetzt" (Prognose des Palo Alto Research Center, 1970er-Jahre). Irgendwie nachvollziehbar, aber ein Irrtum: Der Papierverbrauch stieg in den Folgejahren an.

Von diesen falschen Prognosen gab es viele und wird es viele geben. Das Problem mit Prognosen ist, dass sie die Vergangenheit als Vorlage haben. Anders geht es nicht. In die Zukunft kann nach wie vor niemand richtig schauen. Mögliche Systemwechsel erschweren die Sicht noch zusätzlich.

Welche Konsequenz hat das für Sie? Trauen Sie keiner der Prognosen von den vielen selbsternannten Experten der zahnmedizinischen Zukunft. Machen Sie sich selbst ein Bild und besprechen dieses mit Menschen Ihres Vertrauens. Idealerweise reden Sie dabei mit den Erfolgreichen. Vermeiden Sie Kontakt zu den erfolglosen und oft besonders mitteilungsbedürftigen Zeitgenossen. Aber Achtung: Meistens meinen gerade die Erfolglosen, die Zukunft sicher vorhersehen zu können. Misstrauen ist angebracht: Das haben sie bisher nicht gekonnt, und sie können es auch jetzt nicht (das ist eine ziemlich sichere Prognose).

Aufmerksam zuhören: Was passiert in der Welt, was sind die Trends? Versetzen Sie sich in die Welt der Patienten. Nutzen Sie das hier beschriebene Marketingrezept und vertrauen Sie ansonsten nur auf sich selbst.

> ⊘ **Denn Sie sind für Ihre Praxis der Erfolgsfaktor Nr. 1.**

9.3 Das Marketingkonzept

In einem Marketingkonzept werden nun alle geplanten Aktivitäten gebündelt. Dazu gehören sowohl die nach innen als auch die nach außen gerichteten Maßnahmen. Bei Erstellung eines Businessplans gemäß ▶ Abschn. 4.7 ist das Marketingkonzept Bestandteil des Businessplans.

Das Marketingkonzept erhebt nicht den Anspruch, einer bestimmten Form genügen zu müssen. Es kann formal beliebig gestaltet werden. Aus Sicht der Autoren ist es aber für den Zahnarzt wichtig, es schriftlich auszuarbeiten, um sich selbst Klarheit über das Vorhaben zu verschaffen sowie bei sich selbst und allen Beteiligten Verbindlichkeit herzustellen.

Der Marketingplan setzt die Kenntnis des geplanten Ortes sowie der konkreten Location bereits voraus. Auch die Positionierung sollte bereits im Wesentlichen klar sein.

Die Bestandteile des Marketingplans sollten (können) sein:

- Schriftliche Ausarbeitung der Positionierung
- Wettbewerbsanalyse (bzw. -betrachtung). Eine professionell durchgeführte Analyse ist sehr aufwändig und kostspielig. Sie ist in den meisten Fällen allerdings auch nicht erforderlich. Nach Auffassung der Autoren reicht es, über die Gelben Seiten und Google eine Recherche der umliegenden Wettbewerber durchzuführen und über

deren Websites die Positionierungen zu erfahren. Dabei können die Praxisgründer bzw. -entwickler davon ausgehen, dass die Praxen, die über keine Website verfügen, auch keine das Vorhaben eventuell gefährdende Positionierung vorgenommen haben. Ideal ist es, mit dem Umfeld vertraute und fachlich kundige Personen zu befragen.
- (Standort- und Kaufkraftanalyse bei größeren Vorhaben)
- Marketingstrategie, Grundlagen der Corporate-Identity-Entwicklung (CI-Entwicklung)
- Nach innen gerichtete Maßnahmen
  - Raumgestaltung,
  - Personalentwicklung.
- Nach außen gerichtete Maßnahmen
  - Corporate Design,
  - Website als Grundlage des gesamten CI,
  - Werbeplan, Medienauswahl.
- Maßnahmen- und Kostenplan

Wenn bereits Personal vorhanden ist, sollte in den Plan einfließen, wie er mit welcher Zuordnung realisiert werden kann. Wer ist z. B. für die Werbekoordination zuständig?

Im Folgenden wird das Entstehen eines Marketingkonzepts anhand eines Beispiels dargestellt: **Marketingkonzept Praxis Dr. Mustermann**.

9.3.1 Aufgabenstellung

Im November 2016 erhielt die Gesellschaft für Praxisentwicklung mbH (GPE) den Auftrag, die vorhandenen Marketingaktivitäten im Zusammenhang mit der Eröffnung der Zahnarztpraxis „Praxis Dr. Mustermann" zu analysieren, zu bündeln, ggf. zu optimieren und zu einem einheitlichen Marketingkonzept weiter zu entwickeln.

Das hiermit vorgelegte Konzept wird in Abstimmung mit den Auftraggebern ständig weiterentwickelt und stellt somit jeweils den aktuellen Stand dar.

9.3.2 Ausgangssituation

Die „Praxis Dr. Mustermann" ist eine von zurzeit acht Praxen, die in das Ärztezentrum „Königshausen" ziehen werden. Die genauen Zusammenhänge wurden in einer Standortanalyse von der GPE im Juni 2015 vorgelegt. Der Inhalt wird hier als bekannt vorausgesetzt. Das Ärztezentrum verfügt über ein eigenes Corporate Design.

Die „Praxis Dr. Mustermann" wird als Zahnarztpraxis den vergleichsweise höchsten Privatanteil am Gesamtumsatz der dortigen Praxen haben. Aus diesem Grund empfiehlt sich eine von den übrigen Praxen unabhängige Werbung. GPE hat im November 2015 ein Kampagnenkonzept zur Eröffnung der Praxis vorgelegt. Auch dieses Konzept wird als bekannt vorausgesetzt.

Die Praxiseröffnung war im April 2016.

9.3.3 Konzeptgrundlagen

Bei der „Praxis Dr. Mustermann" handelt es sich zwar rechtlich um die Verlagerung einer bestehenden Praxis, die Außenwirkung ist aber eher die einer Neugründung. Die Information der Stammpatienten der bestehenden Praxis wird als selbstverständlich vorausgesetzt und soll hier nicht weiter beleuchtet werden.

Bei Zahnarztpraxen ist deutschlandweit insgesamt ein Trend zu größeren Einheiten festzustellen. Gleichzeitig wird aber durch das nach wie vor überwiegende Empfehlungsmarketing (65 % der Patienten kommen aufgrund einer persönlichen Empfehlung zuerst neu in eine Praxis) und die hohe Patienten-Zahnarzt-Bindung (ca. 90 % der Patienten bleiben ihrer Praxis treu) deutlich, wie wichtig für den Patienten die persönliche Beziehung zum Behandler ist. Aus Marketingsicht sind die Planungen der Inhaber richtig, am Standort eine feste Behandlerin zu etablierten und zusätzlich jeweils ihre halbe Arbeitskraft dort mit dem Ziel zur Verfügung zu stellen, dass die Patienten stets vom selben Zahnarzt behandelt werden. Auch die Konzentration auf vermeintlich (in den Augen der Patienten) „überteuerte" Zahnarztangebote wie z. B. Implantologie hat nach einem anfänglichen Hype vor etwa 5–10 Jahren für einige Praxen heute sogar zu Schwierigkeiten geführt, weil die Patienten mittlerweile ein Überangebot erfahren und bei den Spezialisten für die „normale" Behandlung ausbleiben. Die Zielrichtung der Inhaber, eine Praxis mit einer überwiegend allgemeinen Angebotspalette aufzubauen, ist hier sicherlich zielführend.

Zu beachten ist weiterhin, dass die Zahnarztdichte (Patienten pro Behandler) in Musterstadt und im Planstadtteil unterdurchschnittlich, dass der Anteil der Geringverdienenden im Planstadtteil hoch und dass der Geschäftemix im Einkaufszentrum im mittelpreisigen Segment angesiedelt ist. Außerdem ist zu berücksichtigen, dass das Einkaufszentrum und das Ärztezentrum als etwas „Neues" angesehen werden.

In diesem Sinne ist das Marketingkonzept für die Praxis aufzubauen:

- Neu (Ärztezentrum und Praxis)
- Persönliche Behandlung
- Vielfältiges Leistungsangebot
- Im kompetent wirkenden Rahmen eines Ärztezentrums

In einem ersten Schritt müssen die Menschen im Stadtteil auf die neue Praxis aufmerksam gemacht werden. Dies geschieht von „Innen nach Außen", d. h. zunächst durch plakatartige Werbung im Einkaufszentrum. Dabei ist die Besucherzahl leider noch nicht bekannt; dieser Punkt muss noch erarbeitet werden. Das Design (Eyecatcher „Zahnfrische") ist positiv Aufmerksamkeit weckend und sollte beibehalten werden. Der nächste Schritt (Vertrauen) muss dann in der Praxis bzw. durch weitere Maßnahmen erreicht werden.

Gleichzeitig müssen die Menschen im Stadtteil bzw. in der Stadt erreicht werden. Dabei ist der Aspekt des „Neuen" besonders zu berücksichtigen.

9.3.4 Praxispositionierung

Am 15.01.2011 wurde in einem Besprechungsraum des Ärztezentrums ein Workshop abgehalten. Ziel war die Formulierung der Praxisphilosophie für die Praxis Dr. Mustermann, die in Verbindung mit der Marketingstrategie für den Altstandort zu sehen ist.

- **Zielgruppe von Praxis Dr. Mustermann**
- Zunächst Patienten aus dem Planstadtteil, ggf. später ganz Musterstadt
- Patienten, die zur Selbstzahlung bereit sind
- Keine Altersbegrenzung

- **Zukunft**
- Angebot des gesamten zahnmedizinischen Spektrums, fünf Zahnärzte zzgl. Externe (z. B. KFO, MKG) und Labor, Spezialistennetzwerk in der Praxis
- Schlüssige prothetische Konzepte
- „Schnelle" Lösungen
- Kids-Praxis in den Räumen neben der Praxis

- **Alleinstellungsmerkmale („unique selling proposition", USP)**
Als wesentliche Alleinstellungsmerkmale, die auch die Basis des Marketingkonzepts darstellen sollen, werden gesehen:
- Zahnmedizinische Kompetenz der alteingesessenen Praxismarke (seit 1983 in Alternativstadtteil) ab sofort **auch** im Planstadtteil
- Zentrale Lage inmitten des Planstadtteils
- Einkaufsmöglichkeiten, Besuch anderer Ärzte im Ärztezentrum
- Sehr gut zu erreichen mit S-Bahn (Linie 235) und Auto
- Kostenlose Parkmöglichkeit im Shopping-Center
- Ausgedehnte Öffnungszeiten (mindestens wie Öffnungszeiten Center (angepasst)

Die nachfolgenden Claims, in denen die Kompetenz und die Lage Ausdruck finden sollen, wurden am 05.03.2016 im Leitungsteam zusammen mit GPE angepasst:

- **Zahnärzte Planstadtteil: Die Zahnärzte im Zentrum Königshausen**
Hierin soll vermittelt werden, dass es sich um mehrere Zahnärzte mit hoher Kompetenz handelt (alteingesessen), aber modern, weil „Filiale", und das mit deutlichem lokalen Bezug. Verstärkt wird dies durch die Verbindung mit dem Logo und die Platzierung des Claims:

- **Zahnärzte Altstandort**
für die andere Praxis. Auf einen zunächst vorgesehenen, weitergehenden Claim wurde verzichtet, weil sich die Praxisinhaber nicht mit dem Erstentwurf identifizieren konnten. Mit der jetzt festgelegten „Marke" soll mehr die Basis aller Mustermann-Praxen dargestellt werden. Damit wurde auch eine Verschiebung der hierarchischen Anordnung der Praxen von „gleichberechtigt" auf „Basispraxis mit Filialen" erreicht. Das Marketing ggf. weiterer Mustermann-Praxen ist somit ebenfalls festgelegt.

Zwischenzeitlich wurde der Begriff „Filiale" für den Planstadtteil infrage gestellt, weil die Praxis im Planstadtteil viel größer wird als die im Altstandort. Es ist noch festzulegen, ob bei der Praxis im Altstadtteil von Stammpraxis oder anderen Alternativen gesprochen werden soll.

Weitere Punkte, die als (zukünftige) Bestandteile der Praxisphilosophie gesehen werden, sind:
- Der Patient bestimmt den Termin
- Für jedes Problem gibt es einen Spezialist
- **(Warte)zeit** (auch für Begleitung) fürs Shoppen und Besuch anderer Ärzte nutzbar
- Besonderes Ambiente, Entspannung
- Zahnersatz sofort
- Ehrliche (angemessene, faire) Preise

Frau Müller von GPE hat bereits eine Anzeigenkampagne vorbereitet; die o. g. wesentlichen Punkte sollen noch eingearbeitet werden.

Grundlage der Kampagne ist das „Praktisch"-Konzept, z. B. Praktisch neu etc.

Zwischenzeitlich wurde die Philosophie erarbeitet. Sie ist auf der Mustermann-Website dargestellt.

9.3.5 Aktuelles

Am 12.10.2011 fand ein weiteres Leitungsmeeting in der Praxis Dr. Mustermann statt. Es wurden die ersten statistisch erfassten Ergebnisse vorgelegt (◘ Tab. 9.1).

Die Praxis Dr. Mustermann hat im Schnitt mehr als 80 NP/Monat.

Fazit

- In erster Linie muss das Empfehlungsmarketing verbessert werden. Dazu müssen die Patienten begeistert werden (Hauptthema Personalentwicklungs-Workshop am 26.02.2012). Dass dies nicht ausreichend gegeben ist, zeigt auch eine Patientenbefragung aus 2013 (▶ Abschn. 4.7): Während die Qualität der Ärzte gut bewertet wird, weichen die Servicefaktoren nach unten ab.
- Die Patientenveranstaltungen sollen fortgesetzt werden, die Bewerbung dafür

muss aber erheblich verbessert werden. Hier muss in erster Linie die Anzeigengröße erhöht und die Betonung auf einen „redaktionellen" Beitrag mit medizinischem Inhalt gelegt werden.
- Die Beschilderung muss verbessert werden.
- Die stadtweite Anzeige im Tagblatt hat nicht so viel gebracht.
- Die Website hat 4500 Zugriffe pro Monat.
- In der Altpraxis kommen mehr als 20 % aufgrund der Website.
- Infrage kommende Zeitungen: Musterstädter Morgenpost (Tageszeitung) für P-Veranstaltungen, Die Woche (Anzeigenblatt) mit Beiblatt „Einkaufszentrum".

9.3.6 Weiteres Vorgehen

- Besucherzahlen des Einkaufszentrums werden von Herrn Meyer besorgt.
- Gleichzeitig: Entwicklung einer Konzeptstruktur für das weitere Vorgehen (siehe Konzept Altpraxis).
- Entwicklung von Patientenfragebögen (GPE, Abstimmung mit Herrn Meyer), wurde zunächst zurückgestellt:
  - Wie sind Sie auf die Praxis Dr. Mustermann aufmerksam geworden?
  - Zufriedenheit Dr. Mustermann,
  - Befragung für Musterpraxis per PC im Wartezimmer,
  - Per Papier Zufriedenheit in Altpraxis,
  - Angebote für individuelle Fragebögen bei Statistic-Paper einholen.

9.3.7 Werbekonzept

Das Werbebudget wurde mit 50.000 Euro netto (also zzgl. MwSt.) festgelegt (◘ Tab. 9.2).

■ **Schlussbemerkung zum Marketingkonzept**

Die Möglichkeit, das Marketingkonzept zu gestalten, ist so vielfältig wie die verschiedenen Konzepte selbst. Die oben angeführte Gliederung

◘ Tab. 9.1 Neupatientenstatistik Praxis Dr. Mustermann

Maßnahme	Quote [in %]	Vergleich [in %]
Empfehlung	44	65
Website	29	20–30
Praxisschild	11	7
Überweisungen	6	–
Tageszeitung	3	9 (nicht gut erfasst)
Info-Abende	2	–
Gelbe Seiten	2	5 rückläufig
Andere Suchmaschinen	1	–

☑ Tab. 9.2 Werbeplan Praxis Dr. Mustermann

Maßnahme	Budget [in Euro netto]
Anzeigen für P-Veranstaltungen	12.000
Kinowerbung	5000
Empfehlungsmarketing	8000
P-Info-Broschüre	1500
Optimierung Schilder	1500
Google-Adwords	1500
Website-Pflege	1500
SEO	1000
Pflegeheim-Vortrag	–
Unvorhergesehenes	8000
GPE	10.000
Summe	**50.000**

in Verbindung mit dem (auch von der Gliederung teilweise abweichenden) Beispiel soll als Orientierungshilfe dienen.

9.4 Empfehlungsmarketing und Patientenbindung

Die meisten Patienten werden durch eine persönliche Empfehlung auf die Praxis aufmerksam, in die sie dann neu gehen. Das sind nach Sander (2017) 45 %, die Tendenz ist vermutlich weiter fallend (zu Gunsten des Webauftritts). Trotzdem wird das Empfehlungsmarketing wahrscheinlich noch lange die zentrale Rolle bei der Neupatientenakquisition spielen.

Umso erstaunlicher ist es, dass das Empfehlungsmarketing in den meisten Praxen nicht forciert wird. Kaum ein Zahnarzt verabschiedet sich von seinen Patienten mit den Worten: „Waren Sie mit uns und unseren zahnmedizinischen Leistungen zufrieden? Wenn ja, würden wir uns sehr freuen, wenn Sie uns weiter empfehlen." Nach den Erfahrungen der Autoren tun sich die meisten Zahnärzte schwer damit, weil sie es für aufdringlich, zu werblich und für verbunden mit dem Gedanken „Der muss es aber nötig haben" halten. Die Sichtweise der Patienten ist dagegen eine ganz andere. Richtig gestellt zeugt ein Gespräch, eine Frage, eher von einer besonderen Aufmerksamkeit, die dem Patienten zuteil wird. Versuchen Sie es doch einmal mit:

- „Was hat Ihnen an unserer Praxis denn am besten gefallen?" Antwort: „Dies und jenes." „Dann würden wir uns freuen, wenn Sie Ihren Freunden und Bekannten auch davon berichten. Sie geben ihnen dadurch die Möglichkeit, diese Vorteile ebenfalls genießen zu können."
- „Heute werben ja so viele Zahnärzte. Daran wollen wir uns nicht beteiligen. Wir leben von unserem guten Ruf. Apropos: Wissen Sie jemanden, dem Sie unsere Praxis, unseren Service und unsere Leistungen noch empfehlen können?"

Und für die ganz Mutigen:

- „Wem würden Sie von Ihren guten Erfahrungen berichten? Wie heißt der Herr? Ich schreibe mir das mal auf, damit ich ihn dann besonders begrüßen kann, wenn er das erste Mal in unsere Praxis kommt. Und ich notiere mir das auch auf Ihrer Karte, damit ich mich bei Ihrem nächsten Besuch auch daran erinnere, dass Sie uns dem Herrn empfohlen haben."

Diese Form der Forcierung des Empfehlungsmarketings setzt natürlich voraus, dass Leistung und Service, den der Patient erfahren hat, perfekt waren. Bitte immer daran denken: Der Patient muss nicht nur zufrieden, sondern darüber hinaus **begeistert** sein (Empfehlungen am Ende des Kapitels). Zum Thema Empfehlungsmarketing gibt es noch keine spezielle Literatur für Zahnärzte.

Die gleichen Mechanismen, die zu einer guten Empfehlungsrate führen, sorgen auch dafür, dass möglichst viele Patienten der Praxis treu bleiben. In Deutschland suchen jährlich zwischen 120 und 180 Patienten pro Praxis eine neue Praxis (▶ Abschn. 4.5). Bei 43.000 Praxen sind dies bis zu knapp 8 Mio. Patienten. Insgesamt wurden in Deutschland ca. 67 Mio. Patienten behandelt. Mindestens 59 Mio. davon haben keinen neuen Zahnarzt gesucht, also sind mindestens ca. 90 % ihrer Praxis treu geblieben. Riegl (2011) geht davon aus, dass die durchschnittliche Praxiszugehörigkeit in den letzten Jahren leicht auf 5,7 Jahre gestiegen ist und dass 62 % aller Patienten mehr als 5 Jahre ihrem Hauszahnarzt treu bleiben.

9.5 Die besondere Bedeutung der Website

Wie bereits oben erwähnt, kann die Praxiswebsite als Grundlage für das gesamte Marketing bzw. die zu planenden Werbeaktivitäten angesehen werden. Dort finden sich:

- Positionierung bzw. Philosophie
- Farben und Gestaltungselemente
- Logo und Key Visual
- Gestaltung, Corporate Design auch für alle weiteren Werbemaßnahmen
- Leistungsspektrum und Besonderheiten der Praxis
- Fotos von den Behandlern, von den Helferinnen und vom Team gemeinsam in der gewählten Praxiskleidung
- Fotos von der Praxis und besonderen Einrichtungen
- Ggf. ein Praxisfilm
- Neuigkeiten (News, Aktuelles)
- Informative Links
- Kontakt zu sozialen Netzwerken (z. B. Facebook und Twitter) etc.

Sander (2017) hat festgestellt, dass im Jahr 2009 nahezu 13 % der Patienten, die neu in eine Praxis kamen, zuerst durch die Praxiswebsite auf die Praxis aufmerksam wurden (65 % durch Empfehlung). In 2012 haben sich die Zahlen deutlich verändert: 39 % kamen aufgrund der Internetsuche und 45 % aufgrund von Empfehlung. Dabei ist aber zu beachten, dass 28 % aller neuen Patienten vor ihrem ers-

ten Besuch auf die Website schauten, also unabhängig davon, wie sie auf die Praxis aufmerksam wurden. Dabei wurde die Praxis am häufigsten mit den Begriffen „Zahnarzt" und „Stadt" sowie natürlich ggf. mit dem Namen des Zahnarztes gegoogelt. Andere Suchmaschinen spielen praktisch keine Rolle. Die Website wird im Durchschnitt von fünf Besuchern am Tag aufgesucht.

Von gravierender Bedeutung sind heute zunehmend Arztbewertungsportale. Einzelheiten hierzu siehe Sander (2017).

- **Bedeutung hinsichtlich Neupatienten**

Die durchschnittliche Praxis hat nach den Untersuchungen der Autoren 9 Neupatienten (NP) im Monat. Nach Riegl (2011) beträgt die durchschnittliche Praxiszugehörigkeit eines Patienten in Deutschland 5,7 Jahre, wobei allerdings 62 % mehr als 5 Jahre beim selben Hauszahnarzt bleiben. Diese Verteilung lässt auf einen Median deutlich größer als 5,7 Jahre schließen. Mit der Annahme, dass die Bindungsdauer 8 Jahre beträgt, suchen bei einer Zahl von 67 Mio. behandelter Patienten in Deutschland ca. 700.000 Patienten pro Monat einen neuen Zahnarzt, was bei 46.000 Praxen 15 NP im Monat pro Praxis bedeutet. Rechnet man mit der mittleren Bindungsdauer von 5,7 Jahren, beträgt dieser Wert sogar 21 NP pro Monat. 67 Mio. behandelte Patienten ergeben sich gemäß KZBV für 2009 aus 60 Mio. durch Vertragszahnärzte behandelte Patienten sowie einem Anteil von ca. 10 % Privatpatienten (Annahme). Zum Vergleich: In Deutschland leben ca. 70 Mio. Menschen ab 15 Jahren. Mit ca. 200 Mio. Patientenkontakten bei 60 Mio. durch Vertragszahnärzte behandelten Patienten entspricht dies 3,3 Besuchen in der Praxis pro Patient und Jahr. Nach Riegl (2011) kommen drei Viertel aller Patienten zweimal oder öfter pro Jahr in die Praxis.

Im Folgenden werden wir davon ausgehen, dass die mittlere Neupatientenrate in Deutschland 10–15 NP pro Praxis und Monat beträgt und stellen die nachfolgende Berechnung vorsichtig mit 10 NP an.

Inzwischen dürften sich die o. g. die Website betreffenden Zahlen erhöht haben. Die Jüngeren wachsen in der Statistik nach. In Großstädten ist die Web-Quote zusätzlich erhöht.

Wir gehen heute davon aus, dass in Großstädten mehr als 40 % der Patienten zuerst durch die Website bzw. Arztbewertungsportale auf die Praxis aufmerksam werden, in die sie dann neu kommen, in Einzelfällen bis zu 70 %. Das führt zu folgender Überlegung, die von Sander erstmals in der ZWP 5/2011 angestellt wurde:

„Es gibt in Deutschland ca. 43.000 Zahnarztpraxen und ca. 67 Mio. behandelte Patienten pro Jahr. Bei einer Neupatientenrate von 10 NP pro Monat suchen demnach ca. 430.000 Menschen pro Monat eine für sie neue Praxis auf. Die Gründe dafür können sein:

- Sie waren noch nie bei einem Zahnarzt (wenige).
- Sie sind unzufrieden mit ihrem Zahnarzt (30–40 %*).
- Sie sind neu am Ort (10–20 %).
- Der vorherige Zahnarzt hat die Praxis aufgegeben bzw. verkauft (wenige).
- Sie sind grundsätzlich wechselwillig (40 %).
- Der neue Zahnarzt hat eine Technik, die der alte nicht hat (wenige).
- Andere Familienmitglieder gehen bereits zu dem neuen Zahnarzt (wenige).

*Die Zahlen in Klammern sind Erfahrungswerte der Autoren, die nicht statistisch erhoben wurden.

Mit der Quote von 40 % finden ca. 170.000 Patienten pro Monat bundesweit die neue Praxis dadurch, dass sie zuerst durch die Website oder ein Arztbewertungsportal auf die Praxis aufmerksam wurden. Bezogen auf die Zahl der behandelten Patienten von Deutschland sind dies 2,5 NP pro tausend Einwohner und Monat.

Aufgrund der Studien müssen wir darüber hinaus davon ausgehen, dass mindestens 50 % aller NP sich die Website der Zahnarztpraxis, in die sie neu gehen, vor ihrem ersten Besuch ansehen, und zwar unabhängig davon, wie sie auf die Praxis aufmerksam wurden. Das sind mehr als 200.000 Menschen.

- **Beispielrechnung**

Die folgende Beispielrechnung bezieht sich auf eine Stadt oder einen Stadtteil mit 50.000 Einwohnern. Wir gehen davon aus, dass die Patienten sich in dem damit verbundenen Radius für eine neue Praxis interessieren. In dieser Stadt finden mehr als 50 NP pro Monat ihren Zahnarzt durch das Internet. Und mehr als 100 NP schauen sich eine zahnärztliche Website pro Monat an, auch wenn sie anderweitig auf sie aufmerksam geworden sind.

Wir können nicht sagen, wie viele NP aufgrund Ihrer Website in die Praxis kommen. Ganz sicher können wir aber sagen, dass in Ihrer Stadt – wenn sie denn der Beispielstadt entspricht – garantiert keiner von 50 bzw. 100 NP, die in jedem Monat eine neue Praxis suchen, in Ihre Praxis kommt, wenn Ihre Praxiswebsite

- nicht vorhanden ist,
- den Patienten nicht anspricht oder
- schlecht in Suchmaschinen platziert ist (wobei nur Google wichtig ist) oder
- schlecht in Bewertungsportalen platziert sit.

In den drei unteren Fällen sprechen wir von „ungünstigen" Websites. Dies erklärt auch, warum nach Erfahrungswerten einige Praxen mit gut gemachten und gut platzierten Sites eine Quote von bis zu 70 % bei einer Rate von teilweise mehr als 100 NP pro Monat aufweisen können.

Als Anhaltswert für den zusätzlichen Umsatz pro NP (der in vielen Fällen einen zusätzlichen Gewinn bedeutet) liegt bei 400 Euro – pro Jahr. Und wenn Ihre Leistung überzeugend ist, bleibt der Patient viele Jahre bei Ihnen.

Wenn Sie Interesse an NP haben, sollten Sie alle Gründe beachten, weshalb ein NP eine neue Praxis aufsucht. Dabei ist insbesondere das Empfehlungsmarketing zu beachten, aber auch – nach Sander (2017) – z. B. ein gut gemachtes Praxisschild.

Aber Sie sollten auch bedenken, dass Sie mit einer günstigen Website – und das bedeutet eine nach wissenschaftlich-praktischen Erkenntnissen gut gemachte und gut platzierte Website – mehr als 100 NP pro Monat gewinnen können.

> ❯ Gut gemacht bedeutet, zunächst die Aufmerksamkeit und dann das Vertrauen des Patienten aufgrund der Website zu bekommen.

Aber es gibt natürlich noch andere Websites in Ihrem wettbewerblichen Umfeld. Wichtig ist nur die erste Google-Seite, auf der maximal 10 Zahnarztpraxen zu finden sind. Mit der Annahme, dass alle Sites gut gemacht sind und sich die Neupatientenzahl gleich verteilt, kommen dann 5–10 NP pro Monat aufgrund der Site in Ihre Praxis, und das jeden Monat. Allerdings können mehr NP gewonnen werden, wenn Ihre Site besser ist als die anderen guten, wobei die absolute Höhe von der individuellen Struktur einer Stadt und ihrer Bevölkerung immer unterschiedlich ist.

Der zusätzliche Umsatz beträgt bei 5 NP pro Monat und den o. g. Annahmen 24.000 Euro pro Jahr zuzüglich des Folgeumsatzes, wobei in der Regel ein Großteil an Gewinn verbleibt. Eine im obigen Sinne günstige (vorteilhafte) Website kostet einschließlich Suchmaschinenoptimierung und einer Laufzeit von 5 Jahren ca. 3000 Euro pro Jahr.

Sorgen Sie also dafür, dass Ihr Online-Auftritt vorteilhaft für Sie ist – bevor es viele andere in Ihrer Stadt machen. Und beachten Sie, dass die angeführten Zahlen eher niedrig angesetzt sind. Viele junge Menschen können sich überhaupt nicht vorstellen, einen Zahnarzt anders als im Internet zu suchen.

> ❯ In jedem Monat suchen 50–100 Patienten in Ihrem Einzugsgebiet eine neue Praxis über das Internet.

Bei der Gestaltung Ihrer Website achten Sie darauf, dass sie professionell angefertigt wurde und von einer Agentur, die sich mit medizinischem Dienstleistungsmarketing auskennt. Es ist unter anderem der Werbewirkungsprozess,

der auch bei Sander (2017) beschrieben wird, zu beachten.

Beachten Sie weiterhin die essenzielle Suchmaschinenoptimierung. Verlassen Sie sich auch hier auf Ihre Agentur. In der Regel wird eine gute Agentur das nicht selbst machen, weil es eine permanente Beschäftigung mit dem Thema erfordert. Zumindest sollte dort aber ein guter Suchmaschinenoptimierer (SEO) bekannt sein. Die Kosten hierfür betragen zwischen 3000–30.000 Euro pro Jahr.

Wichtig bzw. unerlässlich ist weiterhin, dass Sie das Besucherverhalten auf Ihrer Site regelmäßig analysieren. Auf welche Seiten gehen die Besucher? Wo verweilen sie besonders lange? Fragen Sie Ihre Agentur nach geeigneten Werkzeugen (Werbe-Controlling).

Zum Schluss noch drei Begriffe, die bei der Besucheranalyse wichtig sind:

- **Website**

Die Website ist der gesamte Webauftritt, einschließlich der Startseite (Homepage) und der darunter liegenden Seiten (Sub-Seiten).

- **Seitenaufruf**

Auch: Page Impression, Page View, Seitenabruf: Dies bezeichnet die Anzahl der jeweils einzelnen aufgerufenen Seiten in einem bestimmten Zeitraum. Relevante Größe, um zu schauen, welche Seiten für den User besonders interessant sind.

- **Besuche oder Besucher**

Besuche sind die Besuche des gesamten Webauftritts, unabhängig davon, wie viele Seitenaufrufe erfolgt sind. Mit den Besuchern versucht man die Anzahl der verschiedenen Personen zu bezeichnen, die eine Website besuchen. Das ist aber schwierig, weil eine Absender-Adresse (IP-Adresse) von mehreren Menschen benutzt werden kann, und weil die IP-Adresse sich bei demselben User auch verändern kann.

Insgesamt sollte mit diesen Begriffen vorsichtig umgegangen werden. Die Definitionen können sich ändern. Außerdem beeinflussen automatische Webcrawler, die keine wirklich interessierten Patienten sind, aber Besuche und Impressions erzeugen, die Statistik. Hier sollten sich interessierte Zahnärzte im Internet auf den jeweils neuesten Stand bringen. Für eine erste Einschätzung reichen die o. g. Definitionen aber aus.

9.6   Werbekonzept

Das Werbekonzept für eine Praxis kann nur ganz individuell entwickelt werden. Zwei Punkte sollten dabei besondere Berücksichtigung finden:

- **1. Wie wird der Patient zuerst auf eine Praxis aufmerksam, in die er dann neu geht?**

Neben dem bereits erwähnten Empfehlungsmarketing und der Wirkung der Website sind erstens Zeitungsanzeigen, das Praxisschild und die Einträge in den Gelben Seiten bzw. im Telefonbuch relevant. Es ist aber aufgrund von praktischen Erfahrungen zu ergänzen, dass Zeitungsanzeigen sehr unterschiedliche Wirkungen erzeugen, je nach dem, was sie bezwecken und wie sie gestaltet sind. Reine Image-Anzeigen erzeugen kaum noch Wirkung. Wenn die Anzeigen aber mit einem Fachthema belegt und am besten noch „quasi-redaktionell" aufgemacht sind, ist die Aufmerksamkeit des Lesers größer. Wenn dabei noch auf einen Fachvortrag, z. B. in der Praxis, hingewiesen wird, lässt sich die Werbeaktivität mit der Einzelakquisition in der Praxis koppeln, wenn heute auch nicht mehr so viele Patienten zu Vorträgen erscheinen wie früher. Wirkung zeigen auch ausschneidbare Coupons in den Anzeigen als Gutschein für weitere Informationen in der Praxis, wie z. B. von Sander und Cornelius-Uerlich (2011) berichtet wird.

Ein gut aufgemachtes Praxisschild wird in der Wirkung oft drastisch unterschätzt. Wenn Sie an Stellen mit einem guten Lauf über ein Aufmerksamkeit ziehendes Praxisschild oder ein Plakat o. Ä. verfügen, erreichen Sie damit wirksam viele Neupatienten (essenziell ist hier ein gutes Key Visual, vgl. Sander 2017). Hierbei

handelt es sich um die wahrscheinlich effizienteste Werbeform für Zahnärzte (Neupatienten im Verhältnis zu den Werbekosten).

Die Steuerberatungsgesellschaft HSP hat im Dezember 2009 eine Untersuchung vorgenommen, wie ihre Mandanten auf die Gesellschaft aufmerksam geworden sind (► http://www.hsp-steuerberater-hannover.de). Das Bild ist ähnlich wie bei Praxen, nur dass der Anteil des Empfehlungserfolges noch größer ist. Die Website erzeugt danach dreimal soviel Wirkung wie die Gelben Seiten. Es sind zurzeit leider keine wissenschaftlichen Belege dafür vorhanden, welche Bedeutung die Gelben Seiten gegenwärtig noch haben, bzw. welche Bedeutung sie in der Zukunft haben werden. Nach den Erfahrungen der Autoren verlieren die Print-Medien für die Suche nach Dienstleistern, wie dies eben auch Zahnärzte sind, erheblich an Bedeutung. Es ist zu bedenken, dass mehr als 65 % der Menschen zwischen 60 und 70 Jahren online sind und ihren Zahnarzt, wenn sie ihn denn wechseln, vermutlich auch online suchen.

Nicht unwichtig erscheint daher auf den ersten Blick nach wie vor der Online-Eintrag. Erstens rüsten die Gelben Seiten hier kräftig nach, und zweitens spielt der Eintrag dort der Suchmaschinenplatzierung in Google zu. Wenn man aber bedenkt, dass bei der Online-Suche Google mit 90 % unschlagbar vorn liegt (Sander 2017), haben die Gelben Seiten auch hier zurzeit wohl nur eine untergeordnete Rolle. Interne Untersuchungen zum Neupatientenverhalten zeigen im Einzelfall, dass die Gelbe-Seiten-Quote teilweise <2 % und die Gelbe-Seiten-Online-Quote nur 0,0 % beträgt.

Machen Sie folgende Rechnung auf: Die mittlere NP-Rate beträgt gute 100 NP pro Jahr und Praxis. Mit der Annahme, dass 1 % davon aufgrund des Eintrages in den Gelben Seiten kommen, sind dies ca. 1 NP. Ein NP bringt einen zusätzlichen Umsatz von 400 Euro (allerdings pro Jahr, wenn Sie ihn halten). Demnach würde sich der Eintrag lohnen, wenn er nicht mehr als 400 Euro kostet. Bitte bedenken Sie, dass einfach gestaltete Anzeigen weniger Wirkung entfalten als auffälligere und teurere. Wenn Sie im Zweifel

9

sind, seien Sie eher zurückhaltend bei den Gelben Seiten. Wenn Sie es doch tun, messen Sie unbedingt den Erfolg!

- ■ **2. Werbewirkung sollte crossmedial erfolgen**

Zweitens ist stets zu beachten, dass die Werbewirkung in nahezu allen Fällen nicht unmittelbar, sondern crossmedial erfolgt (Sander 2017). Menschen werden durch eine Anzeige auf eine Praxis aufmerksam und fragen Freunde und/ oder gehen ins Internet. Oder sie sehen ein Plakat oder googeln und fragen dann. Die Kombinationsmöglichkeiten sind vielfältig. Stellen Sie daher Ihr Werbekonzept, z. B. aus den im Folgenden dargestellten Möglichkeiten, zusammen, und messen Sie (▶ Abschn. 4.7) den Erfolg. Nur das Werbe-Controlling ermöglicht Ihnen in den Folgejahren einen verbesserten Einsatz Ihrer Mittel.

Auf Henry Ford geht der berühmte Satz zurück: „Ich weiß, dass die Hälfte meiner Ausgaben für Werbung unnütz ist. Ich weiß bloß nicht, welche Hälfte." Machen Sie folgende Rechnung auf: Die mittlere Praxis hat einen Umsatz von 400.000 Euro und eine Neupatientenrate von 100 pro Jahr. Jeder Neupatient bringt einen zusätzlichen Umsatz von 400 Euro, also insgesamt 40.000 Euro.

Tipp

Legen Sie Ihren Werbeetat mit 5–10 % Ihres Umsatzes fest = 20.000–40.000 Euro. Sie werden sehen, es rechnet sich.

Werbemöglichkeiten (nach Sander 2017)
- Regelmäßige Anzeigen (u. a. in regionalen Tageszeitungen und in Anzeigenblättern)
- Anzeigen (u. a. in regionalen Zeitungen zu bestimmten Anlässen, (zahn-)medizinischen Beilagen Anzeigenzeitschriften, Publikumszeitschriften (z. B. vom Golf- oder Gourmetclub)
- Regelmäßige Fachartikel in Zeitungen und Zeitschriften oder (zahn-)medizinischen Beilagen

- Praxisbroschüre (Image-Broschüre, Fachinformationen zu bestimmten Themen)
- Praxiszeitung
- Einträge in den Gelben Seiten und in Zahnärzteverzeichnissen
- Anzeigen auf Stadtplänen
- Give-aways mit dem Praxislogo,
- Postwurfsendungen mit Praxisinformationen,
- Gestaltetes und beleuchtetes Praxisschild und beleuchtete Medien in den Praxisfenstern oder an der Hauswand, Wegweiser zur Praxis,
- Videoleinwand mit Praxisinformationen in Fußgängerzone,
- Anzeigen auf Fahrzeugen und Beschriftung von öffentlichen Verkehrsmitteln sowie Taxis,
- Wortbeiträge zu zahnmedizinischen Themen in Radiosendungen,
- Spots im regionalen Radio oder Audio-Spots im Supermarkt,
- Praxislogo auf den Handgriffen von Einkaufswagen im Supermarkt,
- Fernsehauftritte,
- Website mit Video-Podcast,
- Aktive Mitgliedschaft in Clubs und Vereinen,
- Gestaltung von PR-wirksamen Aktivitäten,
- Informationsveranstaltungen für die Patienten,
- Kinowerbung.

9.7   Erfolgsmessung (Werbe-Controlling)

Sie können den Einsatz Ihrer Werbemittel langfristig nur dadurch optimieren, indem Sie die Wirkung messen und für die Folgeperiode anpassen. Ein Beispiel für eine solche Auswertung finden Sie im Beispiel des Marketingkonzeptes in ▶ Abschn. 9.3 bzw. in ◘ Abb. 9.1

In ◘ Abb. 9.1 ist eine tatsächliche Auswertung beispielhaft dargestellt (ca. 100 Fragebögen). Zu beachten ist der Bezug zur Erstuntersuchung der Autoren aus 2009.

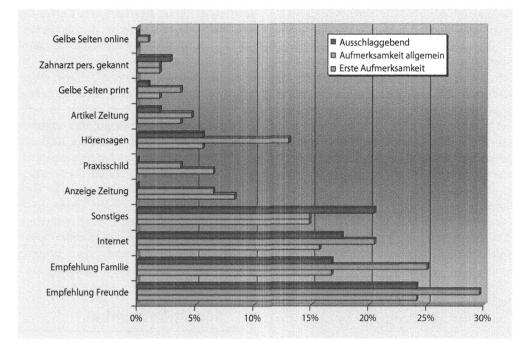

▶ Abb. 9.1   Auswertung Neupatientenbefragung (Beispiel)

Auffällig ist, dass die Gelben Seiten online niemals die erste Aufmerksamkeit erregte und auch niemals zur Entscheidung beitrug, in die Praxis zu gehen. Eventuell hat mal jemand dort nachgesehen. Auch die Printausgabe erregt kaum erste Aufmerksamkeit und beeinflusst die Entscheidung nicht, hier wird aber mit ca. 4 % schon mal nachgesehen, eventuell um die Telefonnummer herauszubekommen. Das Praxisschild zieht – wie bereits erwähnt – bemerkenswert hohe Aufmerksamkeit bei geringen Kosten.

Zu beachten ist auch, dass das Internet mehr ausschlaggebend für die Entscheidung war (18 %), als es erste Aufmerksamkeit erregte (16 %). Das bedeutet, dass sehr viele, die die Site besucht haben (21 %, das ist verhältnismäßig wenig!), aufgrund des Internetauftritts die Praxis ausgewählt haben. Sie ist sehr Vertrauen erweckend gestaltet. Die Quote der ersten Aufmerksamkeit ist sehr gering (Großstadt). Ist die Suchmaschinenplatzierung nicht ausreichend? Weiterhin auffällig ist, dass die Gesamtquote der Empfehlungswirkung mit 54 % deutlich unter dem Schnitt mit 65 % liegt.

Was kann man dem Zahnarzt für das nächste Jahr empfehlen?

- Keine Anzeigen mehr in den Gelben Seiten
- Die erste Aufmerksamkeit erhöhen (neues Key Visual, größere Anzeigen, bessere Suchmaschinenplatzierung)
- Verbesserung des Empfehlungsmarketings

Ziel dieser Empfehlung ist die Steigerung der absoluten Gesamtzahl von Neupatienten. Wenn Rate und Quote beim Empfehlungsmarketing steigen, geht die Quote bei den anderen Werbemitteln zurück, nicht notwendigerweise aber die Rate. Der Erfolg der Maßnahmen kann also nur unter Beachtung von Quote und Rate beurteilt werden. Außerdem ist das Messen in dieser Form ein ständiger Prozess. Dabei muss nicht unbedingt durchgehend gemessen werden, aber hin und wieder sollten aussagekräftige Stichproben, am besten in Form von

Kampagnen mit 100–200 befragten Neupatienten (aber dann alle!), durchgeführt werden.

Bedenken Sie bitte auch, dass die Steigerung Ihrer Neupatientenrate in Wettbewerbsgebieten eine Form des Verdrängungswettbewerbs ist. Wenn in Ihrer Praxis die Neupatientenrate höher ist als im Durchschnitt, müssen andere Praxen mit einem Rückgang ihrer Rate und damit auch der Gesamtzahl der behandelten Patienten, ihrem Umsatz und ihrem Gewinn rechnen, wenn keine neuen Märkte erschlossen werden.

Gestalten Sie Ihren eigenen Neupatientenfragebogen unter Berücksichtigung Ihrer verwendeten Werbemaßnahmen. Fragen Sie nach der ersten Aufmerksamkeit (eine Ankreuzmöglichkeit) und in einer zweiten Frage nach Kombinationen (drei Ankreuzmöglichkeiten). Geben Sie jedem Neupatienten diesen Fragebogen und erklären Sie, warum Sie das tun: „Wir wollen uns ständig zum Wohle unserer Patienten verbessern und benötigen daher noch diese Angaben. Sie müssen das nicht ausfüllen, wir würden uns aber sehr freuen."

Werten Sie die Fragebögen jährlich aus, und planen Sie im Januar die Werbekampagnen des neuen Jahres. In Sander (2017) ist ein weiteres Beispiel für eine automatisierte Fragebogenauswertung beigefügt. Hier sind auch mehrdimensionale Abhängigkeiten gut auszumachen (welche Maßnahmen wirken wie zusammen). Die Kosten betragen wenige Hundert Euro pro Jahr.

Wenden Sie sich ruhig an die Autoren, wenn Sie Ihren Fragebogen gestalten wollen. Wir geben Ihnen gern individuelle Hinweise.

9.8 Besonderheiten des Zuweisermarketings

Das Zuweisermarketing stellt besondere Herausforderungen an den werbenden Zahnarzt, weil aktives Patientenmarketing vertrauenbasiertes Zuweisermarketing stören kann. In Sander (2017) wurde dies ausführlich dargestellt.

An dieser Stelle sei aber noch eine Ergänzung angebracht: Riegl (2011) zeigt, dass das Potenzial z. B. an Implantatversorgungen ca. 100 % beträgt. „Von im Durchschnitt 30 Fällen, die derzeit bei Zuweisungspartnern im Jahr prinzipiell für Implantatversorgung erkannt werden, werden bislang durchschnittlich nur 16 Fälle an Implantologen überwiesen und entsprechend behandelt." Die im Dezember 2006 veröffentlichte „Deutsche Mundgesundheitsstudie IV" führt aus, dass lediglich 2,6 % der Senioren implantatgetragenen Zahnersatz haben. Dies zeigt das enorme Potenzial dieser Versorgungsform. Zu beachten ist nach Riegl weiterhin, dass 71 % aller Hauszahnärzte selbst keine Implantate setzen, bei Frauen noch deutlich mehr.

9.9 Soziale Netzwerke

Zukünftig werden soziale Netzwerke wie Facebook und Twitter maßgebliche Bedeutung für das Marketing von Dienstleistern und somit auch Zahnärzten haben. Sie verbinden in idealer Weise das Empfehlungsmarketing mit dem Web-Marketing.

Zum Redaktionsschluss dieses Buches lagen die Ergebnisse einer entsprechenden Untersuchung der Autoren noch nicht vor.

- **Zum Weiterarbeiten und Vertiefen (Literatur)**
- Schüller (2010) Zukunftstrend Empfehlungsmarketing. Business Village, Göttingen
- Mit Einschränkungen bei der Übertragbarkeit auf den Medizinsektor: Rankel und Neisen (2010) Endlich Empfehlungen – Der einfachste Weg, neue Kunden zu gewinnen. Gabal, Offenbach am Main
- Zum Thema „Begeisterung": Mauer (2007) Die erfolgreiche Zahnarztpraxis; Köhler (2006) Für alle Fälle. Urban & Fischer, München

Berechnungstabellen und Checklisten

Thomas Sander und Michal-Constanze Müller

10.1 Berechnungstabellen – 218

10.1.1 Berechnung der Gleichheit von Tilgungsdarlehen und Annuitätendarlehen – 218

10.2 Checklisten und Annuitätentabelle – 220

10.2.1 Honorarplanung (◘ Tab. 10.4) – 220

10.2.2 Planung des Honorarumsatzes (◘ Abb. 10.1) – 220

10.2.3 Investitionskosten für eine Zahnarztpraxis – 222

10.2.4 Investitionsplanung (◘ Tab. 10.6) – 223

10.2.5 Planung: private Ausgaben (◘ Tab. 10.7) – 224

10.2.6 Typische Praxiskosten und -erlöse einer KFO-Einzelpraxis (◘ Tab. 10.8) – 225

10.2.7 Praxiskosten für verschieden große Praxen (◘ Abb. 10.2) – 225

10.2.8 Annuitätentabelle (◘ Abb. 10.3) – 225

© Springer-Verlag GmbH Deutschland 2018

T. Sander, M.-C. Müller (Hrsg.), *Meine Zahnarztpraxis – Ökonomie*, Erfolgskonzepte Zahnarztpraxis & Management, https://doi.org/10.1007/978-3-662-54561-4_10

10.1 Berechnungstabellen

10.1.1 Berechnung der Gleichheit von Tilgungsdarlehen und Annuitätendarlehen

Grundsätzlich kann ein Darlehen auf zwei verschiedene Weisen getilgt sowie die Zinsen dafür bezahlt werden:

- Annuitätendarlehen
- Tilgungsdarlehen

Es stellt sich oft die Frage, ob diese beiden Methoden im Ergebnis gleich sind. Diese Frage soll im Folgenden beantwortet werden.

Im Annuitätendarlehen wird die jährliche (monatliche) Rate über die Laufzeit des Darlehens konstant gehalten, weshalb sich das Verhältnis zwischen Zinsen und Tilgung über die Laufzeit verändert (am Anfang ist der Zinsanteil an der Rate sehr hoch, am Ende der Tilgungsanteil). Beim Tilgungsdarlehen wird jährlich (monatlich) eine bestimmte Summe getilgt und Zinsen für das verbleibende Restdarlehen gezahlt. Somit ändert sich die jährliche (monatliche) Rate ständig (in der Regel ist die Rate am Anfang hoch, am Ende niedrig).

In Excel wird die Annuität durch die Funktion RMZ abgebildet. Das Ergebnis für die Zinssätze zwischen 2,5 und 10 % ist am Ende dieses Kapitels dargestellt (▸ Abschn. 10.2.8).

Die Formel zur Ermittlung des Annuitäten- bzw. Wiedergewinnungsfaktors lautet:

$$KFAKR = \frac{(1+i)^n \times i}{(1+i)^n - 1}$$

Mit KFAKR: Annuitäten- bzw. Wiedergewinnungsfaktor, i: Zinssatz; n: Zeitraum (Periode)

- **Beispiel**

Für die Investition in die Praxis nimmt der Inhaber ein Darlehen in voller Höhe (500.000 Euro) auf, das er in 5 Jahren zurückgezahlt haben möchte. Als Zinssatz wird mit dem Kreditinstitut i=6,0 % vereinbart. Die nach der Annuitätenmethode vom Praxisinhaber zu zahlende jährliche Rate beträgt nach der Annuitätentabelle:

$$500.000 \; Euro \times 0,23740 = 118.700 \; Euro$$

Da die Tilgung (Rückzahlung) über die volle Laufzeit 500.000 Euro beträgt, hat der Inhaber insgesamt (5 · 118.700 Euro) − 500.000 Euro = 93.500 Euro an Zinsen zu zahlen.

Nach der Tilgungsmethode würde der Zahnarzt im ersten Jahr 6 % Zinsen für 500.000 Euro, danach 100.000 Euro an das Kreditinstitut zurückzahlen und so fort. Das Ergebnis ist in ❏ Tab. 10.1 dargestellt.

In der Summe hat hier der Zahnarzt lediglich 90.000 Euro an Zinsen gegenüber 93.500 Euro bei Anwendung der Annuitätenmethode zu bezahlen, also 3500 Euro weniger.

Allerdings bleibt bei dieser einfachen Betrachtungsweise der Aspekt der Kaufkraftveränderung unberücksichtigt. Dieses Problem soll hier nicht vertieft werden. Die Zahlungsströme, die bei den beiden Methoden in jährlich unterschiedlichen Höhen stattfinden, haben danach – bezogen auf einen festen Zeitpunkt – verschiedene Kaufkraftgrößen. Deshalb müssen die Zahlungsströme auf den gewählten Bezugszeitpunkt abgezinst bzw. diskontiert werden. Dies wird im folgenden Beispiel dargestellt.

- **Beispiel**
1. Tilgungsdarlehen (❏ Tab. 10.2)
   - Darlehensbetrag: 500.000 Euro
   - Zinssatz: 6 %

❏ **Tab. 10.1** Zinsberechnung für Tilgungsdarlehen

Beträge in Euro	Beginn	Nach 1. Jahr	Nach 2. Jahr	Nach 3. Jahr	Nach 4. Jahr	Nach 5. Jahr
Restschuld	500.000	400.000	300.000	200.000	100.000	–
Zinsen (6 %)	–	30.000	24.000	18.000	12.000	6000
Summe Zinsen	–	30.000	54.000	72.000	84.000	90.000

■ Laufzeit: 5 Jahre
■ Tilgung: jeweils 100.000 Euro zum 31.12. des Jahres
■ Zinsfälligkeit: 31.12. des Jahres

■ **Beispiel**
2. Annuitätendarlehen (❏ Tab. 10.3)
■ Darlehensbetrag: 500.000 Euro
■ Zinssatz: 6 %
■ Laufzeit: 5 Jahre
■ Annuitätenfaktor: 0,2373964
■ Tilgung: fällig zum 31.12. des Jahres
■ Zinsfälligkeit: 31.12. des Jahres

Der Barwertfaktor berücksichtigt die Veränderung der Kaufkraft. In 5 Jahren beträgt sie bei einem Zinssatz von 6 % nur noch ca. 75 % der heutigen Kaufkraft. Damit ist die Summe der Barwertzahlungen in beiden Fällen nach Ablauf der Laufzeit ausgeglichen.

Wie das obige Beispiel zeigt, führen beide Methoden zum gleichen Ergebnis. Die Annuitätenmethode kann jedoch in Verbindung mit der Annuitätentabelle einfacher gehandhabt werden.

Für **überschlägige Berechnungen** kann darüber hinaus die Halbwertmethode angewendet werden. Danach werden die Zinsen über die gesamte Laufzeit halbiert und der jährlichen Tilgung zugeschlagen:

❏ **Tab. 10.2** Zinsen und Tilgung Tilgungsdarlehen

Jahr	Stand Darlehen					Barwert
	Zum 31.12.	Tilgung	Zinsen	Σ Zahlung	Barwertfaktor	der Zahlung
0	500.000,00	–	–	–	1	500.000,00
1	400.000,00	100.000,00	30.000,00	130.000,00	0,943396226	−122.641,51
2	300.000,00	100.000,00	24.000,00	124.000,00	0,889996440	−110.359,56
3	200.000,00	100.000,00	18.000,00	118.000,00	0,839619283	−99.075,08
4	100.000,00	100.000,00	12.000,00	112.000,00	0,792093663	−88.714,49
5	0,00	100.000,00	6000,00	106.000,00	0,747258173	−79.209,37
Σ	–	500.000,00	90.000,00	590.000,00	–	-0,01

❏ **Tab. 10.3** Zinsen und Tilgung Annuitätendarlehen

Jahr	Stand Darlehen			Σ Zahlung		Barwert
	Zum 31.12.	Tilgung	Zinsen	(Annuität)	Barwertfaktor	der Zahlung
0	500.000,00	–	–	–	1	500.000,00
1	411.301,80	88.698,20	30.000,00	118.698,20	0,943396226	−111.979,43
2	317.281,71	94.020,09	24.678,11	118.698,20	0,889996440	−105.640,98
3	217.620,41	99.661,30	19.036,90	118.698,20	0,839619283	−99.661,30
4	111.979,43	105.640,98	13.057,22	118.698,20	0,792093663	−94.020,09
5	0,01	111.979,42	6718,78	118.698,20	0,747258173	−88.698,19
Σ	–	499.999,99	93.491,01	593.491,00	–	0,01

■ **Beispiel: Halbwertmethode**

Mit der Halbwertmethode ergibt sich für die Werte aus dem obigen Beispiel eine Annuitätenrate von:

$$AR = \frac{500.000\ \text{€}}{5} + \frac{0,06}{2} \cdot 500.000\ \text{€} = 115.000\ \text{€}$$

gegenüber AR=118.700 Euro.

Die Halbwertmethode wird mit zunehmender Laufzeit ungenauer.

10.2 Checklisten und Annuitätentabelle

10.2.1 Honorarplanung (◘ Tab. 10.4)

10.2.2 Planung des Honorarumsatzes (◘ Abb. 10.1)

10

◘ Tab. 10.4   Honorarplanung

Leistungen	Erstatter	Schnitt pro Fall [in Euro]	Anteil der Fälle [in %]	Quartalsumsatz 1. Jahr [in Euro]	Quartalsumsatz 2. Jahr ff. [in Euro]
K/CH	GKV-Bema				
	GKV-Privat				
	Privat				
Implantatchirurgie	GKV-Privat				
	Privat				
ZE	GKV-Bema				
	GKV-Privat				
	Privat				
KBR/FAL	GKV-Bema				
	GKV-Privat				
	Privat				
KFO	GKV-Bema				
	GKV-Privat				
	Privat				
PA	GKV-Bema				
	GKV-Privat				
	Privat				
Prophylaxe	GKV-Privat				
	Privat				
Cosmetic Dentistry	GKV-Privat				
	Privat				
Summe					

Honorarumsatz Basisjahr

Fälle				1. Quartal	2. Quartal	3. Quartal	4. Quartal	Summe
Fälle GKV				100	150	175	200	625
Fälle Privat				15	20	25	30	90
Leistungen	Erstatter	Schnitt pro Fall	Anteil Fälle	Umsatz				Summe
K/CH								
	GKV-Bema	80 €	100,0%	8.000 €	12.000 €	14.000 €	16.000 €	50.000 €
	GKV-Privat	100 €	45,0%	4.500 €	6.750 €	7.875 €	9.000 €	28.125 €
	Privat	200 €	100,0%	3.000 €	4.000 €	5.000 €	6.000 €	18.000 €
Implantatchirurgie								
	GKV-Privat	890 €	1,5%	1.335 €	2.003 €	2.336 €	2.670 €	8.344 €
	Privat	890 €	2,5%	334 €	445 €	556 €	668 €	2.003 €
ZE								
	GKV-Bema	200 €	10,0%	2.000 €	3.000 €	3.500 €	4.000 €	12.500 €
	GKV-Privat	140 €	10,0%	1.400 €	2.100 €	2.450 €	2.800 €	8.750 €
	Privat	290 €	20,0%	870 €	1.160 €	1.450 €	1.740 €	5.220 €
KBR/FAL								
	GKV-Bema	95 €	2,5%	238 €	356 €	416 €	475 €	1.484 €
	GKV-Privat	100 €	15,0%	1.500 €	2.250 €	2.625 €	3.000 €	9.375 €
	Privat	155 €	4,5%	105 €	140 €	174 €	209 €	628 €
KFO								
	GKV-Bema	100 €	1,0%	100 €	150 €	175 €	200 €	625 €
	GKV-Privat	200 €	1,0%	200 €	300 €	350 €	400 €	1.250 €
	Privat	350 €	1,0%	53 €	70 €	88 €	105 €	315 €
PA								
	GKV-Bema	210 €	4,0%	840 €	1.260 €	1.470 €	1.680 €	5.250 €
	GKV-Privat	130 €	2,0%	260 €	390 €	455 €	520 €	1.625 €
	Privat	550 €	12,0%	990 €	1.320 €	1.650 €	1.980 €	5.940 €
Prophylaxe								
	GKV-Privat	55 €	18,0%	990 €	1.485 €	1.733 €	1.980 €	6.188 €
	Privat	90 €	55,0%	743 €	990 €	1.238 €	1.485 €	4.455 €
Cosmetic Dentistry								
	GKV-Privat	150 €	5,0%	750 €	1.125 €	1.313 €	1.500 €	4.688 €
	Privat	150 €	2,0%	45 €	60 €	75 €	90 €	270 €
Summe Honorar				28.251 €	41.353 €	48.928 €	56.502 €	175.033 €

◘ Abb. 10.1 Planung: Honorarumsatz

10.2.3 Investitionskosten für eine Zahnarztpraxis

Die Zahlen in ◨ Tab. 10.5 dienen nur der Orientierung für eine fiktive Praxisplanung. Die tatsächlichen aktuellen Preise können teilweise deutlich abweichen und müssen im konkreten Fall angefragt werden.

Angaben **inklusive** Mehrwertsteuer (Achtung: Bei Angeboten wird i. d. R. der Nettopreis angegeben und am Schluss darauf hingewiesen, dass die Mehrwertsteuer hinzukommt. Also muss bei der Kalkulation immer 19 % hinzugerechnet werden.)

◨ Tab. 10.5 Investitionskosten

Gegenstand	Euro
DVT	80.000
OPG	40.000
Kleinröntgen-Gerät	10.000
Instrumente für ein Behandlungszimmer	10.000
Möbelzeilen für ein Behandlungszimmer	10.000
Behandlungseinheit	30.000
Sessel für Behandler	1000
Server, Verkabelung und ca. 5 Stationen	15.000
Empfangstresen	10.000
Beleuchtung	8000
Sterimöbel	10.000
Hard- und Software	30.000
Technikraum (Kompressor; Baueinheit etc.)	10.000
Desinfektor	7000
Autoklav	7000
Küchenzeile mit Waschmaschine	5000
Klein- und Tischgeräte	10.000
Telefonanlage	4000

10

10.2.4 Investitionsplanung (◘ Tab. 10.6)

◘ Tab. 10.6 Investitionsplanung

Gegenstand	Anschaffungs-wert [in Euro]	Nutzungsdauer in Jahren	AfA Jahr 1 in Euro	AFA Jahr 2 ff. [in Euro]
Übernahme		3–6		
Umbaukosten		10		
Großgeräte		10		
Maler, Fußböden, Reinigung		10		
Sanitär, Technik		10		
Architekt		10		
Möbel		8		
Kleingeräte		5		
Telefon, Sprechanlage etc.		5		
IT, technische Ausstattung		4 (3)		
Sonstige Investitionen:				
Verbrauchsmaterial		1		
Gebühren, Notar etc.		1		
Steuer- und Praxisberater		1		
Summe		–		

10.2.5 Planung: private Ausgaben
(◘ Tab. 10.7)

◘ Tab. 10.7 Private Ausgaben			
Position	Pro Monat [in Euro]	Pro Quartal 1. Jahr [in Euro]	Pro Quartal 2. Jahr [in Euro]
Vorsorgeaufwendungen			
Altersversorgungswerk			
Krankenversicherung			
Risikoleben, BUV			
Weitere Versicherungen			
Familie/Haushaltsführung			
Miete			
Haushalt			
KFZ, Bahn etc.			
Kleidung			
Kinder			
Urlaub			
Sonstiges			
Bankverpflichtungen			
Kredit (ohne Zinsen)			
Summe			

10

10.2.6 Typische Praxiskosten und -erlöse einer KFO-Einzelpraxis (◘ Tab. 10.8)

10.2.7 Praxiskosten für verschieden große Praxen (◘ Abb. 10.2)

10.2.8 Annuitätentabelle (◘ Abb. 10.3)

◘ Tab. 10.8 Praxiskosten und -erlöse (beispielhaft) [in Tausend Euro]

Umsatz	500–600
Personal	120–200
Material	40–60
Räume	20–40
Reparatur/Instandhaltung	5–20
Bürobedarf	2–10
Beratung	2–4
Marketing	2–20
Versicherungen/Beiträge	1–2
Abrechnungskosten	2–5
IT	1–2
Miete Geräte	0–6
Fortbildung	2–6
Sonstige Kosten	5–15
Abschreibungen	5–50
Gewinn	**150–300**

10

Praxiskosten für verschieden große Praxen

Praxis	A	B	C	D	E	F	G	H	I	J	K	L	M1%	M2€
Erlöse	846 €	697 €	585 €	650 €	639 €	500 €	465 €	433 €	445 €	410 €	447 €	428 €	366 €	366 €
Fremdlabor	284 €	186 €	95 €	186 €	197 €	79 €	111 €	81 €	117 €	82 €	120 €	108 €	19,2%	70,3 €
Ärztl. Leistung	562 €	511 €	490 €	464 €	442 €	421 €	354 €	352 €	328 €	328 €	327 €	320 €	81,0%	296,0 €
Material	92 €	31 €	39 €	43 €	51 €	23 €	25 €	17 €	12 €	12 €	20 €	17 €	6,6%	24,2 €
Personal	169 €	82 €	123 €	134 €	121 €	63 €	80 €	75 €	83 €	92 €	77 €	62 €	22,8%	83,4 €
Assi/Techniker	0 €	0 €	0 €	0 €	0 €	0 €	0 €	0 €	0 €	0 €	0 €	0 €		
Praxisräume	37 €	29 €	34 €	30 €	20 €	26 €	28 €	31 €	18 €	18 €	34 €	8 €	4,9%	17,9 €
Beiträge/Vers.	8 €	12 €	12 €	7 €	7 €	10 €	8 €	4 €	6 €	6 €	7 €	9 €		
Kraftfahrzeuge	12 €	0 €	0 €	1 €	1 €	9 €	0 €	18 €	0 €	4 €	0 €	0 €		
Fortbildung	3 €	2 €	2 €	5 €	3 €	1 €	3 €	2 €	0 €	0 €	1 €	1 €		
Abschreibung	24 €	5 €	6 €	8 €	14 €	29 €	4 €	10 €	1 €	5 €	22 €	14 €	3,7%	13,5 €
Instand./Mieten	11 €	5 €	6 €	10 €	10 €	4 €	7 €	6 €	3 €	3 €	4 €	4 €		
Porto/Telefon	6 €	4 €	2 €	2 €	1 €	1 €	2 €	3 €	2 €	1 €	6 €	2 €		
Bürobedarf	3 €	3 €	5 €	3 €	2 €	3 €	4 €	5 €	1 €	2 €	6 €	3 €		
Beratung	22 €	5 €	8 €	6 €	8 €	6 €	6 €	6 €	7 €	6 €	6 €	6 €		
Sonstiges	7 €	6 €	8 €	3 €	6 €	4 €	4 €	3 €	6 €	3 €	5 €	2 €	9,3%	34,0 €
Zinsen	9 €	19 €	24 €	1 €	6 €	28 €	0 €	16 €	3 €	3 €	23 €	3 €	2,1%	7,7 €
a.o. Ergebnis	20 €	3 €	0 €	0 €	7 €	2 €	1 €	20 €	1 €	0 €	20 €	1 €		
Vorl. Ergebnis	179 €	309 €	224 €	212 €	202 €	215 €	186 €	177 €	187 €	172 €	135 €	190 €	31,3%	114,6 €
in % ä. Lstg.	32%	61%	46%	46%	46%	51%	52%	50%	57%	52%	41%	59%	39,0%	39%

Zahlen in Tausend Euro

◻ Abb. 10.2 Praxiskosten für verschieden große Praxen ohne besondere Schwerpunkte (Beispiele zur Orientierung)

Zinssatz i in Prozent

Zinszeitraum n in Jahren	2,5	3,0	3,5	4,0	4,5	5,0	5,5	6,0	6,5	7,0	7,6	8,0	8,5	9,0	9,5	10,0
1	1,02500	1,03000	1,03500	1,04000	1,04500	1,05000	1,05500	1,06000	1,06500	1,07000	1,07500	1,08000	1,08500	1,09000	1,09500	1,01000
2	0,51883	0,52261	0,52640	0,53020	0,53400	0,53780	0,54162	0,54544	0,54926	0,55309	0,55693	0,56077	0,56462	0,56847	0,57233	0,50751
3	0,35014	0,35353	0,35693	0,36035	0,36377	0,36721	0,37065	0,37411	0,37758	0,38105	0,38454	0,38803	0,39154	0,39505	0,39858	0,34002
4	0,26582	0,26903	0,27225	0,27549	0,27874	0,28201	0,28529	0,28859	0,29190	0,29523	0,29857	0,30192	0,30529	0,30867	0,31206	0,25628
5	0,21525	0,21835	0,22148	0,22463	0,22779	0,23097	0,23418	0,23740	0,24063	0,24389	0,24716	0,25046	0,25377	0,25709	0,26044	0,20604
6	0,18155	0,18460	0,18767	0,19076	0,19388	0,19702	0,20018	0,20336	0,20657	0,20980	0,21304	0,21632	0,21961	0,22292	0,22625	0,17255
7	0,15750	0,16051	0,16354	0,16661	0,16970	0,17282	0,17596	0,17914	0,18233	0,18555	0,18880	0,19207	0,19537	0,19869	0,20204	0,14863
8	0,13947	0,14246	0,14548	0,14853	0,15161	0,15472	0,15786	0,16104	0,16424	0,16747	0,17073	0,17401	0,17733	0,18067	0,18405	0,13069
9	0,12546	0,12843	0,13145	0,13449	0,13757	0,14069	0,14384	0,14702	0,15024	0,15349	0,15677	0,16008	0,16342	0,16680	0,17020	0,11674
10	0,11426	0,11723	0,12024	0,12329	0,12638	0,12950	0,13267	0,13587	0,13910	0,14238	0,14569	0,14903	0,15241	0,15582	0,15927	0,10558
11	0,10511	0,10808	0,11109	0,11415	0,11725	0,12039	0,12357	0,12679	0,13006	0,13336	0,13670	0,14008	0,14349	0,14695	0,15044	0,09645
12	0,09749	0,10046	0,10348	0,10655	0,10967	0,11283	0,11603	0,11928	0,12257	0,12590	0,12928	0,13270	0,13615	0,13965	0,14319	0,08885
13	0,09105	0,09403	0,09706	0,10014	0,10328	0,10646	0,10968	0,11296	0,11628	0,11965	0,12306	0,12652	0,13002	0,13357	0,13715	0,08241
14	0,08554	0,08853	0,09157	0,09467	0,09782	0,10102	0,10428	0,10758	0,11094	0,11434	0,11780	0,12130	0,12484	0,12843	0,13207	0,07690
15	0,08077	0,08377	0,08683	0,08994	0,09311	0,09634	0,09963	0,10296	0,10635	0,10979	0,11329	0,11683	0,12042	0,12406	0,12774	0,07212
16	0,07660	0,07961	0,08268	0,08582	0,08902	0,09227	0,09558	0,09895	0,10238	0,10586	0,10939	0,11298	0,11661	0,12030	0,12403	0,06794
17	0,07293	0,07595	0,07904	0,08220	0,08542	0,08870	0,09204	0,09544	0,09891	0,10243	0,10600	0,10963	0,11331	0,11705	0,12083	0,06426
18	0,06967	0,07271	0,07582	0,07899	0,08224	0,08555	0,08892	0,09236	0,09585	0,09941	0,10303	0,10670	0,11043	0,11421	0,11805	0,06098
19	0,06676	0,06981	0,07294	0,07614	0,07941	0,08275	0,08615	0,08962	0,09316	0,09675	0,10041	0,10413	0,10790	0,11173	0,11561	0,05805
20	0,06415	0,06722	0,07036	0,07358	0,07688	0,08024	0,08368	0,08718	0,09076	0,09439	0,09809	0,10185	0,10567	0,10955	0,11348	0,05542
21	0,06179	0,06487	0,06804	0,07128	0,07460	0,07800	0,08146	0,08500	0,08861	0,09229	0,09603	0,09983	0,10370	0,10762	0,11159	0,05303
22	0,05965	0,06275	0,06593	0,06920	0,07255	0,07597	0,07947	0,08305	0,08669	0,09041	0,09419	0,09803	0,10194	0,10590	0,10993	0,05086
23	0,05770	0,06081	0,06402	0,06731	0,07068	0,07414	0,07767	0,08128	0,08496	0,08871	0,09254	0,09642	0,10037	0,10438	0,10845	0,04889
24	0,05591	0,05905	0,06227	0,06559	0,06899	0,07247	0,07604	0,07968	0,08340	0,08719	0,09105	0,09498	0,09897	0,10302	0,10713	0,04707
25	0,05428	0,05743	0,06067	0,06401	0,06744	0,07095	0,07455	0,07823	0,08198	0,08581	0,08971	0,09368	0,09771	0,10181	0,10596	0,04541
30	0,04778	0,05102	0,05437	0,05783	0,06139	0,06505	0,06881	0,07265	0,07658	0,08059	0,08467	0,08883	0,09305	0,09734	0,10168	0,03875

Zinszeitraum n in Jahren

▫ **Abb. 10.3** Annuitätentabelle. Aus: Sander (2003). Springer Heidelberg

Serviceteil

Glossar – 230

Literatur – 233

© Springer-Verlag GmbH Deutschland 2018
T. Sander, M.-C. Müller (Hrsg.), *Meine Zahnarztpraxis – Ökonomie*, Erfolgskonzepte Zahnarztpraxis &
Management, https://doi.org/10.1007/978-3-662-54561-4

Glossar

Absatz Begriff aus der Betriebswirtschaftslehre, bezeichnet die entgeltliche Überlassung betrieblicher Leistungen an andere Marktteilnehmer. In der Sprache der Kaufleute handelt es sich um die veräußerten Warenmengen.

Abschreibung Auf die Nutzungsdauer verteilter Wertverlust. Im Hinblick auf die Gewinnermittlung werden die Abschreibungen in Form der AfA als Kosten betrachtet.

Absetzen Kosten und Abschreibungen werden „vom Erlös abgesetzt", d. h. sie werden nicht versteuert.

AfA Absetzung für Abnutzung: aktivierte Gegenstände verlieren an Wert, geführt im Anlagenverzeichnis. Dieser Wertverlust wird als Kosten angesetzt und „vom Erlös abgesetzt".

Aktiengesellschaft Privatrechtliche Vereinigung; Kapitalgesellschaft, deren Grundkapital in Aktien zerlegt ist; Unternehmensform von Wirtschaftsunternehmen mit großem Kapitalbedarf.

Aktivieren Alle Gegenstände, die nicht Geringwertige Wirtschaftsgüter (GWG) sind, werden im Anlagenverzeichnis geführt und unterliegen der AfA. Sie werden aktiviert.

Anlagenverzeichnis Es handelt sich um ein Verzeichnis als Teil des Jahresabschlusses, in dem die Gegenstände des Unternehmens geführt werden.

Ausgaben Begriff aus der Liquiditätsrechnung, Ausgaben vermindern das Netto-Geldvermögen. Gegenteil von Einnahmen.

Brutto Der Begriff hat verschiedene Bedeutungen, meist ist damit gemeint: einschließlich Mehrwertsteuer.

Businessplan Schriftliche Zusammenfassung eines unternehmerischen Vorhabens, das auf einer Geschäftsidee basiert. Darstellung der Strategie und der Ziele, die mit Produktion, Vertrieb und Finanzierung eines Produktes oder einer Dienstleistung einhergehen.

Cash-Flow Das Ergebnis vor Steuern und zuzüglich der liquiditätsmäßig vorhandenen Abschreibungen.

Desinvestition Gegenteil von Investition; Form der Innenfinanzierung, Freisetzung von in Sachwerten oder Finanzwerten investierten Geldbeträgen zur erneuten Verwendung für Investitionen.

Disagio Differenz zwischen Rückzahlungsbetrag vom Darlehen und effektiv ausgezahltem Betrag an den Kreditnehmer.

Einnahmen Begriff aus der Liquiditätsrechnung. Einnahmen erhöhen das Nettogeldvermögen. Gegenteil von Ausgaben.

Erlöse Begriff aus der Gewinn- und Verlustrechnung (GuV), Kosten- oder Rentabilitätsrechnung, auch Umsatz oder Umsatzerlöse genannt.

Erweiterungsinvestition Mit dieser Investition werden die betrieblichen Produktionskapazitäten zur Erhöhung der Leistungsfähigkeit vergrößert. Sie geht über den Ersatz der Abschreibungen hinaus.

Existenzgründungsberater Fachkundigen Stellen, die das Gründungsvorhaben begutachten und die Tragfähigkeit beurteilen: Steuerberater, Rechtsanwälte, Unternehmensberater, Wirtschaftsprüfer, Industrie- und Handelskammern, Handwerkskammern, Berufsverbände, Kreditinstitute und Gründerzentren.

Gewinn Erlöse abzüglich Kosten = Gewinn. In der Betriebswirtschaftslehre werden Gewinnbegriffe unterschieden. Als Bilanzgewinn bezeichnet man die Differenz zwischen Erträgen und Aufwendungen einer Periode gemäß Gewinn- und Verlustrechnung (GuV), als kalkulatorischen Gewinn die Differenz zwischen Erlösen und Kosten einer Periode gemäß Kostenrechnung.

GuV Gewinn- und Verlustrechnung. Ist ein Teil des Jahresabschlusses.

GWG Geringwertige Wirtschaftsgüter, werden im Jahr der Anschaffung abgeschrieben.

Honorarumsatz Der Honorarumsatz ist der Teil des Gesamtumsatzes der Praxis ohne Fremdlaborumsatz.

Investition Anlage von Kapital in Sachanlagen (Gegenstände).

Kosten Aufwendungen zur Aufrechterhaltung bzw. Durchführung des Betriebes, Begriff aus der Gewinn- und Verlustrechnung (GuV), Kosten- oder Rentabilitätsrechnung.

KZBV Kassenzahnärztliche Bundesvereinigung

KZV Der Kassenzahnärztlichen Vereinigung gehören in Deutschland alle Zahnärzte an, die zur ambulanten Behandlung von Versicherten der gesetzlichen Krankenversicherungen zugelassen oder ermächtigt sind. Zu den Hauptaufgaben zählen die Erfüllung der ihnen durch das SGB übertragenen Aufgaben, die Sicherstellung der ambulanten kassenärztlichen Versorgung und die Vertretung der Rechte der Zahnärzte gegenüber den Krankenkassen sowie die Überwachung der Pflichten der Vertragsärzte.

Leistung Leistungen stehen stets Kosten gegenüber.

Liquidität „Flüssigkeit". Im Sinne einer Verfügbarkeit über genügend Zahlungsmittel.

Marketing Marketing ist die zentrale betriebswirtschaftliche Funktion in einem marktorientierten Unternehmen mit dem Ziel, durch die Befriedigung der Bedürfnisse und Wünsche des Konsumenten Gewinne zu erwirtschaften, indem die richtigen Güter zum richtigen Preis auf dem richtigen Markt mit den richtigen Absatzförderungsmaßnahmen platziert werden.

Marktsegmentierung Aufteilung eines Gesamtmarktes bezüglich der Marktreaktion in homogene und heterogene Untergruppen sowie deren Bearbeitung.

Marktwachstum Das Marktwachstum drückt die Veränderung des Marktvolumens gegenüber dem Marktvolumen der Vorperiode aus. Zur Berechnung werden Werte externer Quellen (Branchenverbände, Unternehmensberatungen) bezogen.

Mehrwertsteuer Steuer auf Waren und Dienstleistungen, die beim Kauf auf jeder Handelsstufe anfällt.

Netto Der Begriff hat verschiedene Bedeutungen, meist ist damit gemeint: ohne Mehrwertsteuer.

Nutzungsdauer Zeit der gewöhnlichen Nutzung, aufgeführt in AfA-Tabellen.

Portfolio-Analyse Strategisches Unternehmensführungsinstrument zur Bestimmung eines ausgewogenen Produkt- bzw. Dienstleistungsprogramms unter Berücksichtigung der Chancen und Risiken künftiger Ertragsentwicklungen, der Unternehmenssituation und der Umweltbedingungen.

Positionierung Gezieltes, planmäßiges Herausstellen von Stärken und Qualitäten, durch die sich ein Produkt oder eine Dienstleistung nach Einschätzung der Zielgruppe klar und positiv von anderen unterscheidet.

Positionierungsstrategie Langfristige Planungsmaßnahmen, den zentralen emotionalen und faktischen Verwendungsgrund für die Produkt- oder Dienstleistungsgruppe in der Konsumentenwahrnehmung dominant zu besetzen.

Praxisarchitektur Räumliche Gestaltung der Praxis.

Qualitätsmanagement Unter Qualitätsmanagement wird die Summe alle organisierten Maßnahmen, die der Verbesserung von Produkten, Prozessen oder Leistungen jeglicher Art dienen, verstanden.

Qualitätsmanagementsystem Wenn man Qualitätsmanagement systematisch nach Vorgabe eines bestimmten Standards betreibt, wendet man ein bestimmtes Qualitätsmanagementsystem an. Die ISO 9000 beispielsweise ist ein solches System.

Qualitätssicherung Qualitätssicherung bzw. Qualitätskontrolle ist die Summe aller Maßnahmen, mit denen konstante Produkt-, Prozess- oder Leistungsqualität sichergestellt werden soll. Man unterscheidet dabei die Sicherung durch Eigen- und Fremdüberwachung. Die Qualitätssicherung ist ein Teil des Qualitätsmanagementsystems.

Relativer Marktanteil Gibt an, welchen prozentualen Anteil der eigene absolute Marktanteil des Unternehmens am absoluten Marktanteil des größten Konkurrenten ausmacht. Die Berechnung erfolgt in Wert- oder Mengeneinheiten und zeigt zeitpunktbezogen die Stärke eines Unternehmens in einem bestimmten Markt auf.

Rentabilität Ein Unternehmen ist rentabel, wenn es nachhaltig Gewinne erwirtschaftet.

Restbuchwert Investition abzüglich aufsummierter AfA = Restbuchwert.

Skonto Ist ein Preisnachlass auf Rechnungen, die innerhalb einer vorgegebenen Zeit bezahlt werden.

Strategische Geschäftseinheiten (SGE) Teilbereich eines Unternehmens, das in einem unternehmensexternen Marktsegment unabhängig von anderen Teilgebieten der Unternehmen agieren kann; eng verbundene Markt-Produkt-Kombinationen mit definierter Marktaufgabe, die dem Unternehmen einen eigenständigen Erfolgsbeitrag liefern

SWOT-Analyse Werkzeug des strategischen Managements zur Analyse der Stärken, Schwächen, Chancen und Risiken: für Strengths (Stärken), Weaknesses (Schwächen), Opportunities (Chancen) und Threats (Gefahren).

Umsatz Wertmäßige Erfassung des Absatzes eines Unternehmens (Erlös).

USP („unique selling proposition") Steht im Marketing für das Alleinstellungsmerkmal (das besondere Merkmal eines Produktes oder einer Dienstleistung, das die Personen einer bestimmten Zielgruppe dazu motiviert, genau dieses Produkt zu kaufen, da es ihnen einen besonderen Nutzen verschafft.

Vorsteuerabzug Ein Unternehmer kann die von ihm bezahlte Mehrwertsteuer für erworbene Waren von seiner Mehrwertsteuerzahlung an das Finanzamt abziehen.

Wertverlust Aufsummierte Absetzung für Abnutzung (AfA).

Wettbewerbsanalyse Bewertung der Methoden, Produkte und Verhaltensweisen, mit der Wettbewerber in einem bestimmten Markt zur Vorhersage des Verhaltens dieser Konkurrenten operieren.

Wettbewerbsvorteil Wirtschaftswissenschaftliche Bezeichnung des Vorsprungs eines Wettbewerbers auf dem Markt gegenüber seinen Konkurrenten im ökonomischen Wettbewerb.

Zahnarztdichte Anzahl der Personen, die durchschnittlich von einem Zahnarzt betreut wird (bezogen auf ein definiertes Gebiet). Achtung: Je höher diese Zahl, desto geringer ist die Zahl der Zahnärzte in einem Gebiet. Eigentlich müsste der Begriff also „Kehrwert der Zahnarztdichte" heißen.

Zertifizierung Die Zertifizierung ist die Überprüfung, ob das gewählte und tatsächlich praktizierte Qualitätsmanagement den selbst gewählten Vorgaben entspricht.

Zulassungsbeschränkung Seit 01.04.2007 gilt das GKV-Wettbewerbsstärkungsgesetz. Inhalt: u. a. die ersatzlose Streichung der Regelungen zu den Zulassungsbeschränkungen für Vertragszahnärzte.

Literatur

Berger T (2009) Burnout-Prävention, 3. Aufl. Schattauer, Stuttgart

Bicanski V, Oesingmann U, Osing W (2007) Das Wirtschaftshandbuch des Zahnarztes. Prof. Bicanski & Coll, Münster/Westfalen

Bischoff Th (2011) Der Praxiskaufvertrag – was ist zu prüfen? http://www.praxisuebernahme-recht.de/Fachbeitraege-der-Anwaelte/Der-Praxiskaufvertrag-was-ist-zu-pruefen.html. Zugegriffen am 19.12.2017

Bundesministerium für Wirtschaft und Technologie (Hrsg) (2008) Starthilfe – der erfolgreiche Weg in die Selbstständigkeit. Bonifatius, Paderborn, S 9 ff

Bundeszahnärztekammer (2007) Der Weg in die Freiberuflichkeit. Quintessenz, Berlin

Bundeszahnärztekammer (2010) Musterberufsordnung der Bundeszahnärztekammer. ZM 100 Nr. 12A: 1570 ff

von Collrepp F (2007) Handbuch Existenzgründung. Schäffer, Stuttgart

Deming WE (1982) Quality, productivity, and competetive position. Massachusetts Institute of Technology, Cambridge, MA

Freier Verband NRW eV (2009) Die freien Berufe und das Vertrauen in die Gesellschaft – Ansätze zu einem Aufbruch. NZB 4:17–21

Glasl F (1999) Das Unternehmen der Zukunft, 2. Aufl. Freies Geistesleben, Stuttgart

Gollub Klemeyer (2011) Der kleine Gollub Klemeyer. Eigenverlag Gollub Klemeyer Fachanwälte, Bremerhaven

Gollub Klemeyer. http://www.gollub-klemeyer.de. http://www.gollub-klemeyer.de/recht.php?rechtindex=21. Zugegriffen am 19.12.2017

Hennessen G, Groß CA, Steiner A (1999) Erfolg im Unternehmen Zahnarztpraxis. Urban & Schwarzenberg, München

Hensche M (2011) Newsletter Arbeitsrecht. Hensche Rechtsanwälte, Berlin, S 9

Hinz R, Bolz H (2009) Erfolgreiche Gründung und Übernahme einer Zahnarztpraxis. Zahnärztlicher Fachverlag, Herne

IDZ (2009a) Prognose der Zahnärztezahl und des Bedarfs an zahnärztlichen Leistungen bis zum Jahr 2030. Institut der Deutschen Zahnärzte, Köln

IDZ (2009b) Investitionen bei der zahnärztlichen Existenzgründung 2009. (IDZ InvestMonitor) Institut der Deutschen Zahnärzte, Köln

Jung J (2008) Der Einfluss von Änderungen der Selbstbeteiligung und des demografischen Wandels auf die zahnmedizinische Versorgung mit Implantaten. Universität Bremen und Medizinische Hochschule Hannover (unveröffentlicht)

Klapdor M (2011) Zahnarzt, Wirtschaft und Praxis: Praxisführung mit angestellten Zahnärzten, S 20–23. Oemus, Leipzig

Köhler H-U (2006) Für alle Fälle. Köhler, Börwang/Allgäu

KZBV-Jahrbuch (2009) Jahrbuch 2009 der Kassenzahnärztlichen Bundesvereinigung. KZBV, Köln

Lörner D (2010) KZBV-service: KZBV-transparent 3/2010, S 20–21

Mauer C (2007) Die erfolgreiche Zahnarztpraxis. Urban & Fischer, München

Müller MC, Sander Th (2008) Vertragsabschlüsse sind keine Nebensache. Spectator Dentistry 11:15. Deutscher Ärzteverlag, Köln

Nies D, Nies K (2010) Anwendung der überarbeiteten „Ärztekammermethode" auf Zahnarztpraxen? http://www.praxisbewertung-praxisberatung.com/artikel-aerztekammermethode-neue.htm, 2011. Zugegriffen am 19.12.2017

Pätzold J (2008) Arbeitsrecht für Zahnärzte. ZFV, Herne

Preußer J (2007) Gesellschaftsrecht. Haufe, München

Preußer J (2008) BGB, 3. Aufl. Haufe, München

Rankel R, Neisen M (2010) Endlich Empfehlungen – Der einfachste Weg, neue Kunden zu gewinnen. Gabal, Offenbach am Main

Reich E (2010) Der Bedarf wird steigen. zm-online, 16.03.2010

Riegl GF (2011) Erfolgsfaktoren für die zahnärztliche Praxis. Weinheim, Institut für Management im Gesundheitswesen

Ries HP et al (Hrsg) (2008a) Zahnarztrecht – Praxishandbuch für Zahnmediziner. Springer, Heidelberg

Ries HP et al (2008b) Zahnarztrecht – Praxishandbuch für Zahnmediziner, 2. Aufl. Springer, Heidelberg

Sander Th (2003) Ökonomie der Abwasserbeseitigung: Wirtschaftlicher Betrieb von kommunalen Abwasseranlagen. Springer, Berlin/Heidelberg

Sander Th (2007) Erfolg und Zukunftsfähigkeit von Zahnärzten. ZWP 4/2007

Sander Th (2010a) Die acht Grundpfeiler des zahnärztlichen Marketings. ZWP 9/2010

Sander Th (2010b) QM: Bestandsaufnahme. ZWP 12/2010

Sander Th (2011a) Von der Gefahr einer ungünstigen Website. ZWP 5/2011

Sander Th (2011b) Vortrag im Rahmen des Zahnärztekompetenztages der Medizinischen Hochschule Hannover am 21.05.2011, Hannover

Sander Th, Müller MC (2011) Meine Zahnarztpraxis – Marketing. Springer, Heidelberg

Sander Th (2014) Grundlagen der Praxiswertermittlung. SpringerGabler, Berlin/Heidelberg

Sander Th (2017) Meine Zahnarztpraxis – Marketing.
   Springer, Heidelberg

Sander Th, Cornelius-Uerlich A (2011) Werbung in der Zahnarztpraxis – aber bitte mit Konzept. ZWP 1+2/2011

Schinnenburg W (2010) Freie Mitarbeiter können teuer
   werden. ZM 100 Nr. 24:82–83

Schüller AM (2010) Zukunftstrend Empfehlungsmarketing. Business Village, Göttingen

Sellmann H (2005) Das Unternehmen Zahnarztpraxis.
   ZFV, Herne, S 19

Winter UJ (2011) Möglichkeiten des modernen Stress-
   Managements. ZWP 1+2:39–42

Zum Winkel A (2010) Empirische Untersuchung über die
   Entwicklung zahnärztlicher Berufsausübungsge-
   meinschaften unter Berücksichtigung der internen
   Kommunikation zwischen den Praxisbetreibern.
   Masterarbeit. Akademie für Zahnärztliche Fortbil-
   dung, Karlsruhe (unveröffentlicht)

Stichwortverzeichnis

A

Abschreibung 97, 156, 158
Absetzung für Abnutzung (AfA) 158
Absetzung für Abnutzungen (AfA) 97
Alleinstellungsmerkmal (USP) 65, 207
Allgemeine Geschäftsbedingung
  (AGB) 35, 36
Anmeldung, steuerliche 188
Annuität 218
Annuitäten
– Tabelle 225
Annuitätendarlehen 109, 218, 219
– Zinsen und Tilgung 219
Anwalt 35, 38, 40, 54, 132
Anzeigenschaltung 202, 214
Architekt 132, 133
Arme Hunde 163
Ärztekammermethode
– alte 144
– neue 146
Ausgabe 97
Ausgaben 155, 156, 160
Authentizität 203
Autonomie 7

B

Bank 135
Bedürfniserklärung
– Übung 7
Beratung 52
– Kosten 52
Berufsausübungsgemeinschaft (BAG)
  16, 31, 32, 34, 42, 67, 70, 132
Berufshaftpflichtversicherung 31, 50
Berufsunfähigkeitsvorsorge 50
Betriebsausgaben 189
– Arbeitszimmer 191
– Kraftfahrzeug 191
– nicht und nicht vollständig
  abziehbare 190
– sofort und nicht sofort
  abziehbare 189
Betriebseinnahmen 189
– Individuelle Gesundheitsleistungen
  (IGeL) 189
Betriebsergebnis 107, 155
Betriebswirtschaftlehre 153
Betriebswirtschaftliche Auswertung
  (BWA) 131, 155

Betriebswirtschaftslehre 2
Bilanz 156
Buchführung 188
– Grundsätze 188
Business
– to Business (B2B) 203
– to Customer (B2C) 203
Businessplan 70, 118, 135, 151, 205

C

Coaching 7, 41, 52
Controlling 2, 119, 159–162, 167, 204
Controllingverfahren 161
Corporate
– Behaviour 95
– Communication 95
– Design 95, 205, 210
– Identity 95, 205

D

Darlehen 109, 111
Demotivation 180
Depot 134
Deutsche Akkreditierungsstelle
  (DAkkS) 176
Disagio 135, 194
Durchhaltevermögen 11

E

Effizienz 114, 158
– Praxis, etablierte 114
Eigenlabor 165
Eigenverantwortlichkeit 175
Einkommensteuer 192
Einnahmen 10, 97, 155, 156, 160
Einnahmenloch 194
Einnahmen-/Überschussermittlung 189
Einnahmenüberschussrechnung
  131, 154
Einsatzbereitschaft 11
Emotion 199
Emotionen 202
Empfehlungsmarketing 65, 199, 202,
  208, 209, 215
Entwicklungszahnarzt 16
Erfolgsmessung. *Siehe* Werbe-
  Controlling
Erlös 154

Erschöpfung 11
Erstberatung 131
Ertragswertverfahren 143
– modifizierter 148
Existenzgründer 2, 6, 113, 131,
  155, 161
– Berater 125
– Steuerfalle 113
Existenzgründer
– Ziele 19
Existenzgründung 9, 52, 55, 64,
  103, 143
– Übung 9
– Chancen und Risiken 9

F

Fahrtenbuchmethode 192
Familie 12
Finanzamt 55, 100, 131, 150
Finanzen 13
Finanzierung 111
Finanzplan 96, 112, 161
– für neue Praxis 100
– Honorarumsatz 103
– Praxiserweiterung 114
Finanzplan
– Ausgaben, private 102
Formfreiheit 29
Fragezeichen 163
Freiberufler 55, 154, 158
Fremdlabor 165
Frustrationstoleranz 11

G

Gelbe Seiten 213, 214
Geringwertige Wirtschaftsgüter
  (GWG) 98
Gesamtumsatz
– Zahnarztpraxis 62
Geschäftsfähigkeit 30
– Vertragspartner 30
Geschäftsführungsauftrag 44
Geschäftsidee 64
– Konzept 119
Geschäftspartner 132
Gesellschaft 42, 43
Gesellschafter 43
– Rechte und Pflichten 43
Gesellschaftervertrag 38, 46, 48

Gesellschaftsgründung 42
Gesellschaftsvertrag 32, 49
Gesetz 23
Gesundheitsmodernisierungsge-
   setz 176
Gewerbesteuer 194
Gewinn 62, 64, 96, 146, 154, 155, 158
– vor Steuer 64
Gewinn- und Verlustrechnung
   (GuV) 97, 106, 154
Glaubwürdigkeit 203

H

Haftpflicht 30
Haftung 30, 31
– bei Organisationsverschulden 30
Haftung, gesamtschuldnerische 31
Halbwertmethode 220
Handlungsfähigkeit 49
Honorar 103, 145
Honorarerlös-Stundensatz 164
Honorarplanung 220

I

IBT-Methode 146
Individuelle Gesundheitsleistungen
   (IGeL) 62
Industrie- und Handelskammer
   (IHK) 126
Investition 64, 96, 222, 223
Investitionskosten 222
Investitionsplanung 223
Investitionsplanung 100
ISO 174, 179, 9000
ISO 9001
– 2015, 174

K

Kammerwesen 54
Kapitallebensversicherung 50
Kassenzahnärztliche Vereinigung
   (KZV) 150
KFO-Einzelpraxis
– Praxiskosten und Praxiserlöse 225
Know-how 13
Kommunikation 45, 122
Kommunikation 13
Kontinuierlicher Verbesserungspro-
   zess (KVP) 175
Kosten 96, 154
Kostendeckungsbeitrag 166
Kostenstundensatz 164
Kostenverteilungsregelung 44

Krankentagegeldversicherung 49, 103
Krankenversicherung 49
Kredit 109, 135
Kreditanstalt für Wiederaufbau
   (KfW) 126
Kreditverhandlung 135

L

Lebensplanung 9
Leistungsbereitschaft 11
Leistungsfähigkeit 12
Leistungsgrenze erkennen 11
Liquiditätsplanung 194
Liquiditätsplanung 103
Liquiditätsrechnung 98
Logo 210
Lohnsteuer 192
Lohnsteueranmeldungszeiträume 193
Lohn- und Gehaltsabrechnung 131

M

Marketing 65, 66, 95, 114, 168, 179,
   197, 199, 203
– Anteil am Gesamtumsatz 203
– Begriffsbestimmung 198
– versus Positionierung 198
– versus Werbung 198
Marketingkonzept 66, 161, 205,
   208, 214
– Aufgabenstellung 205
– Ausgangssituation 206
– Grundlagen 206
– Positionierung 207
Marketingplan 205
– Bestandteile 205
Marketing, zahnärztliches 199
– Grundpfeiler 199
Marktführerschaft 200, 201
Mediation 41
Mehrwertsteuer 96, 98
Milchkuh 163
Mustervertrag 34
– Arbeitsvertrag 35, 40
– Gesellschaftsvertrag 34

N

Nachhaltigkeit 27
Netzwerk 49, 52, 53, 216
– Berater 52
– soziales 49, 210, 216
Netzwerk 12
– soziales 12
Nutzungsdauer 97

O

Organisationsverschulden 30

P

Partner 69, 125
Partnerschaft 16
Partnerschaftsgesellschaft 67
Patient
– Emotionen 199
Patientenbindung 209
Persönlichkeit 204
Pflegeversicherung 49
Planung
– Ausgaben, private 224
Positionierung 65, 66, 120, 198, 199,
   201, 207, 210
Praxisausfallversicherung 103
Praxisberater 125
Praxisbroschüre 214
Praxisentwickler 2, 7, 65, 67, 161
Praxisentwickler
– Ziele 19
Praxisentwicklung 5
– Erfolgsaussichten 119
Praxiserlös 225
Praxiserweiterung 114
Praxisgemeinschaft 67, 68, 132
Praxisgründung
– Erfolgsaussichten 119
Praxiskosten 225
Praxisschild 68, 213
Praxisübernahme 132
Praxiswert 100
– ideeller 100
– materieller 100
Praxiszeitung 214
Preiselastizität 168, 170

Q

Qualitätsmanagement 173, 176
– in der Medizin 176
– Norm 174
– Richtlinien 176
Qualitätsmanagementsystem
   176, 178
Qualitätssicherung 176

R

Rechtsordnung 23, 25
– Dynamik 25
Reflexion, persönliche 9
– Übung 9

1 %-Regelung 192
Reichskuratorium für Wirtschaftlich-
keit in Industrie und Handwerk
(RKW) 126
Rentabilitätsberechnung 97
Risiko 49
– unternehmerisches 11, 47
Risikoabsicherung 48
– berufliche 48
– private 48
Risikobereitschaft 13
Risikolebensversicherung 50

S

Schaden 30
Schadensersatz 30
Schadensersatzpflicht 30
Scheinselbstständigkeit 46
Schlichtung 41
Schmerzensgeld 30
Selbstachtsamkeit 12
Selbstfindung 6
Selbstfindungsprozess 6
Selbstkontrolle 175
Selbstsicherheit 11
Selbstsicherheit 12
Selbstständigkeit 5, 131, 188
– Alternativen 14
– Chancen und Risiken 9
– professionelle 10
Selbstverantwortung 28
– professionelle 28
Sicherheit 7
Skonto 168
Sozialversicherung 131, 193
Sozialversicherungsbeitrag 193
Spezialisierung 65, 119
Stärkenanalyse 66
Sterne 163
Steuer 112
Steuerberater 52, 131, 132, 155, 161
Steuererklärung 131
Steuerfreibetrag 96
Strategische Geschäftseinheiten
(SGE) 162
– Umsatz 162
Stresstoleranz 11
Stresstoleranz 12
Substanzwert 143
Substanzwertverfahren 143
Suchmaschinenoptimierung 212
SWOT-Analyse 13
– Übung 14

Synergie 171
Systemwechsel 202

T

Tageszeitung 208, 214
Testament 50
Tilgung 158, 218
Tilgungsaussetzung 195
Tilgungsdarlehen 218
– Verzinsung, Rückzahlung 110
– Zinsberechnung 218
– Zinsen und Tilgung 219

U

Überbelastung 11
Umfeldanalyse 11
Umsatz 62, 96, 154
– Honorar 145
– strategische Geschäftseinheiten
(SGE) 162
Umsatzproduktivität 44
Umsatzsteuer 193
Unfallversicherung 50
– private 50, 103
Unternehmensanmeldung 150
Unternehmenshandlungsfähigkeit 49
Unternehmer 21
Unternehmeralltag 13
Unternehmereigenschaften 11
– Übung 12
Unternehmerprofil 13
Unternehmertyp 11
Unterstützung 7

V

Verantwortung 26
– wirtschaftliche und soziale 10
Vergleich 41
Verlust 155
Vermittlung. *Siehe* Mediation
Vermögenswert, betrieblicher 50
– Absicherung 50
Verordnung 23
Versicherung
– Möglichkeiten und Grenzen 48
Vertrag 29, 32
– abschließen 28
– Auflösung 48
– für Zahnarztpraxis, Auswahl 33
– Geschäftspartner 32

– Gesellschaft 42
– Kosten der Gesellschaft 44
– Sicherheit, Dynamik, Haltbarkeit 39
– Streitfall 40
– Wirksamkeit 28
Vertragsentwurf 33, 35
Vertragsfreiheit 45
Vertragskündigung 48
Vertragspartner
– Geschäftsfähigkeit 30
– Kommunikation 45
Vertragsverhandlung 36
Voraussetzung, fachliche 13
Vorsorge 49
– familiär 50
– persönliche 49
Vorsteuerabzug 99

W

Website 205, 210, 211
– Besucheranalyse 212
– Kosten 212
Werbebudget 208
Werbe-Controlling 214
Werbekonzept 208, 213
Werbung 198, 199
Wertverlust 97
Wettbewerber 162
Wettbewerbsanalyse 70
Willenserklärung 28
– konkludente 28
Wirtschaftlichkeit 174. *Siehe* Effizienz

Z

Zahlungsfluss 167
Zahnarztdichte 59
Zahnärztekammer 54, 55, 150
Zahnarztpraxis
– Einsparpotenziale 66
– Finanzplan 96
– Investitionskosten 222
– IT-Planung 73
– Kooperation 66, 67
– Neubau 142
– Personal 66
– Raumkosten 66, 142
– Spezialisierung 121
– Telefon 73
Zertifizierung 176
Zielgruppenpositionierung 198
Zuweisermarketing 216

Ihr Bonus als Käufer dieses Buches

Als Käufer dieses Buches können Sie kostenlos das eBook zum Buch nutzen.
Sie können es dauerhaft in Ihrem persönlichen, digitalen Bücherregal
auf **springer.com** speichern oder auf Ihren PC/Tablet/eReader downloaden.

Gehen Sie bitte wie folgt vor:

1. Gehen Sie zu **springer.com/shop** und suchen Sie das vorliegende Buch
   (am schnellsten über die Eingabe der eISBN).
2. Legen Sie es in den Warenkorb und klicken Sie dann auf:
   zum Einkaufswagen/zur Kasse.
3. Geben Sie den untenstehenden Coupon ein. In der Bestellübersicht wird
   damit das eBook mit 0 Euro ausgewiesen, ist also kostenlos für Sie.
4. Gehen Sie weiter **zur Kasse** und schließen den Vorgang ab.
5. Sie können das eBook nun downloaden und auf einem Gerät Ihrer Wahl lesen.
   Das eBook bleibt dauerhaft in Ihrem digitalen Bücherregal gespeichert.

EBOOK INSIDE

eISBN	978-3-662-54561-4
Ihr persönlicher Coupon	t5XAG8dTmrJpKeT

Sollte der Coupon fehlen oder nicht funktionieren, senden Sie uns bitte
eine E-Mail mit dem Betreff: **eBook inside** an **customerservice@springer.com**.

Printed by Printforce, the Netherlands